Gary Small, Gigi Vorgan
Als ich die nackte Dame im Kopfstand fand

Gary Small, Gigi Vorgan

Als ich die nackte Dame im Kopfstand fand

Ein Psychiater erzählt

Übersetzung aus dem
amerikanischen Englisch von
Dr. Brigitte Döbert

Lübbe Paperback

Dieser Titel ist auch als E-Book erschienen.

Lübbe Paperback in der Bastei Lübbe GmbH & Co. KG

Titel der amerikanischen Originalausgabe:
»The Naked Lady Who Stood on Her Head«

Für die Originalausgabe:
Copyright © 2010 by Gary Small
First published by William Morrow, a division of HarperCollins Publishers US
Translation rights arranged by The Sandra Dijkstra Literary Agency

Für die deutschsprachige Ausgabe:
Copyright © 2011 by Bastei Lübbe GmbH & Co. KG, Köln
Textredaktion: Birte Meyer, Berlin
Umschlaggestaltung: Tanja Østlyngen
Umschlagmotiv: Silja Götz, Madrid
Satz: Dörlemann Satz, Lemförde
Gesetzt aus der ITC New Baskerville
Druck und Einband: GGP Media GmbH, Pößneck

Printed in Germany
ISBN 978-3-7857-6064-2

5 4 3 2 1

Sie finden uns im Internet unter: www.luebbe.de
Bitte beachten Sie auch: www.lesejury.de

Dieses Buch ist all jenen gewidmet, die an einer psychischen Störung litten und die Kraft hatten, sich Hilfe zu suchen.

INHALT

VORWORT

Wie kann eine Frau so wütend werden, dass sie plötzlich vollkommen verstummt? Warum reißt ein Mann sich vor lauter Nervosität jedes Haar einzeln aus, bis er eine Glatze hat? Wieso wird eine Zwölfjährige ohnmächtig, nur weil sie einen Mitschüler bewusstlos umfallen sieht? Solche Fragen haben mich stets fasziniert. Dass ich mich nach meinem Medizinstudium auf Psychiatrie spezialisierte, überraschte daher niemanden, und ich habe die Wahl nie bereut. Nach drei Jahrzehnten als praktizierender Psychiater habe ich Patienten behandelt, deren Verhalten zu seltsam war, als dass ich es vergessen könnte. Einzelne Vorgänge im Gehirn treiben Menschen manchmal zu extremen Handlungen, und meine Aufgabe als Psychiater ist es – so hat man es mir beigebracht –, diese Menschen wieder von dort zurückzuholen.

In diesem Buch will ich von meinen ungewöhnlichsten Patientinnen und Patienten berichten und davon, wie ich ihnen den Weg vom Rande des Wahnsinns zurück in einen normalen Alltag weisen konnte. Gleichzeitig werde ich meine Gefühle, Gedanken und Reaktionen beschreiben, denn als Psychiater und Neurologe begibt man sich mit jedem Patienten nicht nur auf eine berufliche, sondern immer auch auf eine persönliche Reise. Ich werde die Herausforderungen schildern, die ich im jeweiligen Einzelfall zu meistern hatte, um zu zeigen, wie ich die Geheimnisse hinter den psychischen Problemen meiner Patienten lüftete und durch meine wachsende Erfahrung zu einem besseren Arzt geworden bin.

Die Fälle sind chronologisch – von meiner Ausbildung bis heute – geordnet, genauso, wie sie mich als Psychiater geformt haben. Im Rahmen meiner Schilderungen erörtere ich verschiedene Dynamiken, insbesondere solche, die erklären, wie der Geist den Körper krank machen kann, aber auch, wie der Körper es mitunter schafft, den Geist aus dem Gleichgewicht zu bringen. Bei meiner Arbeit mit Patienten nutzte ich verschiedene Ansätze, die auch unter dem Begriff »eklektischer« Psychiatrie-Stil zusammengefasst werden. Das heißt, ich behandelte sowohl gemäß der physischen wie der psychischen Erklärungsmodelle für psychologische Probleme – mal mithilfe von Gesprächstherapie, mal mit Tabletten, mal mit Gesprächstherapie *und* Tabletten.

In den letzten Jahren rückte die Erforschung und Prävention von Demenz und Alzheimer in den Mittelpunkt meiner Arbeit. Während ich meinen Patienten half, ihr Gedächtnis nicht zu verlieren, fiel mir auf, dass viele von ihnen einige ihrer Erinnerungen nur allzu gern vergessen würden, verbargen sich dahinter doch ungelöste psychologische Probleme, konfliktreiche Beziehungen und scheinbar unüberwindliche Herausforderungen, die sie ein ums andere Mal vor der Realität fliehen ließen. Zum Wohl der Menschen, die Probleme mit der Erinnerung haben, ist es mindestens genauso wichtig, ihnen bei der Überwindung ihrer seelischen Nöte zur Seite zu stehen, wie ihnen dabei zu helfen, ihr Gedächtnis zu bewahren.

Es überrascht mich nicht, dass viele Menschen die Psychiatrie immer noch fürchten und sich nicht trauen, sich in Behandlung zu begeben, selbst wenn sie sich von ihren seelischen Leiden extrem eingeschränkt fühlen. Das Stigma, zuzugeben, dass man ein Problem hat und einen »Seelen-klempner« konsultiert, schreckt viele ab. Teilweise herrscht auch dank der Medien ein übertriebener Pessimismus gegenüber dem, was die Psychiatrie bewirken kann, und das hindert viele Menschen daran, sich dringend benötigte Hilfe zu holen. Psychiater werden manchmal als eine Art Seelenpolizei verstanden, die das Denken eines Patienten eher dirigiert als kuriert. Mit diesem Buch hoffe ich derartige Missverständnisse aufzuklären und die Behandlung der Geisteskrankheiten zu entmystifizieren.

In den Vereinigten Staaten erkrankt jährlich schätzungsweise ein Viertel der Erwachsenen[1] an einer psychischen Störung. Ungeachtet der in der Öffentlichkeit herrschenden negativen Vorstellung kann psychiatrisches Eingreifen nachweislich die Symptome von Psychosen, Depressionen und Ängsten lindern, oft sogar vollständig beseitigen; trotzdem haben viele Menschen einfach keinen Zugang zu einer derartigen Gesundheitsversorgung oder suchen, obwohl sich ihre Lebensqualität durch eine Behandlung deutlich verbessern ließe, nie einen Spezialisten auf.

Ich habe die Ereignisse so beschrieben, wie ich sie erlebt habe, unmittelbar aus meiner Sicht. Ohne meine Koautorin und Ehefrau Gigi Vorgan wäre dieses Projekt sicher misslungen. Sie half mir, meine Erlebnisse so zu schildern, dass der Leser den Sachverhalt ebenso wie die dahinter stehende wissenschaftliche Theorie begreifen kann.

Die im Folgenden beschriebenen Charaktere und die Situationen, in denen sie sich jeweils befinden, basieren auf wahren Begebenheiten. Die Einzelheiten entstammen den Krankenakten und meiner Erinnerung; dennoch, viele konkrete Angaben wurden natürlich so verändert, dass die Privatsphäre von Kollegen, Patienten und deren Angehörigen gewahrt bleibt. Die Fälle wurden so genau wie möglich rekonstruiert, um ein realistisches Abbild meiner Erfahrungen

11

zu erzeugen. Einige Dialoge, Orte und Situationen wurden verändert oder erfunden, Charakterzüge mancher Patienten mit denen von anderen verschmolzen, um Rückschlüsse auf konkrete Personen auszuschließen. Ähnlichkeiten mit lebenden Personen sind nicht beabsichtigt.

Ich hoffe, das Buch bietet eine unterhaltsame Lektüre und wird Betroffene dazu anregen, ihre Angst zu überwinden und im Bedarfsfall Hilfe in Anspruch zu nehmen.

Dr. Gary Small
Los Angeles, Kalifornien

DANKSAGUNG

Wir möchten sowohl den Patienten und Ratgebern danken, die uns zum Schreiben dieses Buches inspiriert haben, als auch den Freunden und Kollegen, die ihre Energie und ihr Wissen beigesteuert haben, darunter Rachel Champeau, Michela Gunn, M. D., Jeff Gandin, M. D., Melinda Gandin, Robert Gandin, D. D. S., Jonathan Hiatt, M. D., Shirley Impellizeri, Ph.D., Don Seigel und Lawrence Warick, M. D., Ph.D.

Dieses Buch wäre ohne die Unterstützung und die Beiträge unserer langjährigen Lektorin und Freundin, Mary Ellen O'Neill, nicht möglich gewesen, und ebenso wenig ohne Sandra Dijkstra, ebenfalls eine liebe Freundin und zugleich unsere Literaturagentin. Danken wollen wir außerdem unseren beiden Kindern Rachel und Harry, aber auch unseren Eltern, Dr. Max und Gertrude Small, sowie Rose Vorgan und Fred Weiss, für ihre Liebe und ihren Zuspruch.

Dr. Gary Small
Gigi Vorgan

1. KAPITEL

ANZÜGLICHE BLICKE

Winter 1978/1979

Ich drängelte und schlängelte mich durch den überfüllten Wartebereich der psychiatrischen Notaufnahme im größten psychiatrischen Krankenhaus von Boston. Sie lag nicht weit entfernt von der allgemeinen Notaufnahme des Massachusetts General, dem wichtigsten Universitätskrankenhaus der Harvard Medical School. Wir angehenden Fachärzte nannten den »Acute Psychiatric Service« einfach nur »APES«, Affen, weil es so gut zu dem dort herrschenden Dschungelambiente passte – hier traf ein endloser Strom geplagter Seelen ein, sei es aus eigenem Antrieb oder dank der Unterstützung von Polizisten oder Sanitätern.

Ich war siebenundzwanzig Jahre alt, hatte in meiner Heimatstadt Los Angeles Medizin studiert und ein Praxisjahr absolviert, bevor ich nach Boston wechselte. Kaum sechs Monate zuvor hatte ich mein Auto und fast alle Habseligkeiten verkauft und war mit einem Kleidersack und drei Kartons in ein ansonsten leeres Einzimmerappartement in Cambridge gezogen. In eine neue Stadt zu ziehen und die Facharztausbildung zu beginnen, beunruhigte mich etwas, aber ich freute mich, endlich meine Ausbildung zum Psychiater aufnehmen zu können. Obwohl ich Mitglied der ältesten und angesehensten Hochschulgemeinschaft der USA, Phi Beta Kappa, war und mit summa cum laude promoviert hatte, konnte ich es immer noch nicht fassen, dass man mich in Harvard angenommen hatte – und ein Teil von mir dachte: So gut können die gar nicht sein, wenn die mich nehmen ...

Während ich mich zentimeterweise durch die drangvolle Enge vorarbeitete, hätte ich beinahe eine Frau umgestoßen, die mit blutgetränkten Mullbinden um die Handgelenke von zwei Sanitätern eskortiert wurde. Schließlich erreichte ich unseren Aufenthaltsraum, in dem bereits einige Kollegen eine Pause zwischen zwei Behandlungen einlegten. Irgendwie hatte uns die aufgeheizte Atmosphäre, mit der wir uns hier alle plötzlich konfrontiert sahen, von Anfang an zusammengeschweißt. Humor war unsere bevorzugte Strategie, mit der Situation umzugehen. Wir versuchten, uns ständig gegenseitig mit Witzen und Horrorgeschichten von Patienten zu übertrumpfen, um zu schockieren, aber auch um Eindruck zu schinden.

Das erste Jahr der Ausbildung zum Facharzt in Psychiatrie bestand zur einen Hälfte aus Diensten in der Notaufnahme und zur anderen aus Stationsdiensten. Zusätzlich zu den Erfahrungen, die wir bei unserer Arbeit im Krankenhaus sammelten, wurde erwartet, dass wir die langfristig angelegte psychotherapeutische Behandlung von mindestens drei Einzelfällen übernahmen. Mir war, als wäre ich mit einem Satz aus den Büchern in den klinischen Alltag gesprungen. Massen realer Menschen mit ihren sehr realen Leiden stürmten auf mich ein. Auch wenn mich die Intensität der Arbeit beflügelte, war ich in der Regel doch völlig erschöpft und heilfroh, wenn eine Schicht zu Ende war.

Der nächste Morgen war ein Samstag, und ich hätte ausschlafen können, aber die Sonne weckte mich früh. Ich hatte noch keine Jalousien für mein Appartement besorgt. Susan, meine Freundin, schlief noch, also schmiegte ich mich an sie, um mich zu wärmen – der dünne Sonnenstrahl half in der Hinsicht nicht viel. Der Januar war nicht gerade mein Lieblingsmonat in Boston. Ohne Susan hätte ich längst neben dem kleinen Elektroofen, in Parka und Wollmütze eingemummelt wie ein Michelin-Männchen, über einem Buch von Jung oder Freud gesessen. Stattdessen zog ich mir die Decke über den Kopf und dachte wehmütig an Los Angeles, wo jeder jammert, wenn die Temperaturen im Januar über dreißig Grad klettern. Es würde nichts nützen, den Vermieter zu bitten, die Zentralheizung öfter als zwei Mal täglich aufzudrehen, also blieb ich im Bett, bis Susan, die am Cambridge Hospital als Krankenschwester auf der Intensivstation arbeitete, sich umdrehte und murmelte, sie müsse gehen, sie hätte an diesem Morgen Dienst.

Gerade an den Wochenenden packte mich manchmal das Heimweh. Statt den Literaturberg zu dezimieren und zu lernen, verließ ich die Wohnung in der Hoffnung, in meinem Lieblingscafé Mike Pierce auf einen Cappuccino nebst Croissant zu treffen.

Mike hatte die Ausbildung zum Facharzt ein Jahr zuvor beendet, schulte inzwischen selbst halbtags angehende Kollegen in der Klinik und baute sich während der restlichen Zeit seine eigene Praxis auf. Er war mir nur drei Jahre voraus, schien aber über zehnmal so viel Erfahrung und Wissen zu verfügen wie ich. Sein schneidender Humor erinnerte mich an den Komiker George Carlin; damit wollte er uns helfen und beibringen, mit der ständig im Raum stehenden Spannung umzugehen. Mike war schon verheiratet und Vater von zwei kleinen Kindern. Obwohl er im Prinzip mein Vorgesetzter war, hatten wir uns angefreundet. Der Samstagmorgen war für seine Privatpatienten reserviert, und manchmal trafen wir uns auf einen frühen Kaffee, bevor er zu seiner Praxis im Bostoner Stadtteil Back Bay aufbrach.

Ich sah Mike mit dem Sportteil des *Boston Globe* in der Schlange stehen und drängelte mich vor. »Du drückst dich also am Samstagmorgen vor den Zwillingen. Janey ist bestimmt begeistert.«

Mike lachte. »Ich gewähre ihnen nur Freiräume, um die Beziehung zu ihrer Mutter zu festigen.«

»Wie läuft die Praxis?«, fragte ich.

»Super. Mein Schild an der Hauswand muss auf die schlimmsten Psychopathen der Ostküste magische Anziehungskraft ausüben. Noch ein paar Monate, und ich kann mich selbst ins Lindemann einliefern.« Das Lindemann war das psychiatrische Krankenhaus um die Ecke. Wir setzten uns mit unseren Kaffees und Croissants an einen kleinen Tisch am Fenster.

»Und was hast du heute vor?«, fragte Mike.

»Lesen, lesen, lesen. Lochton hat mir so ziemlich jedes Psychotherapie-Handbuch aufgebrummt.«

»Oje, du hast das Monster von Loch Ness als Supervisor erwischt? Ich hoffe, du hast dir schon eine Grabstelle in Forest Hills reserviert.«

Dr. Herman Lochton war mir als Supervisor für meine ersten Gehversuche in der Psychotherapie zugeteilt worden. Er war einer der bekanntesten Psychiater von Harvard und Autor zahlreicher Sachbücher. Außerdem coachte er die Basketballer der Boston Celtics und zählte Senatoren und berühmte Schauspieler zu seinen Klienten, die eigens für ihre Sitzungen bei ihm mit dem Privatjet von den Bahamas nach Boston flogen. Lochton hatte sich als Diagnostiker und Therapeut einen Namen gemacht. Wenn er sich nicht gerade irgendwo über seine gewaltigen Errungenschaften ausließ, behandelte er Privatpatienten. Einen halben Tag pro Woche stellte er sich den angehenden Fachärzten als Supervisor zur Verfügung, um seinen Titel als Harvardprofessor nicht zu verlieren.

»Ja, ja«, sagte ich, »er ist ein kleiner Tyrann mit einem Hauch von Narzissmus.«

17

Mike lachte. »Einem Hauch? Der Mann hält den Sieg der Celtics über die Suns bei der Meisterschaft 1976 für sein persönliches Verdienst.«

»Ich weiß, der Typ hat ein total übersteigertes Selbstbewusstsein. Aber man kann etwas von ihm lernen.«

»Sei einfach vorsichtig«, riet Mike. »Er weiß viel, aber er ist nicht unbedingt der beste Supervisor der Welt.« Er nippte an seinem Kaffee und fuhr fort: »Und sonst? Wie gehts dir?«

»Weißt du, Mike, es ist verrückt. Ich hatte ein paar interessante Fälle, ich kann inzwischen besser zuhören und mit den Patienten reden, aber ich habe noch nie einen Patienten über einen längeren Zeitraum betreut, und ich bin nicht sicher, ob ich das schaffe.«

»Wie meinst du das?«, fragte Mike.

»Mich holen immer wieder Erinnerungen an die erste Zeit im Krankenhaus bei der Ausbildung zum Allgemeinmediziner ein«, erklärte ich. »Egal, ob ich eine Gallenblase herausnahm oder einen Patienten untersuchte, ich hatte immer das Gefühl, nur eine Rolle zu spielen, so wie ich mir einen Arzt eben vorstellte. Ich habe Angst, dass es mir bei der Psychotherapie genauso gehen wird.«

»Willkommen im Klub. Ich habe zwar meine eigene Praxis, aber trotzdem habe ich immer noch das Gefühl, mich irgendwie durchzumogeln. Doch je mehr Erfahrung ich habe, desto mehr lässt dieses Gefühl nach, habe ich den Eindruck.« Mike leerte seinen Kaffeebecher und sah auf die Uhr. »Ich muss los. Um halb neun kommt meine multiple Persönlichkeit, ich weiß nie, wer mich erwartet.«

Am folgenden Dienstag war Lochton zu einer Gruppen-Supervision eingeteilt; ich kam als Erster und erwischte ihn dabei, wie er mit einem Kamm in der einen Hand und einem kleinen Handspiegel in der anderen seine Haare ordnete. Wofür er sich die Mühe machte, erschloss sich mir nicht, sein Haupthaar war vor lauter Pomade so steif, dass es gar nicht außer Form geraten konnte.

»Sie sehen heute Morgen wirklich blendend aus, Dr. Lochton«, rutschte es mir heraus.

»Gary, man kann für seine Patienten nie professionell genug aussehen. Damit erweist man ihnen seinen Respekt.«

Mir fielen seine glänzenden schwarzen Halbschuhe auf, und ich zupfte an meiner Schlabberhose in dem sinnlosen Versuch, meine Wanderstiefel zu verstecken, die ich wegen des Schnees draußen trug. Zum Glück hatte ich mir wenigstens einen Schlips umgebunden.

Einige andere junge Ärzte kamen herein und nahmen Platz. Lochton sah auf die Uhr und fing an.

»Ich will heute über den perfekten Psychotherapie-Patienten sprechen. Er ist jung, attraktiv, wortgewandt, einsichtig und reich.«[1] Er nahm ein Stück Kreide und malte das Dollarzeichen an die Tafel. Während er sich weiter über den idealen Patienten auslieѕ, dachte ich die ganze Zeit: »Was für ein Traumtänzer, als Berufsanfänger kriegen wir doch keine jungen, attraktiven, wortgewandten, einsichtigen und reichen Patienten ab. Die gehen zu privat niedergelassenen Therapeuten, während wir im ersten Jahr der Spezialisierung sozial gestörte Typen mit Drogenproblemen zu Schleuderpreisen behandeln.«

Schließlich wies uns Lochton an, die Aktenschränke durchzusehen, die entlang der Wände über die ganze Klinik verteilt zu sein schienen. Sie enthielten kurze Einschätzungen zu Patienten, die auf eine Behandlung warteten. Wir sollten uns einen Fall suchen und dann mit der ersten richtigen Therapie beginnen. Kaum hatte er seinen Vortrag beendet, stürzten wir aus dem Raum zu den Aktenschränken und rempelten uns dabei gegenseitig an, obwohl wir wussten, wie lächerlich das war, schließlich durchsuchten wir diese Aktenschränke schon seit Wochen nach einem passenden Fall.

Es war zudem eine sinnlose Übung, denn eine normale Akte enthielt nur sehr allgemeine Angaben zu den Patienten: Alter, Familienstand, Grund der Überweisung. Nur selten ließ sich aus diesen Hinweisen erschließen, ob es sich um einen idealen Patienten handeln könnte. Den hätte sich der für die Einschätzung zuständige Arzt vermutlich sowieso längst selbst unter den Nagel gerissen. Die wirklich guten Tipps bekam man über persönliche Empfehlungen, oder man hörte zufällig von einem passenden Fall; das unterschied sich nicht wesentlich davon, wie man eine neue Wohnung fand oder das ultimative Blind Date.

Trotzdem blätterte ich schon aus Gewohnheit immer wieder in den Akten, und nach einigen Wochen glaubte ich, auf eine junge, attraktive, wortgewandte, einsichtige und reiche Patientin gestoßen zu sein. Sherry Williams war Hausfrau, Anfang dreißig, wohnte in einem Vorort, hatte einen College-Abschluss und war noch nie in ein Gefängnis oder eine geschlossene Anstalt eingeliefert worden. Sie klagte über chronische Angstzustände. Lochton würde sicher einverstanden sein, also rief ich sie kurz entschlossen an und vereinbarte einen Termin.

Die »Frischlinge« mussten sich mit den Büros zufrieden geben, die gerade frei waren. Ich fand eines mit einem Minifenster, auch wenn die Aussicht teilweise mit Aktenschränken verstellt war. Saß ich auf dem Drehstuhl am Schreibtisch, stieß ich mir dauernd die Knie. Ansonsten beschränkte sich die Einrichtung auf einen Stuhl und ein Sofa für den Patienten, ein Telefon, mit dem man auch Klinik-interne Gespräche führen konnte, sowie eine Box mit Papiertaschentüchern. Die Mindestausstattung eines Therapiezimmers war also vorhanden.

20

Bei unserem ersten Treffen war Sherry Williams übertrieben jugendlich gekleidet: enge Jeans, Sneakers, das Haar zu Zöpfen geflochten. Sie setzte sich aufs Sofa, schlug die Beine übereinander und sah mich erwartungsvoll an. Ich war am Zug.

Ich brach das Eis, indem ich mich nach ihrer Fahrt zur Klinik erkundigte. Das entspannte sie offenbar etwas und brachte sie zum Reden:»Sie kennen ja diese Bostoner, die halten sich nur an Verkehrsregeln, wenn sie gerade Lust dazu haben.«

Unsicher, wie ich weiter vorgehen sollte, versuchte ich es mit:»Erzählen Sie von sich, Sherry.«

»Na ja, ich bin mit meiner College-Liebe verheiratet«, sie hielt mir einen großen Diamantring hin,»und finde ihn immer noch fantastisch. Wir haben ein nagelneues, wunderbares Haus mit einem riesigen Wohnzimmer und einer tollen Terrasse.« Sie verstummte und wartete darauf, dass ich weitermachte. Okay, dachte ich, was würde ein echter Therapeut jetzt sagen?

»Und was führt Sie her?«

Sie starrte mich kurz an und sagte schließlich:»Ich bin immer so nervös, Herr Doktor.«

Bei der Anrede»Herr Doktor« hätte ich fast losgekichert. Ich kam mir vor wie ein Hochstapler.

Zum Glück redete sie weiter.»Das verschlimmert sich, wenn mein Mann unterwegs ist, und er muss seit seiner Beförderung zum Bereichsleiter viel reisen. Ich komme mir in dem großen Haus so verlassen vor und kann nichts mit mir anfangen. Manchmal bin ich mit den Nerven so am Ende, dass ich den Haushalt nicht schaffe. Die Wäsche stapelt sich, und alles andere bleibt auch liegen.«

Offenbar lähmten ihre Ängste sie in ihrer Handlungsfähigkeit. Mein Instinkt sagte mir, dass es besser wäre, nicht schon in der ersten Sitzung näher auf ihre psychisch be-

21

dingte Erstarrung einzugehen. Stattdessen ermunterte ich sie, mehr über ihre Gefühle zu erzählen. »Die Nervosität muss Ihnen sehr zu schaffen machen.«

»Ja, Dr. Small, so ist es.« Sie stellte die Beine nebeneinander, es war eine aufreizende Pose. »Ich mache mir um alles Sorgen … um den Job meines Mannes, die Hypothekenzahlungen, obwohl das vollkommen albern ist, ich weiß ja gar nicht, wie viel wir im Monat zahlen müssen. Eddie kümmert sich um das Finanzielle.« Sie seufzte und betrachtete den Aktenschrank vor dem Fenster.

»Woran denken Sie?«, fragte ich.

»Ich begreife nicht, warum ich nicht glücklich bin. Meine Freundinnen sind glücklich. Ich habe das größte Haus, meine Freundinnen beneiden mich, dass ich Eddie gekriegt habe, aber mir macht nichts mehr Spaß. Mit mir stimmt doch was nicht. Habe ich eine Depression?«

Das konnte ich zu dem Zeitpunkt noch nicht beurteilen, ich war bloß froh, dass sie »Herr Doktor« weggelassen hatte.

»Was läuft denn Ihrer Meinung nach falsch?«, fragte ich getreu Lochtons Hinweis, niemals Ja-Nein-Fragen, sondern stets offene Fragen zu stellen, die zum Erzählen einladen.

»Ich fühle mich leer … es ist, als wäre da ein Riesenloch in mir drin … hier.« Sie schlang die Arme um sich und legte die Hände über Kreuz auf ihre Schultern; ich hätte schwören können, dass die Geste als Anmache gemeint war.

Sherry redete weiter, aber ich wurde das Gefühl nicht los, dass sie mit etwas hinterm Berg hielt. Sie erzählte, sie könne keine Kinder bekommen, aber das sei für sie und Eddy okay. Sie seien beide nicht versessen auf Babys. Aber die Art, wie sie redete, wirkte wie einstudiert, so als wüsste sie, was ich hören wollte. Ich fragte mich allmählich, ob sie wirklich nur eine angespannte, gelangweilte, vielleicht depressive Hausfrau war oder nicht eher eine in ihrem Sozialverhalten gestörte Person, die ein paar Psycho-Ratgeber gelesen hat und das Gelernte ausprobieren will.

»Erzählen Sie mir von Ihrer Ehe«, bat ich.

»Ich habe mich in Eddie verliebt, als ich zum ersten Mal in seine verträumten blauen Augen sah. Wir waren beide im ersten Semester am Boston College, er war Quarterback in der Football-Mannschaft. Meine Mutter mag ihn, er kommt aus einer sehr reichen Familie, und er war richtig gut im Bett ... wenigstens in den ersten Jahren.«

»Die Dinge haben sich zwischen Ihnen verändert?«, fragte ich.

»Er arbeitet so viel, dass er inzwischen zu müde ist für Sex. Das fehlt mir, verstehen Sie?« Sie lächelte verschwörerisch.

Ganz offensichtlich flirtete sie mit mir. Ich hatte von flirtenden Patientinnen in den Lehrbüchern gelesen, leibhaftig vor einer zu sitzen war ein eigenartiges, äußerst unangenehmes Gefühl. Sie war ein verwirrender Fall, immerhin hatte ich eine Idee, was dahinter stecken könnte. Sherry legte offenbar großen Wert auf Äußerlichkeiten und finanziellen Reichtum: verträumt-blauäugiger Ehemann mit dem Geld der Familie im Rücken, großes neues Haus, eifersüchtige Freundinnen. Vielleicht war sie narzisstisch gestört und stürzte sich in flüchtige Vergnügungen, um eine tiefe emotionale Leere und Unsicherheit zu überdecken. Oder sie war depressiv, weil ihr Mann so viel unterwegs war. Ihr Flirten konnte aber genauso gut auf eine theatralische Veranlagung zurückgehen, wie sie für Menschen typisch ist, die mit dramatischen, emotionalen Auftritten Aufmerksamkeit auf sich lenken wollen.

Ich wusste noch nicht genug, um eine Diagnose zu stellen und einen Therapieplan zu entwerfen, und versuchte, behutsam nachzuhaken, doch sie ging nicht darauf ein, verriet keine Einzelheiten und kam nur immer wieder auf ihre Angst als einsame Hausfrau zurück.

»Wissen Sie, wenn Sie mein Psychiater sein wollen, muss ich einiges von Ihnen wissen«, sagte sie unvermittelt und sah mich herausfordernd an.

»Was wollen Sie wissen?«, fragte ich.

»Wo Sie herkommen, wie alt Sie sind und ob Sie eine Freundin haben«, ratterte sie herunter.

Die meisten Patienten sind neugierig, was ihren Therapeuten betrifft, aber Sherrys Fragen waren indiskret. Jeder Patient darf nach der Qualifikation, dem Honorar und den Behandlungsgrundsätzen fragen, alles was darüber hinausgeht, ist problematisch und kann die Therapie behindern.

Die Ansichten, wie zugeknöpft ein Therapeut sein sollte, gehen unter Kollegen auseinander. Freud glaubte, er solle für den Patienten undurchschaubar sein.[2] Das fördere die Übertragung von Fantasien auf den Therapeuten, der damit zu einer Art Spiegel für das Innenleben des Patienten wird. Die Arbeit an diesen Projektionen oder Übertragungen hilft ihm, sich selbst auf die Schliche zu kommen, und lindert die Symptome.

Andere Kliniker vertreten einen humaneren Standpunkt und finden nichts dabei, einiges von sich preiszugeben – wo sie Urlaub machen, wie viele Kinder sie haben und so weiter. Sie glauben, dass solche Enthüllungen das therapeutische Bündnis mit dem Patienten stärken, aber das hängt nicht zuletzt davon ab, was für ein Problem dieser hat. Die Preisgabe persönlicher Informationen seitens des Therapeuten kann Patienten auch belasten, weil sie sich unter Umständen genötigt sehen, auf ihn Rücksicht zu nehmen, oder sie werden böse oder eifersüchtig, was ihren eigenen Heilungsprozess stören kann.

Ich hätte Sherry mein Alter und meinen Geburtsort verraten können, aber die Frage nach einer Freundin ging zu weit. Mein Gefühl sagte mir, dass sie endlos weiterfragen würde, wenn ich eine ihrer Fragen beantwortete. Deswegen entschied ich mich für eine ausweichende Antwort: »Wissen Sie, Sherry, es ist verständlich, dass Sie etwas über Ihren Therapeuten wissen wollen, aber ich kann Ihnen besser helfen, wenn wir uns auf Sie konzentrieren.«

Sie wirkte gekränkt. »Gut, wenn das Ihre Strategie ist.« Ihre Körpersprache wechselte von der Lolita zum verletzten kleinen Kind.

»Was fällt Ihnen zu Ihrer Kindheit ein, Sherry?«

»Also ich bin dreiunddreißig, habe einen Abschluss vom Boston College, bin verheiratet und fühle mich wie ein Stück Scheiße. Okay? Mehr gibt es nicht zu sagen«, antwortete sie ärgerlich.

»Haben Sie sich immer gut mit Ihren Eltern verstanden? Mit Ihrer Mutter?«, fragte ich.

»Ja, das war alles in Ordnung.«

»Sie erwähnten, dass Ihre Eltern Ihren Mann sehr gern haben.«

Sie lächelte unwillkürlich. »Jeder mag Eddie. Er ist so charmant. Ich wünschte, er wäre öfter zu Hause, dann wäre ich nicht dauernd nervös.«

Im weiteren Verlauf unseres Gesprächs entspannte sich Sherry wieder, sie hatte mir wohl verziehen. Wir redeten über ihre Ehe und die chronische Anspannung. Ich beendete die Sitzung mit dem Vorschlag, uns wöchentlich zu treffen. »Das wird uns Gelegenheit geben, Ihre Gefühle zu verstehen und das Problem zu lösen.«

»Endlich einer, der mich verstehen will. Danke schön, Doktor Small«, sagte Sherry lächelnd und stand auf. Sie schüttelte mir zum Abschied die Hand, hielt sie aber so lange fest, dass ich sie schließlich wegziehen musste. Mein Unbehagen schien sie nicht zu bemerken.

Am folgenden Tag hatte ich ein Einzelgespräch mit Supervisor Lochton. Seine Praxis lag im Erdgeschoss eines Gründerzeithauses am Beacon Hill, nicht weit vom Massachusetts General, aber steil bergauf. Mit meinem Rucksack oben angekommen, war ich völlig außer Puste. Die langen Schichten in der Klinik motivierten mich nicht gerade zum Joggen, schon gar nicht im Winter. Ich sammelte mich kurz, bevor ich klingelte.

»Name und Grund Ihres Besuchs«, schepperte es aus der Gegensprechanlage.

»Gary Small zur Supervision bei Dr. Lochton.« Der Türöffner summte, ich trat ins Wartezimmer, ein umfunktionierter Vorraum mit repräsentativem Ambiente: weiß vertäfelte Wände, Parkettboden, Massivholzmöbel aus der Manufaktur von L. & J. G. Stickley sowie alte Ausgaben des *New Yorker*. Er ließ mich zehn Minuten warten, vermutlich um sich noch ein bisschen Pomade ins Haar zu schmieren.

Schließlich ging die Tür auf. »Treten Sie ein, Gary«, sagte Lochton mit seiner tiefen Radiomoderatorenstimme. Die holzgetäfelten Wände in seinem Zimmer waren mit Zeugnissen, Preisen und Zeitungsartikeln übersät, die Regale mit medizinischen und psychiatrischen Büchern vollgestopft. »Bitte setzen Sie sich.«

»Danke, Dr. Lochton«, sagte ich, während ich Platz nahm. Mein Supervisor trug ein Smoking-Jackett und hielt eine nicht angezündete Pfeife in der Hand. Er sah aus wie die übergewichtige freudianische Ausgabe von Hugh Hefner.

»Nennen Sie mich bitte Herman«, sagte Lochton.

Herman Hefner, dachte ich und hätte fast losgeprustet.

»Ja, Sir«, mit knapper Not blieb ich ernst.

»Wie läuft's mit Ihrem ersten Fall, Gary?«

Ich holte meine Notizen heraus. »Es geht um eine dreiunddreißigjährige Hausfrau mit College-Abschluss aus Belmont, die in der Hauptsache über chronische Nervosität klagt. Über ihre Kindheit habe ich nicht viel aus ihr herausholen können. Sie behauptet, ihren Mann zu lieben, klagt aber über ein inneres Gefühl der Leere, vor allem wenn er, was häufig der Fall ist, auf Geschäftsreise ist.«

Bei der Erwähnung des geschäftlich reisenden Ehemanns horchte Lochton auf. »Er verlässt sie also immer wieder. Kinder?«

»Sie kann keine bekommen, und adoptieren wollen sie keine.«

»Interessant«, sagte er, während er gedankenverloren die Pfeife anzündete.

Als ich mit der Beschreibung fortfuhr, registrierte ich, dass Lochton von meinem Bericht wie gefesselt war. Mittlerweile hüllte uns dicker Rauch ein. Ich hustete und wedelte ihn weg. Lochton schenkte dem keinerlei Beachtung.

»Wir haben also eine gebildete, wortgewandte, bindungsfähige junge Frau, die jedoch unfruchtbar und dadurch wahrscheinlich so beschämt ist, dass sie kein Kind adoptieren will, obwohl sie ihr Leben als leer, langweilig und unausgefüllt empfindet.« Er beugte sich vor. »Das ist ein guter Fall, er wird Ihnen helfen, sich in die Psychotherapie einzuarbeiten. Die häufige Abwesenheit des Ehemannes fasziniert mich.«

»Ihre Symptomatik verschlimmert sich in dieser ...«

»Ja, aber warum reist er so viel, und was unternimmt sie insgeheim, um ihre Ängste zu kompensieren? Sie ist durch ein frühes Trauma für Trennungen und Verlusterfahrungen sensibilisiert. Dass sie nicht über die Kindheit reden will, beweist meine Annahme.«

Ich konnte nicht erkennen, worin der Beweis bestehen sollte, aber Lochton stand in dem Ruf, von frühkindlichen Verlust- und Trennungserfahrungen besessen zu sein. Seine vorrangige psychodynamische Erklärung für nahezu jedes Patientenproblem war ein psychologischer Verlust in früher Kindheit – sei es ein Todesfall in der Familie, eine traumatische Scheidung oder eine heiß geliebte entlaufene Katze. Seiner Theorie nach reagierten Menschen mit solchen Erfahrungen im späteren Leben ungewöhnlich sensibel auf Trennungen und anderweitige Verluste. Lochton war der Ansicht, dass diese in der Kindheit erlittenen Traumata Ursache für die meisten psychiatrischen Symptome, von Angstzuständen und Depressionen über Manien bis hin zu Zwangsneurosen waren.

Er riet mir, Sherry dazu zu bringen, von ihrer Kindheit zu erzählen. Ich solle mich in ihre Vergangenheit vertiefen und zwei Sitzungen pro Woche vereinbaren. Die häufigeren Treffen würden unsere Nachforschungen intensivieren und ihr helfen, sich schneller zu öffnen.

»Eruieren Sie die Beziehung zu ihrem Vater«, sagte er. »Ist er auch häufig verreist, als sie ein Kind war? Oder hat er die Familie verlassen, und sie durchlebt die damaligen Verlustgefühle erneut?«

Als ich Lochton von Sherrys verführerischem Verhalten erzählte, veränderte sich sein Ausdruck vollständig. »Wie hat sie mit Ihnen geflirtet?«, fragte er.

»Es war weniger ein offensives Flirten als ihre Körpersprache, die Art, wie sie sich auf dem Sofa bewegt und mich angesehen hat, und der lange Händedruck am Ende der Sitzung. Das war recht aufdringlich.«

Lochton starrte mich schweigend an. Schließlich sagte er: »Weiter?« Seine Reaktion war merkwürdig, als würde er mit einem Patienten reden.

»Sie fragte persönliche Dinge, z. B. ob ich eine Freundin hätte.«

»Welche Gefühle löste das bei Ihnen aus?«

»Ich war abgestoßen. Es ging um eine Therapiesitzung, nicht ums Männeraufreißen.«

»Haben Sie die persönlichen Fragen beantwortet?«

»Nein, ich sagte, wir wären zusammengekommen, um

über ihre Gefühle zu reden, nicht über mein Privatleben.«
Ich gab mir Mühe, nicht defensiv zu klingen.

»Das ist gut, Gary. Können Sie sich vorstellen, dass Sie mit Ihrem eigenen Verhalten das verführerische Betragen der Patientin provoziert haben?«

»Überhaupt nicht, ich war völlig professionell.« Langsam ärgerte ich mich. Lochton hatte Sherrys Benehmen nicht gesehen und unterstellte mir, ich hätte sie verführen wollen.

Er sah auf die Uhr und sagte: »Unsere Zeit ist um.« Jetzt redete er wirklich mit mir wie mit einem Patienten.

Als ich mich erhob, fügte er hinzu: »Wissen Sie, Gary, Patientinnen wie diese Frau können in einem Therapeuten erhebliches Unbehagen auslösen. Nehmen Sie sich davor in Acht, konzentrieren Sie sich auf ihre Vergangenheit. Sie werden das Trauma, das hinter der Neurose steht, sicher aufdecken.«

Lochtons These schien mir reichlich gewagt. Trotzdem folgte ich seinem Rat und traf mich zwei Mal wöchentlich mit Sherry. Ergebnislos stocherte ich in ihrer Vergangenheit herum. Gleichzeitig hatte ich den Eindruck, dass ihr verführerisches Verhalten eskalierte. Sie schminkte sich immer stärker, trug immer kürzere Röcke, und der Ausschnitt wurde immer tiefer. Außerdem fiel mir auf, dass ihre Outfits immer dann besonders aufreizend waren, wenn ihr Mann auf Geschäftsreise war.

Ich erwog die Möglichkeit, sie direkt auf ihr äußeres Erscheinungsbild anzusprechen, aber Lochton meinte, ich solle es ignorieren und ihre frühkindlichen Traumata herausfinden. Das erleichterte mich, denn ich spürte, dass sie ein offenes Wort über ihre fast schon nuttige Kleidung als Zurückweisung empfunden und die Therapie vermutlich abgebrochen hätte.

Nach rund einem Monat fruchtloser Versuche, etwas über

ihre Vergangenheit herauszufinden, war Sherry entnervt und sagte:»Sehen Sie, meine Kindheit war ganz normal, ja? Kein Missbrauch. Meine Eltern saßen immer zu Hause, und ich war gut in der Schule. Ihre Fragen geben mir ein blödes Gefühl.«

Ich musste es also anders angehen, wenn ich sie zum Reden bringen wollte.»In Ordnung, Sherry, das wollte ich nicht.«

»Danke, Dr. Small. Darf ich Sie Gary nennen?«

»Damit habe ich kein Problem.« Nach einer langen Pause fragte ich:»Gibt es noch etwas, das Ihnen ein blödes Gefühl vermittelt?«

Sie starrte mich an.»Ja, eigentlich ja. Ich muss etwas gestehen.«

»Nur zu«, sagte ich.

»Seit Eddie so oft unterwegs ist, bin ich öfter abends ausgegangen, in eine Bar«, erzählte sie.»Anfangs habe ich da nur schnell mit einer Freundin was getrunken, aber dann bin ich auch alleine hingegangen.« Sie verstummte und schaute weg.

»Haben Sie Angst, dass Sie zu viel trinken?«, fragte ich.

»Nein, das ist es nicht. Ich habe nur ein oder zwei Gläser Wein getrunken, um locker zu werden.« Sie machte eine Pause und fuhr dann fort:»An einem Abend habe ich so einen Typen getroffen. Wir haben viel gelacht und sind zu mir gegangen, als die Bar schloss.«

»Wie ging es Ihnen damit?«, fragte ich.

»Als ich am nächsten Morgen aufwachte, war er weg. Ich fühlte mich schmutzig, angewidert, und ich habe das Bett abgezogen und die Wäsche in den Müll gestopft«, sagte sie, den Blick auf den Boden geheftet.

»Sind Sie noch einmal in diese Bar gegangen?«

»Erst nicht. Aber nach einigen Wochen doch. Das ist es, was ich beichten will. Ich habe es mehr als einmal gemacht.«

»Sie gehen also in eine Bar und haben Affären, während Ihr Mann unterwegs ist?«, fragte ich, bemüht, meine Überraschung nicht zu zeigen.

»Es sind keine Affären, nur One-Night-Stands. Und ich fühle mich jedes Mal so schmutzig und hasse mich selbst dafür. Schließlich liebe ich Eddie immer noch.«

»Wenn Sie sich dafür hassen und sich beschmutzt fühlen, warum gehen Sie dann immer wieder hin?«, fragte ich.

Sie überlegte kurz und sagte dann: »Ich denke nicht darüber nach, ich bin nur so gelangweilt und leer, ich will unter Menschen. Es ist verrückt, aber wenn ich dann Sex habe, fühlt es sich so an, als würden die Typen mich wirklich lieben, erst nach dem Orgasmus schlägt es um. Dann will ich nur noch, dass die fremden Kerle abhauen.« Sie schüttelte sich. »Eddie würde tot umfallen, wenn er das wüsste.«

»Seit wann geht das so, Sherry?«

»Ich weiß nicht genau, vielleicht seit einem Jahr. Aber jetzt, seit ich Sie sehe, ist alles anders, Gary. Sie sind der erste Mann, der mir zeigt, dass ihm wirklich was an mir liegt. Sie fragen immer, wie es mir geht, und ich sehe es in Ihren Augen. Ich weiß, dass Sie es auch so meinen.« Wieder lächelte sie mich verführerisch an.

Es war seltsam, dass ich der erste Mann sein sollte, dem wirklich etwas an ihr lag. Was war mit ihrem Mann und ihrem Vater?

Obwohl ich es für einen Fortschritt hielt, dass mir Sherry die geheime Seite ihres Lebens anvertraute, machte ich mir Sorgen. Ihr Verhalten war gefährlich, nicht nur für ihre Ehe, sie riskierte Kopf und Kragen. Ich brauchte dringend eine Supervision.

»Ich glaube, wir müssen da genauer hinschauen, Sherry. Können Sie so lange darauf verzichten, in die Bar zu gehen? Bis nächsten Freitag, bis zur nächsten Sitzung?«

Ihr Lächeln glich der Karikatur eines Vamps. »Gary, für Sie würde ich alles tun.«

Am Nachmittag kletterte ich den Berg zu Lochtons Praxis hinauf. Meine Schilderungen über die Sitzung mit Sherry bereiteten ihm einen Mordsspaß. Er schlenderte hin und her und paffte seine Pfeife, während er begeistert seine Theorie erklärte: »Sie kompensiert mit ihrer Sexualität die unbefriedigten emotionalen Bedürfnisse ihrer Kindheit. Sie muss sexuell missbraucht worden sein. Deswegen fühlt sie sich nicht geliebt und sucht die Liebe bei diesen fremden Männern.«

Davon sei ich nicht so überzeugt, versuchte ich einzuwenden, aber ich hätte genauso gut mit einem Tornado reden können. Er lief auf und ab und meinte, Sherry wiederhole als Erwachsene zwanghaft den erniedrigenden Sexualakt, den sie als Kind erlebt habe. Und damit ergäbe auch ihr sexualisiertes Verhalten mir gegenüber vollkommen Sinn. Sie entwickelte eine klassische Übertragung. Wenigstens glaubte er mir jetzt, dass die Verführungsversuche von ihr ausgingen.

Er blieb stehen und verfiel in den Vorlesungsmodus. Eine Übertragung, dozierte er, gehöre zu den wichtigsten Aspekten der einsichtsorientierten Psychotherapie.[3] Der Patient übertrage dabei Gefühle, die er einem Elternteil oder einer Bezugsperson entgegenbrachte, auf den Therapeuten. Therapeuten, die neutral und vorurteilslos agieren, also ihre eigenen Probleme und Gefühlsreaktionen in den Sitzungen unterdrücken, ermöglichen dem Patienten, ihm Reaktionen zuzuschreiben. Wenn die Zeit reif ist, wird der Therapeut die Realität der Beziehung formulieren, was dem Patienten die Möglichkeit gibt, Einsicht in die Verzerrungen seiner eigenen Wahrnehmung zu gewinnen und zu erkennen, was das für die Beziehungen in seinem Leben bedeutet. Mithilfe des Therapeuten kann der Patient seine eigenen Verhaltensmuster durchschauen, zurechtrücken und überwinden.

Ich konnte dem Vortrag über Übertragung so gut wie bei den vorherigen Malen folgen, Lochton gab ihn bereits zum vierten Mal zum Besten. Seine Ansicht über Sherrys frühkindliche Verlusterfahrungen ließ sich nicht gänzlich von der Hand weisen, vielleicht verschwieg sie mir ja tatsächlich immer noch etwas.

Vor der nächsten Sitzung nahm ich mir vor, mich auf Sherrys selbstzerstörerisches Verhalten zu konzentrieren und sie darin zu unterstützen, es zu beenden. Aber diesmal hatte sie sich für die Sitzung wirklich so angezogen, als wollte sie auf den Strich gehen, und brachte mich völlig aus dem Konzept.

Sie kämpfte mit ihrem hautengen Mini, während sie sich auf dem Sofa niederließ, und legte los: »Ich möchte mich bei Ihnen bedanken, Gary, weil Sie mir am Mittwoch zugehört und mir Mut gemacht haben, mit dem, was ich mache, aufzuhören. Es war verrückt, und ich weiß, dass Ihnen wirklich etwas an mir liegt.«

»Ich bin froh, dass Sie sich dazu entschieden haben. Wie geht es Ihnen?«, fragte ich.

»Die Antwort kennen Sie doch. Das bleibt unser kleines Geheimnis.« Sie zwinkerte mir vertraulich zu.

»Was meinen Sie?«

Sie schwieg und lächelte.

»Ich dachte, wir hätten die Geheimnisse hinter uns gelassen, Sherry. Wenn eine Psychotherapie etwas bringen soll, müssen Sie versuchen, mir möglichst offen zu sagen, was Ihnen durch den Kopf geht.«

Schließlich sagte sie: »Aber Sie wissen doch, woran ich denke, Sie müssen mir doch nur in die Augen sehen.« Sie holte etwas aus ihrer Handtasche. »Ich habe Ihnen ein kleines Dankeschön für die letzte Sitzung mitgebracht. Ich hoffe, sie hat Ihnen genauso gut gefallen wie mir.« Sie gab mir das Geschenk und verließ fluchtartig das Büro.

Das Geschenk war wunderschön eingepackt. Ich war perplex, wusste nicht, was ich machen sollte, also machte ich es auf. Es war eine Rolex – eine echte. Ich rannte zu den Aufzügen, aber sie war schon weg.

Eine der Grundregeln der Psychotherapie ist, dass man den Patienten hilft, zu lernen, ihre Gefühle in Worte zu fassen und nicht allein durch Taten auszudrücken. Sherry hatte die Linie mit der Uhr überschritten. Geschenke haben in einer Therapie nichts zu suchen, der Therapeut darf sie nicht annehmen. Ich rief Lochton an und bat um Rat; er meinte nur, ich solle die Uhr zurückgeben und die Motivation erforschen, die bei der Patientin hinter dem Geschenk stand. Er sagte auch, ich solle mir um Miniröcke und tiefe Ausschnitte keine Gedanken machen. Sie seien lediglich Ausdruck der Übertragung. Es hätte nichts mit mir zu tun. Sie wolle damit ihren Vater erreichen.

Bei der nächsten Sitzung trug Sherry ein rotes Cocktailkleid und passende Pumps. Sie war so fröhlich, als käme sie direkt aus den Flitterwochen. Kaum saß sie auf dem Sofa, sah sie die Rolex auf dem Beistelltisch und wurde ernst.

Ich schob die Uhr zu ihr hin und sagte:»Sherry, Therapien haben eigene Regeln, keine Geschenke, keine …«

Sie fiel mir ins Wort:»Sie geben die Uhr zurück? Na gut.« Sie schleuderte sie in ihre Handtasche.»Wie kannst du es wagen? Du hast mich verführt!«

»Wovon reden Sie?«

»O bitte. Du hast mich angestarrt und Sex mit mir gehabt. Du und dein schlüpfriger Blick, ich könnte davon schwanger werden, so wie du mich mit deinen Blicken ausgezogen und vergewaltigt hast.«

Man hatte mir beigebracht, mit den Patienten Blickkontakt zu halten, um ihnen Respekt und Mitgefühl auszudrücken; man sollte zuhören und sie nicht unterbrechen. Ich war wie vor den Kopf gestoßen. Sherry hatte meinen Blickkontakt als sexuellen Übergriff erlebt. Sie war mehr als eine neurotische Hausfrau, sie redete wirres Zeug. Geschlechtsverkehr durch Blickkontakt klang eher nach einer veritablen Psychose, nicht nach einer von Ängsten geplagten Frau, die ihr Leid klagt.

»Schalten wir einen Gang zurück, Sherry«, stammelte ich.

Sie stand auf und ging langsam zum Beistelltisch. »Das hättest du dir überlegen sollen, bevor du mir in die Augen gesehen hast.«

Verwirrt erhob ich mich ebenfalls. Mein Herz hämmerte, während sie auf mich zukam und ich rückwärts Richtung Tür auswich. Wollte sie mich packen? Umarmen? Sie handelte im Wahn, die Situation war völlig außer Kontrolle.

»Sherry, setzen Sie sich. Lassen Sie uns darüber reden.« Mein hilfloser Versuch, die Ordnung wiederherzustellen, verschlimmerte alles nur noch.

Sie wurde rot vor Wut. »Wie konntest du es wagen, mir mein Geschenk zurückzugeben. Es kam von Herzen.«

»Sherry, ich wollte Sie nicht verletzen. Aber es gibt nun einmal Regeln für Therapie ...«

»Therapie?«, brüllte sie. Plötzlich sprang sie vor und versetzte mir eine Ohrfeige. Es tat weh. Sie wollte ein zweites Mal zuschlagen, ich erwischte ihr Handgelenk und sagte: »Das reicht! Die Sitzung ist beendet.« Rasch verließ ich den Raum und rettete mich in den Flur.

Zum Glück war die Sekretärin an ihrem Platz. Ich bat sie, sich um Sherry zu kümmern und sie hinauszubegleiten. Versteckt in einem anderen Büro hörte ich, wie Sherry aufgebracht durch den Flur stampfte.

Ich war erschüttert. War das ein Übergangsritus für

Psychiatrie-Novizen, oder war mir ein massiver Fehler unterlaufen? Noch nie hatte mich ein Patient geschlagen, wenn auch oft damit gedroht. Ich erinnerte mich an einen schizophrenen Mann, den ich einen Monat zuvor ans staatliche Krankenhaus überwiesen hatte. »Das werde ich Ihnen heimzahlen, Small, das vergesse ich nicht!«, hatte er mir nachgerufen. Aber es wirkte nicht sehr bedrohlich. Bei Sherry hatte ich nicht damit gerechnet. Ich hatte zugelassen, dass sie mich aus meinem eigenen Büro jagte. Konnte ich die Behandlung fortsetzen? Würde sie noch einmal versuchen, mich zu ohrfeigen? Ich brauchte eine Supervision, aber von Lochton erhoffte ich mir keine Hilfe. Ich ärgerte mich über ihn. Dank seiner Ratschläge war ich in diese missliche Situation geraten.

Es gab viele fähige Supervisoren am Massachusetts General, die sich mit schwierigen Patienten und kniffligen Situationen auskannten. Schon für den nächsten Tag ergatterte ich einen Termin bei Joe Sandler, einem ausgebufften Analytiker und psychodynamischen Therapeuten, der sich auf Borderliner und psychotische Patienten spezialisiert hatte. Ich hatte mehrere Seminare bei ihm belegt und mochte seine Art. Er war eine Mischung aus halsstarrigem irischen Gastwirt und liebevoll-jüdischer Mutter.

Sandler stimmte mir zu: Sherry war viel kränker, als Lochton und ich vermutet hatten. Das war mit dem Schlag in mein Gesicht offensichtlich geworden. Sie litt unter dem Borderline-Syndrom und konnte in ihrem psychotischen Wahn den Belastungen einer Gesprächstherapie nicht standhalten. Die psychische Verfassung von Borderline-Patienten bewegt sich auf einem schmalen Grat zwischen normalen Ängsten und deren psychotischer Übersteigerung.[4] Unter Stress nehmen sie die Realität verzerrt wahr, leiden unter Wahnvorstellungen und Halluzinationen. Meine ganzen Fragen zu Sherrys Vergangenheit und die Weigerung, ihre direkten Fragen zu beantworten, hatten sie in die psychotische Wahnvorstellung getrieben, ich hätte über den Blickkontakt Sex mit ihr gehabt. Mit eindringlichen Fragen war ihr nicht zu helfen, sie brauchte eine andere Form der Unterstützung und Therapie. Sandler schlug vor, ich solle mir Sherrys Krankengeschichte anschauen. Also holte ich mir die alten Unterlagen; ihre Laborwerte waren ganz normal, aber man hatte bei ihr nie ein CT vom Kopf oder ein EEG gemacht. Auch wenn es eher unwahrscheinlich war: Es musste abgeklärt werden, ob ein Gehirntumor oder ein anderes neurologisches Problem ihre Psychose und Erotomanie erklärte.

Ich wusste, dass Sherry Hilfe brauchte, und ich hatte einige Empfehlungen, falls sie die Therapie nicht bei mir fortsetzen wollte. Trotz meiner Ängste fühlte ich mich von dem neuen Supervisor bestärkt und wollte es versuchen.

Nach einer Woche rief ich Sherry an. Ich redete ihr zu, sie solle wiederkommen. Anfangs war sie ziemlich schnippisch, hörte aber zu. Ich wolle ihr wirklich helfen, sagte ich, und zum jetzigen Zeitpunkt wäre es wohl sinnvoll, die Vorgehensweise zu ändern, aber sie müsse sich an die Regeln halten – keine Geschenke, keine Ohrfeigen. Ich sagte ihr, wir könnten ihre Vergangenheit ruhen lassen und stattdessen pragmatisch nach Wegen suchen, wie sie mit den Gefühlen umgehen konnte, derentwegen sie in die Therapie gekommen war – dem Gefühl der Leere und dem der Einsamkeit. Wir könnten uns auch mehr Zeit lassen und uns nur noch einmal wöchentlich sehen. Ich fände es gut, wenn ihr Hausarzt einige zusätzliche Untersuchungen vornehmen würde, ergänzte ich, und vielleicht sollte sie eine Zeit lang Medikamente nehmen, die ihre Nerven beruhigten. Und schließlich versicherte ich ihr, dass ich ihr nicht in die Augen starren würde, und wiederholte, ich hätte sie nicht kränken wollen. Ich denke, sie hat gespürt, dass ich das Heft wieder in der Hand hatte, und deswegen zugestimmt.

Sherry nahm die Therapiesitzungen wieder auf, und ich verschrieb ihr ein niedrig dosiertes Medikament gegen die Psychose. Es dämpfte die erotische Übertragung rasch, ihre Kleidung wurde deutlich weniger aufreizend.

»Ich weiß nicht, was mit mir los war, Dr. Small«, sagte sie. »Ich war so gestresst, weil Eddie dauernd weg ist, und Sie haben so großes Interesse an allem gezeigt, was ich zu erzählen hatte.«

»Es freut mich, dass es Ihnen besser geht.«

»Ich kann gar nicht fassen, wie dumm ich war. Bei diesen Ausflügen in die Bar hätte ich mir einen Triebtäter oder sonstwas mit nach Hause nehmen können.«

»Die Tabletten helfen Ihnen dabei, mit Ihren Ängsten umzugehen«, versicherte ich.

Inzwischen lagen die Untersuchungsergebnisse vor. Das EEG gab keine Hinweise auf eine Temporallappenepilepsie, die von einem Gehirntumor in der Schläfe hervorgerufen wird und zu Persönlichkeitsveränderungen sowie Hypersexualität führen kann.[5] Für Letzteres zeigte Sherry typische Merkmale, aber auch das CT schloss eine neurologische Erklärung für die Symptome aus. Die Diagnose Borderline-Syndrom erwies sich in ihrem Fall als beste Erklärung, auch für das Scheitern der einsichtsorientierten Psychotherapie, die Lochton empfohlen hatte.

Sherry kam nun wöchentlich zu einer unterstützenden Psychotherapie und regelmäßig zur medizinischen Kontrolle. Insgesamt ließen ihre Ängste nach, und sie schien mit der Realität klarzukommen. Fuhr ihr Mann auf eine längere Geschäftsreise, erhöhte ich die Dosis des Psychopharmakons, und soweit ich weiß, hatte sie keine Rückfälle in ihre One-Night-Stand-Phase. Sie machte so gute Fortschritte, dass ich sie wieder vorsichtig nach ihrer Vergangenheit befragte, und es stellte sich heraus, dass sich ihre Eltern getrennt hatten, als sie zwölf war – Lochton behielt mit dem frühkindlichen Trauma also zum Teil recht. Aber zur nächsten Sitzung erschien Sherry wieder mit Minirock und Pumps, daher ließ ich die Finger von weiteren Nachfragen und konzentrierte mich auf die Bewältigung ihrer Ängste. Nach einem weiteren Jahr bei mir in Therapie wechselte sie zu einem Kollegen, der näher an ihrem Wohnort praktizierte.

Einerseits tat es mir leid, dass sie ging, weil die Therapie endlich gut lief und sich ihr Leben stabilisierte. Aber andererseits war ich froh. Ich habe die Ohrfeige nie vergessen, immer hatte ich insgeheim Angst, dass der geringste Missgriff meinerseits einen neuerlichen psychotischen Schub in Sherry auslösen könnte.

Heute weiß ich, dass ich in der Zusammenarbeit mit ihr vor allem durch meine ursprüngliche Fehldiagnose gehandicapt war. Und mein Supervisor hatte auch keinen Plan. Woche für Woche saß ich eine Stunde lang in einem winzigen Büroraum mit einem Menschen zusammen, den ich zu kennen glaubte und der sich als jemand ganz anderes herausstellte – Sherry war eine unberechenbare, tief gestörte und potenziell gefährliche Frau. Und ich hielt mich an Lochtons Ratschläge, obwohl ich oft das Gefühl hatte, dass sie falsch waren.

Der Zwischenfall hat mich gelehrt, meinem eigenen Gefühl zu vertrauen. Das Monster von Loch Ness lag zwar nicht ganz falsch, doch nachdem ich ihn als Supervisor fallen gelassen hatte, wurde mir klar, dass niemand perfekt ist – auch kein allwissender Professor, der Stars und Politiker behandelt. Sherrys Ohrfeige hat weh getan, aber sie hat mir die Flausen ausgetrieben, und zum ersten Mal hatte ich das Gefühl, ein echter Psychiater zu sein.

2. KAPITEL

EINE NACKTE DAME
IM KOPFSTAND

Frühjahr 1979

Ich hatte Pause und löste Kreuzworträtsel, Mike Pierce hatte Schichtende und war auf dem Sprung nach Hause. Ich hatte seit elf Stunden Rufbereitschaft, dreizehn weitere lagen noch vor mir, als wir die vertraute Lautsprecherdurchsage »Psychiatrie auf Zimmer sechs« hörten. Wenn die Sicherheitsbeamten einen Neuzugang als Randalierer einschätzten, steckten sie ihn in Zimmer sechs, denn dort konnte der Mann oder die Frau zur Beobachtung eingesperrt werden.

»Zimmer sechs, du bist dran, Small«, sagte Mike.

»Das hat mir gerade noch gefehlt«, antwortete ich.

»Bisher hast du vielleicht nur gedacht, Zimmer sechs sei der Hammer, aber glaub mir, Zimmer sechs ist der Hammer!«, sagte Mike grinsend.

»Lass den Kelch an mir vorübergehen«, bat ich sorgenvoll.

»Da musst du durch«, sagte Mike, und weg war er.

Während ich zum Notfallzimmer ging, rannten mehrere Krankenschwestern an mir vorbei. Auf dem Gang verband ein angehender Chirurg den Kopf eines weinenden Teenagers, der auf einer von mehreren Untersuchungsliegen entlang der Wand lag. Ein zweiter Arzt brüllte, er brauche Hilfe bei einer Reanimation. Die Notaufnahme war ein lärmendes Durcheinander von wimmernden Patienten und

40

Ärzten, die Krankenschwestern und Assistenzärzten Befehle zuriefen – ein ganz normaler Mittwochabend.

Mein Herz hämmerte. Ich war gespannt, den neuen Patienten zu sehen, aber ich hatte auch Angst. Zimmer sechs war manchmal grauenhaft, fast immer eine Herausforderung, gewiss niemals langweilig. In Zimmer sechs konnte einen alles erwarten: aufgewühlte schizophrene Mörder mit versteckten Grillspießen, suizidale Bipolare mit versteckten Valiumpackungen, Heroinabhängige auf Entzug, die einen in hohem Bogen vollkotzten. Dank einer bedauerlichen, aber langen Tradition in der Medizinerausbildung waren die Ärzte mit der geringsten Erfahrung – ich zum Beispiel – mit den allerschwierigsten, heikelsten Patienten konfrontiert.[1]

Diese brachten einen in schier ausweglose Situationen, sodass ich mit meinem Lehrbuchwissen oft ziemlich hilflos dastand und die mir anvertrauten Menschen mitunter auf sehr distanzierte, klinische Weise behandelte. Freud hätte gesagt, dass ich meinen Intellekt als Abwehrmechanismus einsetzte, um meine Ängste in Schach zu halten – schließlich wollte ich den Menschen wirklich helfen und ihnen kein Leid zufügen. Wie jeder Arzt musste ich versuchen, einen Berg von Informationen in kürzester Zeit in eine klare Diagnose und eine Behandlungsmethode zu übersetzen. Auch wenn ich mir für diese beängstigende Aufgabe damals oft unterschiedlichste professionelle Schutzmechanismen aneignete, zeigte ich mich gelegentlich doch von meiner rein menschlichen Seite, und vermutlich habe ich genau in diesen Momenten den Kranken am meisten geholfen. Mit der Zeit gewann ich nicht nur an Erfahrung, sondern auch an Selbstvertrauen, konnte immer besser zuhören und lernte, meine Patienten wirklich zu verstehen.

Beim Stationszimmer der Schwestern in der Nähe von Zimmer sechs angekommen, war ich schweißgebadet vor lauter Angst. Judy Nelson, die Stationsleiterin – Anfang dreißig, geschieden, ziemlich hübsch und mit einer perfekten Mischung aus Gelassenheit und Sarkasmus gesegnet –, hielt mir ein Kleenex hin. Sie arbeitete seit zwölf Jahren in der Notaufnahme und hatte Hunderte von Grünschnäbeln wie mich auf dem Weg ins Zimmer sechs erlebt. Wer immer sich von ihr hatte scheiden lassen, muss ein Vollidiot gewesen sein. Judy gab mir die Unterlagen. »Miss Unbekannt, Anfang zwanzig. Die Bullen haben sie im North End aufgegriffen, weil sie vor sich hin brabbelte. Das muss ich mir merken, dass mit sich selbst zu reden jetzt schon ein kriminelles Vergehen ist.«

Judys lässige Haltung beruhigte mich, ich überflog die Akte. Die Polizei hatte sie eingesammelt, weil sie verwahrlost und laut Selbstgespräche führend durch die Straßen des italienischen Viertels von Boston rund zwei Kilometer nördlich vom Krankenhaus lief. Ein Sanitäter hatte eingetragen, dass sie während der Fahrt im Krankenwagen unaufhörlich Schreie ausstieß und an ihrer Kleidung zerrte. Zwischen den Schreien murmelte sie, ihr sei heiß, obwohl es draußen nur fünf Grad waren. Die Besatzung des Krankenwagens hatte ihre körperliche Verfassung oberflächlich untersucht und abgesehen von ihrem Verhalten nichts Auffälliges gefunden.

Ich lief den Flur hinunter zu Zimmer sechs. Anders als die anderen Zimmer in der Notaufnahme war in der Tür ein Guckloch mit einem kleinen Fensterladen, um die Patienten vor dem Eintreten beobachten zu können. Als ich die Holzklappe öffnete, sah ich eine zierliche Frau Anfang zwanzig, die splitternackt auf dem Kopf stand. Es dauerte einen Moment, bis der Anblick in mein Großhirn durchgesickert war, und dann wusste ich nicht, ob ich lachen oder wegrennen sollte. Bevor ich das Guckloch wieder schloss, fiel mir auf, dass sie sehr sicher stand. Ich drehte mich um und starrte die wartenden Patienten auf den Tragen im Flur an, um das eben Gesehene zu verdauen.

»Ist Ihnen schlecht, Dr. Small?«, fragte Judy.

»Nein, nein. Ich muss nur noch etwas in der Krankenakte prüfen, bevor ich reingehe.«

Aber mir war schlecht. Wie war dieser Kopfstand im Evaskostüm einzuordnen? Gab es eine psychologische Bedeutung, die mir gerade nicht präsent war? Wollte sie etwas kommunizieren, oder war sie ganz von Sinnen?

»Judy, können Sie ein paar Leute von der Security holen, falls ich welche brauche? Und besorgen Sie doch bitte was zum Anziehen für die Patientin.«

Ich öffnete die Klappe erneut. Die Patientin stand immer noch mit ausdrucksloser Miene auf dem Kopf, ihr Blick ging Richtung Tür. »Hallo. Ich bin Dr. Small, ich habe heute Abend Dienst.«

Keine Antwort.

»Können Sie mich hören? Ich möchte hereinkommen und Ihnen einige Fragen stellen.«

Wieder keine Antwort.

Okay, ich hatte Angst, hineinzugehen, und Judy schaute zu. Das bizarre Gebaren von Miss Unbekannt hieß, dass sonst was passieren konnte. Sie konnte ohne Vorwarnung gewalttätig werden. Ich stellte mir vor, dass sie auf mich zustürzte und mich würgte. Andererseits wirkte sie durch ihre Nacktheit verletzlich, und wahrscheinlich hatte sie auch Angst. Ich musste sie befragen, und dafür musste ich in den Raum.

Ich holte mehrfach tief Luft und beruhigte mich mit dem Gedanken, dass es manchmal genügte, wenn das Personal Ruhe und Überlegenheit ausstrahlte, um eine Szene zu vermeiden. Dann kam Judy mit einem Morgenmantel und zwei Wachmännern, Joe und Carl, zwei Typen, die uns

Nachwuchsärzte gern aufzogen und uns das Leben nicht immer leicht machten. Dennoch gab uns ihre Anwesenheit ein Gefühl von Sicherheit, falls Patienten außer Kontrolle gerieten.

Ich sprach durch das kleine Fenster in der Tür. »Ich komme jetzt mit einer Krankenschwester und zwei Männern vom Sicherheitsdienst zu Ihnen herein. Bitte beenden Sie Ihren Kopfstand.« Sie bewegte sich nicht. Mir fielen die dreckigen, zerlumpten Kleider auf, die in der Ecke lagen. »Wir werden einen Morgenmantel auf die Untersuchungsliege legen. Sie können ihn allein oder mit Hilfe der Krankenschwester anziehen.« Man hatte mir beigebracht, dass unberechenbare psychotische Patienten sich manchmal von ihren Halluzinationen oder Wahnvorstellungen ablenken lassen, wenn man ihnen Alternativen bietet. Manchmal nehmen sie mit diesem Trick etwas Vernunft an.

Miss Unbekannt stand auf dem Kopf und starrte weiter ungerührt Richtung Tür. Wir vier gingen ganz langsam ins Zimmer, das nur mit einer Untersuchungsliege und einem Metallstuhl möbliert war. Judy ging voraus und legte den Morgenmantel auf die Trage. Carl und Joe bezogen in den Ecken Position. Ich stand vor der offenen Tür, überzeugt, ich würde der Patientin den Fluchtweg versperren. Heute denke ich, dass ich mir selbst den Fluchtweg offen halten wollte.

Die Taktik der schieren Überzahl schien zu funktionieren. Judy ging zu der Patientin und holte sie sanft aus dem Kopfstand heraus, wie eine Sportlehrerin. Sie redete beruhigend auf die Patientin ein, während sie ihr in den Morgenmantel half. »Du hast wirklich Glück mit deinen Haaren, so schöne blonde Locken.« Sie brachte Miss Unbekannt zur Liege und sagte: »Setz dich, Liebes, mach's dir bequem.«

Ich zog den Stuhl heran und beobachtete die junge Frau

für einen Moment. Ihr Haar war stumpf und dreckig, am Knöchel prangte ein Schmetterlingstattoo. »Können Sie mir Ihren Namen sagen?« Ich bekam keine Antwort und fragte weiter: »Wissen Sie, wie Sie hierhergekommen sind?« Sie murmelte, wie heiß es hier sei.

»Stimmt, hier ist es ziemlich warm«, sagte ich. »Soll ich einen Ventilator besorgen?«

Keine Antwort, starrer Blick.

»Soll ich jemanden informieren, dass Sie hier sind?«

Die Patientin zuckte, ich dachte schon, sie würde endlich reden, aber wieder nichts. Joe und Carl amüsierten sich königlich über meine vergeblichen Bemühungen, unterdrückten aber ihr Lachen. Judy anzusehen, wagte ich nicht.

Ich wurde ärgerlich, schließlich wollte ich der Patientin helfen, anstatt den Mitarbeitern ein gutes Unterhaltungsprogramm zu bieten. Nach einer scheinbar endlosen Reihe von Gesprächsversuchen ging ich zur körperlichen Untersuchung über und prüfte den Puls. Ihre Hand war feucht und kalt. Die Reflexe am Knie und an den Knöcheln funktionierten einwandfrei. Bei der Prüfung von Arm- und Beinkraft kooperierte sie nicht. Trotzdem, außer erhöhtem Herzschlag und erhöhter Temperatur war sie körperlich in guter Verfassung.

Ich hatte Hunderte körperlicher Untersuchungen durchgeführt, aber diese war die bisher seltsamste. Erstens stand ich vor dem Personal wie auf einer Bühne, und zweitens war meine Patientin geistig weggetreten. Sie weigerte sich, zu laufen, sodass ich ihren Gang nicht prüfen konnte, der gegebenenfalls etliche neurologische Störungen verrät – ein breiter Gang kann auf Hydrocephalie hindeuten, Schlurfen auf Parkinson –, ich wusste nur, dass sie neurologisch problemlos auf dem Kopf stehen konnte. Sie hatte keinen Realitätsbezug, so viel war klar, aber ansonsten war ich diagnostisch mit meinem Latein am Ende.

Menschen verlieren aus vielerlei Gründen den Kontakt zur Wirklichkeit. Schwere Depressionen, Stress oder Traumata können überfordern, sodass sich Menschen in eine seltsame psychische Verfassung flüchten, die anderen Menschen verrückt vorkommt. Doch viele Geisteskrankheiten, Psychosen etwa, haben letztlich körperliche Ursachen. Nicht wenige medizinische Notfälle sind anfangs ausschließlich an psychischen Symptomen erkennbar: Delirium, Verwirrtheit, Depression, Angstzustände, Psychosen, Panikattacken.

Ich hatte mir Eselsbrücken zurechtgelegt, um mir die verschiedenen körperlichen Ursachen von psychologischen Krankheitsbildern zu merken.[2] Die Anfangsbuchstaben der verschiedenen medizinischen Erklärungen für Delirieren ergaben WHHIMP: Das W stand für Wernicke-Enzephalopathie, womit eine chronische Hirnschädigung durch Alkoholmissbrauch beschrieben wird. Die beiden H bezeichnen die Hypertonische Krise (extrem hoher Blutdruck führt zu einem akuten Abfall der Durchblutung des Gehirns) und Hypo- bzw. Hyperglykämie, also Über- oder Unterzuckerung. Das I erinnerte an intrakranielle Läsionen, sprich Hirnschlag, Tumore oder Blutungen; das M stand für Meningitis und andere Entzündungen von Gehirn und Rückenmark, das P schließlich für *poisons*, Gifte, eine nicht unwahrscheinliche Möglichkeit bei einer jungen Person, die womöglich mit Drogen experimentierte.

Miss Unbekannt hustete, sodass wir alle erschraken. Sie sah mich jetzt an, redete aber immer noch nicht. Ich bewegte meinen Zeigefinger von rechts nach links durch ihr Blickfeld, die Pupillen folgten nicht. Ich schnippte vor ihren Augen mit den Fingern, keine Reaktion. Als ich in die Hände klatschte, fuhr sie zusammen und blinzelte, immerhin. Ich ließ eine CT machen, um einen Tumor oder innere Blutungen auszuschließen.

Die erhöhte Temperatur konnte auf einen Infekt hindeuten, aber die für Hirnhautentzündung typische Nackensteife fehlte. Die Klagen über Hitze und die Nacktheit legten ein gestörtes Wärmeempfinden nahe, verursacht durch Probleme mit der Schilddrüse; das würden wir mit einem Bluttest herausfinden. Wir brauchten auch eine Urinprobe, um eventuellen Drogenkonsum aufzudecken, aber sie war nicht dazu zu bewegen, in ein Gefäß zu pinkeln, also musste ihr ein Katheter gelegt werden. Um ihr die Erniedrigung zu ersparen, dabei von Männern festgehalten zu werden, scheuchte uns Judy aus dem Raum und forderte zwei Assistenzärztinnen an. Sie nahmen ihr außerdem Blut für das Labor ab, um neben Schilddrüsenproblemen auch Anämie oder andere Stoffwechselstörungen auszuschließen, die den psychischen Zustand beeinflussen.

Während ich auf die Laborergebnisse wartete, unternahm ich einen zweiten Befragungsversuch. Mit den Wachmännern ging ich in Zimmer sechs zurück, und natürlich warteten Joe und Carl nur darauf, dass ich wieder mit Pauken und Trompeten unterging. Ich gab mich lässig und bot der Patientin ein Glas Orangensaft an. Endlich zeigte sie eine Reaktion. Langsam hob sie die Hand und nahm das Glas. Zuerst nippte sie nur daran, dann stürzte sie den Saft in einem Zug hinunter.

»Sie hatten wohl ziemlichen Durst«, sagte ich. Die Wachen grinsten voll Vorfreude auf eine neuerliche Runde vergeblicher Fragen, aber sie hatten die Rechnung ohne den Wirt gemacht. In Miss Unbekannt ging etwas vor, der starre Blick wurde von nunmehr neugierig umherblickenden Augen abgelöst, sie spannte die Muskulatur an, zog die Augenbrauen zusammen.

Vielleicht hatte ich jetzt eine Chance, dachte ich und sagte leichthin: »Vielleicht können wir uns jetzt unterhalten.«

Die Patientin richtete sich auf und wurde sich ihrer unzulänglichen Bekleidung bewusst, zog den Morgenmantel eng um sich und fragte:»Wo bin ich? Wer sind Sie? Was zum Teufel?«

Joe und Carl waren mittlerweile schwer beeindruckt, das spürte ich. Ich hätte stolz sein können auf meine scharfsinnige, ausgebuffte und genau getimte Interviewtechnik, mit der ich den halsstarrigen Fall der nackten Dame geknackt hatte. Ich hätte mir etwas darauf einbilden können, dass diese sich im Delirium befindliche, stumme Frau plötzlich wie ein normaler Mensch redete. Klar, ich hatte die Uni besucht, ein paar Bücher gelesen und Prüfungen bestanden, aber jetzt war ich in der Wirklichkeit angekommen, spielte den Doktor und hatte tatsächlich jemandem helfen können. Nur leider hatte ich keinen Schimmer, wie mir das gelungen war.

Die Patientin hielt mir das Glas hin und sagte:»Mehr.«

In dem Moment wurde mir schlagartig klar, dass weder meine Worte noch meine Taten sie zum Reden gebracht hatten. Es war der Orangensaft. Dieser lieferte auch den Schlüssel zu ihrem zuvor noch bizarren Verhalten. Offensichtlich war sie unterzuckert gewesen, hatte unter akuter Hypoglykämie gelitten.

Um der Patientin die Anspannung wegen ihrer spärlichen Bekleidung zu nehmen, bat ich Judy, ihr etwas aus dem Schrank mit der frischen Kleidung für die Schwestern zu holen, und ging mit den Wachmännern hinaus, während Judy der Frau anschließend beim Umziehen half. Mit einem zweiten Glas Orangensaft kam ich zurück und setzte mich auf den Stuhl neben der Untersuchungsliege. Miss Unbekannt trank und wurde ruhiger.

Wieder sagte ich, ich sei Dr. Small, und erkundigte mich nach ihrem Namen. Sie hieß Katie Genaro, war neunzehn und wohnte bei ihren Eltern über deren Bäckerei im North

End. Sie jobbte als Kellnerin, nahm Schauspielunterricht und spielte Theater, wann immer sie eine Rolle bekam.

Ich versuchte, den Grund für ihr Delirium herauszufinden. »Katie, haben Sie irgendwelche Krankheiten?«, fragte ich.

»Warum wollen Sie das wissen?«

»Weil Sie hier im Delirium eingeliefert worden sind. Sie sind laut mit sich selbst redend unterwegs gewesen und reagierten erst wieder normal, als Sie ein Glas Orangensaft getrunken haben.«

»Mist. Das war wieder mal der blöde Diabetes. Wahrscheinlich habe ich nicht genug gefrühstückt, bevor ich Insulin gespritzt habe.«

»Das ist Ihnen also schon öfter passiert?«

»Ein oder zwei Mal. Ich dosiere das Insulin nicht immer richtig, manchmal ist mir komisch im Kopf, und ich fange an zu schwitzen«, erklärte sie.

»Seit wann haben Sie Diabetes?«

»Ich weiß es seit einem Jahr.«

Diabetiker produzieren nicht genug eigenes Insulin – ein körpereigenes Hormon, um den Zucker aus dem Blut in die Zellen zu schleusen und dort in Energie umzuwandeln. Spritzen sie zu viel Insulin beziehungsweise haben vorher nicht genug Kohlenhydrate zu sich genommen, sinkt der Blutzuckerspiegel rapide.[3] Weil Zucker der wichtigste Energielieferant des Gehirns ist, fiel Katie in ein Delirium und wurde erst vom Orangensaft wieder Herr ihrer selbst und vernünftig. Es war keine psychiatrische Meisterleistung, aber ich hatte das Richtige getan – wenn auch nicht bewusst.

»Ich fasse es nicht, ich achte immer sehr auf gesunde Ernährung.«

»Auf die Gesundheit zu achten ist gut, hilft aber wenig, wenn Sie nicht auf Ihren Blutzuckerspiegel achten. Sie spielen mit dem Feuer, wenn Sie nicht aufpassen, können Sie daran sterben.«

»Sie hören sich an wie meine Mutter. Sie wirft mir ständig vor, ich würde mit dem Insulin schludern, um für meine Rollen schlank zu bleiben. So ein Blödsinn.«

Katie war wirklich ziemlich dürr, ich fragte mich, ob die Mutter nicht sogar recht hatte. »Ich will mich bestimmt nicht als Elternteil aufspielen. Ich möchte nur, dass Sie die Fakten kennen. Wenn Sie so jung schon Diabetes haben, hat es in der Regel erbliche Ursachen«, sagte ich.

»Meine Tante hat mit vierzig Diabetes bekommen. Aber sie hatte Übergewicht und arbeitete in Daddys Bäckerei.«

Judy brachte ein Sandwich für Katie und gab mir die Laborergebnisse. Wie erwartet lag Katies Blutzuckerspiegel bei fünfundvierzig – reichlich unter dem Normwert.

»Katie, ich möchte Ihnen Judy vorstellen, sie hat sich heute Abend um Sie gekümmert. Judy, das ist Katie Genaro. Sie lebt bei ihren Eltern im North End. Kennst du Genaro's? Das ist die Bäckerei der Familie.«

»O mein Gott«, rief Judy verzückt, »die Biscotti von deinem Vater sind mein Untergang!«

»Danke für die Kleider und so. Tut mir leid, wenn ich mich danebenbenommen habe.«

»Keine Sorge, Liebes, hier bist du in guten Händen. Ich bin draußen, falls du etwas brauchst.«

Judy hatte meinen Fingerzeig mit den Genaros wohl verstanden und würde die Eltern informieren. Bestimmt waren die schon in großer Sorge um ihre Tochter und würden sie abholen kommen.

»Katie, Sie standen auf dem Kopf, als ich hereinkam.« Das Detail, dass sie dabei nackt gewesen war, ließ ich weg, ich wollte sie nicht noch mehr in Verlegenheit bringen.

Sie lachte. »Oje, ich mache Yoga und entspanne manchmal mit dem Kopfstand.«

Katie fing an, das Sandwich zu essen, also ging ich kurz hinaus, um mir Notizen zu machen. Ihr Kopfstand war psychologisch vielleicht ohne Bedeutung, ich dachte aber, dass Termine beim Endokrinologen und einer Ernährungsberaterin nicht schaden konnten. Judy sagte, Mr. und Mrs. Genaro seien unterwegs. Nach zehn Minuten ging ich zu Katie zurück, die sich, beide Hände vors Gesicht geschlagen, auf der Liege ausgestreckt hatte.

»Was ist los, Katie?«, fragte ich.

Sie wischte sich Tränen von den Wangen. »Mein Leben ist ein einziger Schlamassel. Der Diabetes macht mir wahnsinnig zu schaffen. Ich will Schauspielerin werden und bezahle den Unterricht selbst, aber ich kann es meiner Mutter einfach nicht recht machen.«

»Wie meinen Sie das?«, fragte ich.

»Mit dem Vorfall heute Abend bereite ich ihr nur eine weitere Enttäuschung«, sagte sie. »Sie hält meinen Wunsch, Schauspielerin zu werden, für einen Witz und eine Ausrede, nicht aufs College zu gehen und mein Leben lang als Kellnerin zu arbeiten. Dabei war meine Mutter selber mal Schauspielerin.«

Mein Pager piepste, der nächste Notfall wartete auf mich. Der Fall Katie war komplizierter als gedacht, mit dieser einen Notaufnahme war es offenbar nicht getan. Bestätigt von meinem Erfolgserlebnis, das ich dem Orangensaft verdankte, hatte ich das Gefühl, Fortschritte zu machen, und wenn ich jetzt bei Katie blieb, würde ich in ihre Kranken- und Familiengeschichte einbezogen. Ich war hin und her gerissen: Es war verführerisch zu gehen, solange ich der Held des Tages war. Ob ich mich bei allem, was folgen mochte, ebenso heldenhaft schlagen würde, war alles andere als sicher, und schließlich hatte ich den Kollegen auch so schon etwas zu erzählen. Aber um meine psychiatrischen Fähigkeiten zu steigern, musste ich die Herausforderung annehmen. Statt mich also einfach kurzerhand zu verabschieden, schaltete ich den Pager aus und sagte: »Es tut sicher weh, dass Ihre Mutter Ihren Berufswunsch nicht unterstützt.«

Mein Kommentar löste einen neuerlichen Tränenstrom aus. Ich reichte Katie ein Taschentuch und ließ sie eine Weile weinen.

»Ja, Dr. Small, es tut unglaublich weh. Keiner scheint das zu begreifen.«

»Katie, ich glaube, es würde Ihnen helfen, wenn Sie mit einer neutralen Person über Ihre Gefühle reden könnten. Wir könnten uns im Lauf der Woche zusammensetzen, wären Sie dazu bereit?« Sie nickte, dann flog die Tür auf und eine Frau in den Vierzigern sowie deren großer, kahlköpfiger Mann rauschten herein.

»Katie, wir haben uns solche Sorgen gemacht. Wir wussten nicht, wo du steckst und was passiert ist.« Mrs. Genaro nahm ihre Tochter in die Arme, die ärgerlich und peinlich berührt wirkte.

»Mom, mir geht's gut. Ich hatte wieder Probleme mit dem Insulin, und das ist Dr. Small. Er hat mir geholfen … Er wird mein Psychiater.«

»Was?«, schrie Katies Mutter. »Du brauchst keinen Psychiater. Du bist doch nicht verrückt.« Mrs. Genaro sah mich an. »Was geht hier vor? Was macht Katie hier?«

Ich zögerte. Ich war soeben eine Arzt-Patienten-Beziehung zu Katie eingegangen, und sie sollte wissen, dass sie mein absolutes Vertrauen genoss. Andererseits ging es hier um einen medizinischen Notfall, und die Eltern standen nach wie vor unter einem gewissen Schock. Während ich noch zwischen verschiedenen Möglichkeiten abwog, kam mir Katie zu Hilfe.

»Ich bin hier gelandet, weil mein Blutzuckerspiegel im Keller war.«

Mr. Genaro machte zum ersten Mal den Mund auf: »Aber Liebling, schon wieder in der Notaufnahme?«

»Ich habe nicht genug gefrühstückt und war verwirrt, deswegen haben sie Dr. Small gerufen. Jetzt geht es mir gut.«

Ihre Mutter gab sich damit nicht zufrieden. »Aber warum wurde ich nicht angerufen?«

»Wir haben Sie angerufen, Mrs. Genaro, sobald wir konnten«, antwortete ich.

»Das war zu spät, ich sollte das Krankenhaus verklagen.« Sie wandte sich an Katie. »Und du, junge Dame, hast Hausarrest. Offensichtlich bist du mit dem Kellnern und der Insulingeschichte überfordert.«

Katie zuckte zusammen. »Du kannst mich nicht einsperren, Mom, ich bin fast zwanzig.«

»Solange du unter meinem Dach wohnst, bestimme ich.«

»Sieh mal, Liebling«, sagte Mr. Genaro zu seiner Frau, »wir haben Katie gefunden, und alles ist gut. Lass uns das morgen in aller Ruhe zu Hause besprechen.«

Ich gab Katie meine Karte, Mr. Genaro und ich verließen den Raum, während die Mutter ihrer Tochter beim Anziehen der mitgebrachten Sachen half. Draußen dankte er mir für meine Hilfe. Bevor ich die Notaufnahme verließ, sagte ich Judy, sie solle Katie über die Nachsorge wegen des Diabetes informieren.

Auf dem Rückweg in den Aufenthaltsraum stellte ich fest, dass es in der Abteilung still geworden war. Ich war erschöpft und legte mich auf die Couch, um einen Moment die Augen zu schließen.

»Aufwachen, Small, du siehst ja schlimm aus.« Es war der nächste Morgen, Mike kam gerade zur Arbeit. Ich hatte die ganze Nacht geschlafen, meine nächste Schicht fing gleich an.

»Wie spät ist es?«, fragte ich.

»Fast zu spät für eine Dusche. Mann, du stinkst!«

Mike gab mir eine Tasse Kaffee, dann eilte ich unter die Dusche und zog mich um. Den ganzen Tag kämpfte ich mit der Müdigkeit, die einen nach jeder unruhigen Nacht mit Rufbereitschaft fest im Griff hat. Solange ich in Bewegung war, ging es, aber sobald ich zur Ruhe kam, fielen mir die Augen zu und ich döste weg. Inzwischen sind die Rufbereitschaften kürzer, um die Patienten vor derart übermüdeten Ärzten zu bewahren.[4]

Immer wieder ging mir Katie Genaros ungewöhnlicher Auftritt im Krankenhaus durch den Kopf. Ihre seelischen Probleme waren vielschichtig. Ich war nicht sicher, ob ich ihr helfen konnte.

Freitag war mein Praxis-Tag. Katie hatte sich für den Nachmittag einen Termin geben lassen. Endlich war es mir gelungen, innerhalb des Krankenhauses einen geeigneten Therapieraum zu ergattern. Der hatte zwar kein Fenster, dafür aber einen abgewetzten Sessel, zwei unbequeme Stühle, einen kleinen Beistelltisch und alles Notwendige einschließlich Schreibtisch, Telefon und einer Box mit Papiertaschentüchern. Ich hängte ein paar Diplome an die Wand und stellte einige psychiatrische Lehrbücher ins Regal, um dem Ganzen einen offiziellen Anstrich zu geben.

Ich hatte bereits mehrere Psychotherapiefälle bewältigt, empfand es aber immer noch nicht als selbstverständlich, dass mir wildfremde Menschen in fünfzigminütigen Sitzungen ihre intimsten Geheimnisse anvertrauten. Ich hätte gern einen Spickzettel zur Hand gehabt, an dem ich mich hätte festhalten können, wenn ich nicht mehr weiterwusste.

Die Empfangsdame informierte mich telefonisch über Katies Ankunft, und ich ging ihr entgegen. Sie trug Jeans und Pulli und sah aus wie eine ganz normale, hübsche blonde Neunzehnjährige, die Schauspielerin werden will. Wir gingen gemeinsam zum Behandlungszimmer, setzten uns, und Katie begann:»Wie funktioniert das eigentlich? Hier gibt es keine Couch, also soll ich hier sitzen und reden, und Sie machen sich Notizen? Oder stellen Sie Fragen, oder wie?«

»Im Grunde reden wir einfach über Ihre Gefühle und besprechen, wie Ihr Leben verläuft.«

»Okay«, sagte sie.

»Wie geht es mit Ihrem Blutzucker?«, fragte ich.

»Gut. Ich achte darauf, aber Mom nörgelt die ganze Zeit wegen der Geschichte letztens an mir herum. Sie meint, ich hätte ziemlichen Mist gebaut und mich fast selbst umgebracht. Sie meint, ich hätte damit die Aufmerksamkeit auf mich ziehen wollen.«

»Immerhin sind Sie bereits mehrmals in der Notaufnahme gelandet«, gab ich zu bedenken.

»Das waren alles Unfälle, ich wollte damit keine Aufmerksamkeit erreichen. Und selbst wenn, es würde nichts ändern.«

»Was wollen Sie damit sagen?«, fragte ich.

»Mein ganzes Leben versuche ich, es ihr recht zu machen. Als kleines Mädchen habe ich in der Bäckerei geholfen, ich habe immer glatte Einsen in der Schule gehabt, ich bin zwei Mal pro Woche zum Tanzunterricht gegangen, und sie hat es kaum wahrgenommen. Ich dachte, es macht sie glücklich, wenn ich auch Schauspielerin werden will.«

»Wie hat sie reagiert?«, fragte ich.

»Sie wurde hysterisch. Ich würde mein Leben ruinieren, wenn ich nicht aufs College ginge und einen richtigen Beruf lernen würde, sagte sie.«

»Aber sie war doch selbst Schauspielerin, haben Sie gesagt.«

»Ja, nur gab sie die Schauspielerei auf, als sie Dad kennenlernte und schwanger wurde. Heute arbeitet sie in der Bäckerei mit. Aber sie ist nicht glücklich, das weiß ich.«

»Das mag alles sein, Katie, aber ob nun Zufall oder Absicht, wenn Sie nicht auf Ihren Diabetes achten, verärgern Sie Ihre Mutter auf jeden Fall.«

»Sie denken also auch, ich hätte es absichtlich getan?«, fragte sie.

»Nein, aber manchmal fühlen sich Sachen wie Zufall an und dienen doch einem Zweck.«

»Aber es ist total dämlich, in der Notaufnahme zu landen«, sagte sie.

»Stimmt, aber es sichert Ihnen die Aufmerksamkeit Ihrer Mutter.« Katie reagierte nicht, also fragte ich weiter: »Wie geht es Ihnen damit, dass Ihre Mutter Ihren Berufswunsch nicht unterstützt?«

»Ich fühle mich missverstanden und böse ... Sie meint, ich würde damit genauso scheitern wie sie, sie wolle mich nur vor der Zurückweisung und dem Schmerz bewahren.«

»Das kann ja gut sein, dass sie es so erlebt hat und Sie schützen will.«

Katie schnauzte mich unvermittelt an: »Was? Arbeiten Sie für sie? Das ist mein Leben, und das will sie einfach nicht sehen. Ich glaube, sie ist nur eifersüchtig auf meine Erfolge.«

Ich war erstaunt, wie schnell Katie wütend wurde; offenbar hatte sie meine letzte Bemerkung als gegen sie gerichtet empfunden. Ich sah auf meinen nicht vorhandenen Spickzettel. »Warum glauben Sie, dass Ihre Mutter eifersüchtig ist?« Mit dieser Frage gewann ich Katie zurück.

Sie holte tief Luft und sagte: »Vergangenes Jahr spielte ich in einem großen Stück am Colonial Theater mit. Es war *Dracula* von Bram Stoker. Ich hatte nur eine kleine Rolle, trotzdem ist das Colonial ein großes Theater, und ich war richtig aufgeregt. Ich bekam zwei Freikarten für meine Eltern zur Premiere.«

»Klingt gut«, sagte ich.

»War es auch, aber …« Sie wurde traurig und sah weg.

»Was aber, Katie?«

»Jedes Mal, wenn ich auf der Bühne war, sah ich meinen Vater neben einem leeren Sessel sitzen. Meine Mutter gab vor, Kopfschmerzen zu haben, und konnte deswegen angeblich nicht kommen.« Katie fing an zu weinen, und ich schob ihr die Box mit den Papiertaschentüchern hin. »Sie hält es einfach nicht aus, wenn ich auch nur das geringste bisschen Erfolg habe.« Sie putzte die Nase und räusperte sich. »Vielleicht schludere ich wirklich mit meinem Diabetes, um ihre Aufmerksamkeit zu bekommen, wer weiß.«

Ich hatte das Gefühl, dass wir einen Schritt vorangekommen waren, war mir aber nicht sicher, welche Richtung wir jetzt einschlagen sollten. Katies Beziehung zur Mutter war offensichtlich der Knackpunkt bei der ganzen Sache, und so verfiel ich auf eine Idee. »Was halten Sie davon, wenn Ihre Mutter zu einer Therapiesitzung dazukommt?«

»Ich denke nicht, dass sie kommen würde. Seelenklempner sind nur was für Durchgeknallte, glaubt sie.« Sie hielt inne und dachte nach. »Aber es ist keine schlechte Idee. Sie braucht viel dringender eine Therapie als ich. Ich gebe Ihnen Bescheid, ob sie kommt.«

In der darauf folgenden Woche war die Notaufnahme erstaunlich ruhig. Nach der Morgenvisite hatten wir am Dienstagnachmittag keine Patienten mehr. Mike Pierce und ich holten uns ein Sandwich in der Cafeteria und setzten uns draußen auf eine Bank.

»Ich habe von dem nackten Kopfstand gehört, den du letzte Woche hattest. Woran lag's?«, fragte Mike.

»Ich gab ihr ein Glas Orangensaft und kurierte sie damit. Akute Unterzuckerung.«

»Nicht schlecht, Small«, sagte Mike. »Hat sich mehr daraus ergeben?«

»Ja«, sagte ich, »ich habe einige Therapiestunden mit ihr vereinbart. Sie ist neunzehn und hat Schwierigkeiten mit ihrer Mutter. Die kommt zur nächsten Sitzung mit.«

»Oje, dann besorg dir mal einen schalldichten Raum. Viel Glück!«

»Du hältst es für eine schlechte Idee?«, fragte ich. Mikes Ratschläge hatten meistens Hand und Fuß.

»Nein, das nicht. Es kann die Therapie sehr beschleunigen. Nur dass du die Patientin noch nicht lange kennst und noch keine tragfähige therapeutische Beziehung zu ihr aufbauen konntest. Es kann außerdem ziemlich kompliziert werden, wenn man gleichzeitig mit dem Patienten und der Person arbeitet, die die Probleme verursacht. Aber je früher man die Stützräder weglässt, desto schneller kann man Rad fahren.«

Der Termin mit Mutter und Tochter Genaro war für fünfzehn Uhr am nächsten Tag angesetzt. Ich räumte mein kleines Büro auf und stellte die Möbel um, damit wir drei es bequem hätten. Immerhin war es meine erste Familiensitzung. Das Telefon summte, und ich fuhr zusammen. Meine Klienten seien da, meldete die Dame vom Empfang, sie solle sie hochschicken, bat ich. Als es klopfte, ließ ich Mutter und Tochter herein.

Katie fing an. »Ich muss etwas früher gehen, weil ich in der Stadt ein Vorsprechen habe.«

»War ja klar«, keifte Mrs. Genaro. »Ich nehme mir die Zeit, um mitzukommen, der Arzt nimmt sich die Zeit, um dir zu helfen, und du musst zu deinem großen Vorsprechen. Du hast da doch sowieso keine Chance.«

»Vielen Dank für deine Unterstützung, Mom«, sagte Katie und dann zu mir: »Sehen Sie, was ich meine?«

»Oh«, sagte Mrs. Genaro an mich gerichtet, »Katie hat also über mich gesprochen? Hat sie Ihnen erzählt, ich wäre eifersüchtig auf ihre tolle Theaterkarriere? Und dass sie sich gegen das College entschieden hat, weil die Schauspielerei an erster Stelle steht?«

Mike hatte recht. Ich hatte zu hoch gepokert. Katie kochte vor Wut, während ihre Mutter in Fahrt kam.

»Mrs. Genaro, Katie«, sagte ich. »Vielleicht können wir heute einmal … die Anschuldigungen weglassen und nur über Gefühle reden.«

»Also ich fühle mich vollkommen alleingelassen und missverstanden«, sagte Katie und fing an zu weinen.

»Was ist denn das?«, fragte Mrs. Genaro. »Theatertränen?«

Katie schnappte sich heulend ihre Handtasche. »Ich muss zum Vorsprechen. Wir sehen uns nächste Woche, Dr. Small. Allein.« Sie hastete aus dem Zimmer.

Als die Tür hinter Katie ins Schloss fiel, sagte ihre Mutter: »Das ist ihre übliche Masche. Wenn es nicht nach ihrem Willen geht, kriegt Katie entweder einen Heulkrampf oder rennt weg, oder sie dosiert das Insulin falsch und landet im Krankenhaus. Eines Tages wird sie nicht rechtzeitig eingeliefert und bringt sich damit um. Ich kann Ihnen sagen, Dr. Small, ich weiß nicht, was ich mit ihr machen soll.«

»Klingt, als würde Sie Ihre Tochter ziemlich in Atem halten, Mrs. Genaro«, sagte ich.

»Nennen Sie mich doch Ellen«, antwortete sie.

»Ich denke, hinter Ihrem Ärger steht einfach nur, dass Sie Ihr kleines Mädchen beschützen wollen, habe ich recht?«

»Natürlich, sie ist mein Baby.«

»Ellen, sie ist kein Baby mehr. Sie ist erwachsen und muss ihre eigenen Entscheidungen treffen.«

»Aber ihre Entscheidungen sind kindisch. Die Schauspielerei macht nur unglücklich«, erwiderte sie.

»Das haben Sie am eigenen Leib erfahren, stimmt's?«

»Natürlich, und Katie kommt nicht einmal mit ihrem Diabetes klar.«

»Ich weiß, es ist frustrierend, aber das will sie einfach nicht von Ihnen hören. Vielleicht ist es an der Zeit loszulassen und ihr mehr Eigenverantwortung zuzugestehen. Sie muss selbst lernen, wie sie mit ihrer Krankheit und ihrer beruflichen Laufbahn umgeht«, riet ich.

»Wissen Sie, ich habe täglich Angst um sie. Wir haben so schwer gearbeitet, damit sie einmal aufs College gehen kann, und nun schmeißt sie einfach alles hin.«

»Vielleicht könnten Sie ihr einen Teil des Geldes geben, damit sie nicht zusätzlich noch jobben muss.«

Ellen reagierte verschnupft. »Sie hören mir offenbar nicht zu. Meine Tochter hat eine lebensbedrohliche Krankheit und nimmt sie nicht ernst. Sie lebt in einer Traumwelt und will ein Star werden.«

In dem Moment konnte ich mir vorstellen, wie Katie sich fühlen musste, weil ihre Mutter sie nicht ernst nahm. »Ellen, ich will doch nur sagen, je mehr Druck Sie auf Katie ausüben, desto stärker wird sie in die andere Richtung ausbrechen. Ich verstehe Ihre Sorge um sie ja, die ist nur zu verständlich.«

»Hören Sie, Dr. Small, ich brauche keine Ratschläge, wie ich meine Tochter zu erziehen habe. Ich habe mich aus Gefälligkeit auf diese Sitzung eingelassen, aber mir reicht's mit diesem Psycho-Quatsch.« Sie raffte ihre Sachen zusammen und rauschte von dannen.

Mein erster Versuch mit einer Familientherapie war eine totale Pleite. Die Patientin suchte nach wenigen Minuten das Weite, und statt die Mutter reden zu lassen, hatte ich auf ihr Problem getippt und ihr gesagt, was sie fühlte. Warum hörte ich nicht einfach zu, wie man es mir beigebracht hatte? Ich fühlte mich wie ein stümpernder Möchtegerntherapeut. Vielleicht sollte ich die Stützräder wieder anschrauben.

Wie ich schon fast geahnt hatte, sagte Katie die nächste Sitzung ab. Dann hinterließ sie eine Nachricht, sie hätte die nächsten sechs Wochen keine Zeit, weil sie die Rolle einstudieren müsse, die sie an dem Tag unserer letzten Sitzung bekommen hätte. Ich nahm an, dass sie die Therapie abbrechen wollte, sich aber nicht traute, es offen zu sagen. Ich muss zugeben, dass mich das fast erleichterte, denn ich hatte das Gefühl, dass sich die Spannungen zwischen ihr und ihrer Mutter aufgrund meiner Intervention eher verstärkt hatten. Leider waren wir nicht an die psychischen Knackpunkte herangekommen, die Katie das Leben schwer machten und sie wahrscheinlich weiterhin darin beeinträchtigen würden, mit dem Diabetes umzugehen. Ich wollte nicht, dass sie wieder in einer Bostoner Notaufnahme splitterfasernackt Kopfstände vollführte.

Nach sechs Wochen überraschte mich Katie und vereinbarte einen neuen Termin. Sie war verändert, wirkte zuversichtlicher und selbstbewusster. Lächelnd setzte sie sich in den Sessel.

»Schön, Sie zu sehen, Katie. Wie geht's?«

»Blendend.« Sie strahlte.

»Was ist passiert?«

»Na ja, an dem Tag, als ich Sie hier mit meiner Mutter sitzen ließ, war ich so aufgebracht, dass ich beim Vorsprechen einfach vergessen habe, nervös zu sein. Ich habe eine große Rolle im Wilbur bekommen, ich spiele in *Ain't Misbehavin'* mit.« Sie reichte mir ein Theaterprogramm und sagte: »Das sollten Sie sich wirklich ansehen. Es ist eine tolle Show, und die Kritiken sind fantastisch.«

»Und wie hat Ihr Blutzuckerspiegel die Begeisterung überstanden?«, fragte ich.

»Das ist lustig, Dr. Small. Immer wenn ich eine Rolle oder wirklich viel zu tun habe oder mich für etwas engagiere, bin ich sehr motiviert, für mich zu sorgen.«

»Das höre ich gern, Katie«, sagte ich. »Und wie hat sich das Verhältnis zu Ihrer Mutter entwickelt?«

»Ob Sie es glauben oder nicht, wir kommen gut miteinander zurecht. Sie nörgelt nicht mehr an meinem Berufswunsch herum, und wir haben uns einige Male wie Erwachsene unterhalten.«

»Wirklich?«, sagte ich. »Worüber haben Sie sich unterhalten?«

»Die Schauspielerei. Sie hat mir erzählt, wie schlimm die häufigen Ablehnungen für sie waren und dass sie ihren Traum vom Broadway aufgeben musste.«

»Was sagten Sie darauf?«

»Dass es für mich anders ist, eine Ablehnung bringt mich nur dazu, noch härter an mir zu arbeiten.«

»Wie empfinden Sie diese Gespräche mit Ihrer Mutter?«, fragte ich.

»Es ist schön. Ich fühle mich nicht mehr so alleingelassen«, sagte Katie. »Es ist, als würde sie mich zum ersten Mal wirklich sehen.« Sie brach in Tränen aus.

Ich schob die Kleenex-Box zu ihr und fragte: »Sind Sie traurig, Katie?«

»Nein, überhaupt nicht. Ich bin glücklich. Ich musste nur an die Premiere denken.«

»Was ist da passiert?«

»Als ich zum ersten Mal den Mut hatte, ins Publikum zu sehen, sah ich meinen Vater im Parkett sitzen, und neben ihm saß meine Mutter und lächelte mir zu.«

Mir wurde klar, dass ich meine erste Familientherapie-Sitzung zwar vermasselt hatte, aber trotzdem etwas hängen geblieben war und sich die Therapie ohne mein Zutun fortgesetzt hatte, draußen, jenseits meiner Praxis. Ich habe meine Lektion daraus gelernt. Das war sehr wichtig. Eine Stunde ist kurz, kann jedoch in der Woche eines Patienten von entscheidender Bedeutung sein, und falls er oder sie dadurch wichtige Einsichten gewinnt und sich verändert, muss das nicht unbedingt während dieser Stunde vor meinen Augen geschehen.

Katie setzte die Therapie fort, solange ich in der Fachausbildung zum Psychiater war. Sie durchlebte Höhen und Tiefen im Verhältnis zu ihrer Mutter und im Umgang mit dem Diabetes – sie wurde noch mehrfach in die Notaufnahme eingeliefert. Aber es gab Fortschritte. Katie zog von zu Hause aus, und Ellen akzeptierte die Tatsache, dass ihre Tochter erwachsen war und ein eigenes Leben lebte.

Als ich meine Ausbildung in Boston abschloss und die Stadt verließ, bekam Katie die erste Rolle in einem Stück am Broadway und zog nach New York. Seither ist sie als Schauspielerin an den Bühnen des Big Apple beschäftigt und schickt mir immer noch ab und zu Postkarten oder Theaterprogramme.

3. KAPITEL

BITTE NEHMEN SIE
MEINE HAND

Winter 1979/1980

Ich hatte Rufbereitschaft und war gerade eingeschlafen, als mich das Telefon weckte. Kurz nach zwei Uhr nachts bat mich der diensthabende Chirurg, in die Notaufnahme zu kommen und mir einen Achtundzwanzigjährigen anzuschauen, der sich das Handgelenk gebrochen hatte. Ich rappelte mich aus dem Bett und lief die Treppen hinunter.

Wie üblich war die Notaufnahme überfüllt mit Unfallopfern, besorgten Eltern, wirklich kranken Menschen und dem einen oder anderen, der besser ein Schmerzmittel genommen hätte und zu Hause geblieben wäre. Ich sah den Arzt, der mich angerufen hatte, Dr. Neil Cooper, er saß im Schwesternzimmer, den Kopf über Papiere gebeugt. Der ehemalige Tennisprofi, braungebrannt, immer kurz angebunden und total von sich eingenommen, war der geborene Chirurg. König zu sein musste sich gut anfühlen.

»Also Neil, seit wann brauchst du einen Seelenklempner, um ein gebrochenes Handgelenk zu richten?«

Er schaute hoch und meinte: »Gary, ich brauche deinen Rat. Mit dem Patienten stimmt was nicht.«

Cooper war schwer in Ordnung, manchmal trafen wir uns auf ein Bier. Nach außen mimte er den siegessicheren Sunnyboy, aber eigentlich war er genauso unsicher wie wir alle. Vermutlich hatte er mehr Freunde unter den Seelenklempnern als unter den Metzgern, denn seine Mutter war

Psychiaterin. Er hielt die Psychiatrie und die Chirurgie für die invasivsten Fachrichtungen der Medizin – er mit dem Skalpell, ich mit meinem Einblick in die Seele – und damit für die am meisten gefürchteten und verehrten Spezialisierungen.

»Was ist so auffällig an ihm?«, fragte ich.

»Der ist jetzt zum dritten Mal hier, immer mit Verletzungen am linken Arm.«

Ich gähnte. »Vielleicht ist er einfach ein Trottel.«

»Nein, der Typ ist schräg. Er fragt dauernd, ob er operiert werden muss, so als würde er sich das wünschen. Der macht mir echt Angst.« Neil hatte mehr psychologischen Sachverstand als viele andere Chirurgen aus meinem Bekanntenkreis. Er muss gespürt haben, dass der Patient in unmittelbarer Gefahr schwebte.

Meistens ziehen Internisten oder Chirurgen einen Psychiater zu Rate, wenn sie vermuten, dass der Patient akut selbstmordgefährdet ist oder wenn er sie mit seinem auffälligen Verhalten massiv in ihrer ohnehin hektischen Routine stört. Gerade in der Notaufnahme haben Internisten und Chirurgen so viel um die Ohren, dass ihnen keine Zeit bleibt, komplizierte oder merkwürdige Verhaltensweisen zu beobachten, die auf eine psychische Störung hindeuten könnten.

Während meines Praxissemesters in der Allgemeinmedizin musste ich zwanzig Patienten gleichzeitig im Blick behalten; fiel mir etwas auf, das auf eine Geisteskrankheit oder psychische Probleme hindeutete, funkte ich den diensthabenden Psychiater an. Die Feinheiten der Psyche selbst zu erkunden, kam – obwohl ich mich schon immer für Psychiatrie interessiert habe – nicht infrage. Aus Gesprächen mit Kollegen weiß ich, dass es ihnen genauso ging.

Später in der Fachausbildung half mir einer meiner Lehrer, Professor Ed Messner, diese Blockade zu überwinden.

Er leitete ein Seminar mit dem Titel *Autognosis*[1], Selbsterkenntnis, in dem wir lernten, unsere emotionalen Reaktionen auf Patienten zu deuten und für unsere Diagnosen zu nutzen. Das Seminar basierte auf der Annahme, dass wir uns über unsere angeborene Empathie in die Gefühle unserer Mitmenschen hineinversetzen können. Anders gesagt, wenn wir mit einer niedergeschlagenen oder wütenden Person Zeit verbringen, lassen wir uns in der Regel von ihrer Stimmung anstecken und werden unsererseits traurig oder gereizt. Indem Therapeuten ihre eigene emotionale Reaktion wahrnehmen, können sie Rückschlüsse auf den Zustand des Patienten ziehen, was wiederum für die Diagnose hilfreich sein kann. Die Methode ist besonders erfolgreich bei Patienten, die bewusst oder unbewusst ihre tatsächlichen Gefühle verbergen wollen.

Natürlich wäre es wenig sinnvoll, wenn Psychiater für jede Diagnose eines Depressiven ihrerseits depressiv werden müssten. Deswegen sollten sie sich eine Art »distanzierter Anteilnahme«[2] angewöhnen, also emotional Abstand wahren und gleichzeitig sensibel auf den Patienten eingehen. Die Distanz schützt den Arzt, wenn Patienten sich als unheilbar krank erweisen oder bald sterben werden. Distanzierte Anteilnahme und Empathie lassen sich lernen und verbessern die Chance, Patienten zu helfen. Leider wird in der Ausbildung der Mediziner wenig bis keine Zeit auf die Schulung solcher Fähigkeiten verwendet. Erst während meiner Fachausbildung zum Psychiater erkannte ich, wie effizient sie in der Behandlung sind.

Die Mutter hatte den Patienten, Kenny Miller, in die Notaufnahme gebracht; die Untersuchung ergab eine dorsale Abrissfraktur des Os triquetrum am linken Handgelenk, eine häufige Verletzung, die sich mit einem Gipsverband und der Stilllegung des Arms in einer Schlinge behandeln lässt. Kenny gab an, er hätte in der elterlichen

Garage einen Schrank gebaut, dabei sei er mit dem Hammer abgerutscht und habe das Handgelenk getroffen. Neils Notizen ergaben, dass er im zurückliegenden Jahr bereits zwei Mal mit ähnlichen Verletzungen eingeliefert worden war. Ich fragte mich, warum er mitten in der Nacht Schränke zusammennagelte. Die Sache war ziemlich undurchsichtig.

Ich schob den Vorhang beiseite und sah Kenny auf der Untersuchungsliege und eine Frau mittleren Alters daneben auf einem Stuhl sitzen. Sie wirkte sehr bedrückt. Kenny hatte lange aschblonde Haare und einen kurz geschnittenen Bart; er trug ein weites, nicht mehr ganz neues Hemd und ausgeblichene Jeans sowie einen nagelneuen Gipsverband nebst blütenweißer Schlinge am linken Arm.

»Hey, was ist mit meinem Chirurgen passiert?« Kenny wirkte ruhig und beinahe fröhlich.

»Dr. Cooper musste zu einem Notfall«, sagte ich. »Ich bin Dr. Small. Dr. Cooper bat mich, noch ein paar Fragen zu klären. Wie ist das denn passiert?«

»Das habe ich dem anderen Doktor doch schon erzählt. Ich bin von Beruf Zimmermann, und als ich eine Tür in einen Schrank einsetzen wollte, muss ich abgelenkt worden sein und bin mit dem Hammer abgerutscht. Total dämlich.«

Während er redete, stand seine Mutter auf und tätschelte seinen Rücken, um ihn zu trösten: »Hast du Schmerzen, Liebling?«

»Nein, Mom, mir geht's gut, danke.«

»Sie sind also Zimmermann. Offenbar sind Sie gut im Geschäft. Hier steht, dass Sie in diesem Jahr bereits zwei Mal mit ähnlichen Verletzungen am linken Handgelenk eingeliefert worden sind«, sagte ich, um noch mehr Details von ihm zu erfahren.

»Ja, ich habe mehrere Auftraggeber und gut zu tun. Und anscheinend neige ich dazu, Unfälle zu bauen.«

Seine Mutter nickte mitfühlend. »Mein armer Kleiner, er arbeitet so hart, und es ist so gefährlich.«

Kenny wurde von seiner Mutter etwas zu sehr bemitleidet, langsam nervte sie ein wenig. »Mrs. Miller? Würde es Ihnen etwas ausmachen, uns für ein paar Minuten allein zu lassen? Die Cafeteria ist rechts den Gang hinunter.«

»Ist das okay, Kenny? Du weißt ja, wo du mich findest«, sagte sie.

»Mir geht's gut, Mom, keine Angst.«

Sie ging, und ich sagte: »Kenny, ich bin Psychiater. Dr. Cooper hat mich um Rat gebeten, weil er vermutet, dass hinter Ihren Handverletzungen noch etwas anderes stecken könnte.«

Er reagierte beleidigt. »Wollen Sie behaupten, ich hätte mein Handgelenk absichtlich gebrochen?«

»Nein, nicht absichtlich oder geplant, es könnte nur sein, dass Sie etwas plagt, was Ihnen gar nicht bewusst ist.«

»Dr. Small, wie ich es dem Chirurgen auch schon gesagt habe, es war ein Unfall, weiter nichts. Ich weiß nicht, warum ihr Typen jetzt so viel Wind darum macht.«

Während er redete, ging ich die verschiedenen Möglichkeiten durch, warum ihm der Hammer »ausgerutscht« war. Vielleicht wollte er das Krankengeld abkassieren, oder er genoss ganz einfach die Aufmerksamkeit seiner Mutter. Vielleicht war er drogenabhängig oder medikamentensüchtig und hinter den Schmerzmitteln her. Was immer dahintersteckte, ich bezweifelte, dass ich es noch in dieser Nacht herausfinden würde, mit meinem sehr direkten Ansatz hatte ich ihn in die Defensive getrieben. Also sagte ich leichthin: »Wissen Sie, manchmal ist es der Stress, der uns unkonzentriert werden lässt, und dann passieren Unfälle. Haben Sie im Moment Stress?«

Das Thema schien ihn aufzuwühlen. »Allerdings, jedenfalls wenn man die Trennung von seiner Frau und zurück zu den Eltern Ziehen als Stress bezeichnen kann.« Er verstummte und dachte nach. »Das ist nicht leicht, aber ich komme klar.«

»Haben Sie und Ihre Frau es schon mal mit einer Paarberatung versucht?«, fragte ich.

»Nein, ich bezweifle auch, dass sie sich darauf einlassen würde«, meinte er. »Sie hat die Schnauze voll.«

»Kenny, ich habe Dienstag- oder Mittwochnachmittag Zeit. Wenn Sie wollen, kommen Sie doch mit ihr vorbei. Und selbst wenn sie nicht mitkommt, können wir uns mal anschauen, wie Sie den Stress für sich reduzieren können.«

»Mal sehen. Ich kann ja mal mit ihr reden. Wir waren zehn Jahre zusammen. Vielleicht kommt sie mit.«

Ich schrieb die notwendigen Aktenvermerke, ließ dann die Treppe links liegen und nahm den Aufzug. Der Patient ging mir nicht aus dem Kopf. Was war mit ihm los? Es war sinnvoll, die Ehefrau einzubeziehen – die Trennung machte ihm zu schaffen, und sie konnte vielleicht etwas zu seinen wiederholten Handverletzungen sagen.

Am darauf folgenden Mittwoch war ich gerade noch dabei, mein Büro aufzuräumen und für die Sitzung vorzubereiten, als die zwei zu ihrem Termin kamen. Ich schüttelte Kennys rechte, unverletzte Hand, und er stellte mich Lauren Miller vor. Sie war blond und auf eine burschikose Art attraktiv. Beide trugen T-Shirts und Jeans, die Spannung zwischen ihnen war deutlich spürbar.

»Schön, Sie kennenzulernen, Lauren«, begrüßte ich sie. Sie gab mir steif die Hand, ich spürte ihren Ärger. Eigentlich wollte sie nicht hier sein.

»Setzen Sie sich doch«, ich deutete auf die leeren Stühle. Die Spannung zwischen den beiden verunsicherte mich, mir wurde bewusst, dass ich mir keine Strategie für die Sitzung überlegt hatte. Plötzlich fühlte ich mich leer im Kopf;

fast hätte ich gefragt, ob die Boston Celtics dieses Jahr den Meistertitel holen würden.

Am Wochenende hatte ich mir einiges zum Thema Eheberatung angelesen. Die Therapie von Paaren ist oft schwieriger als die von Einzelpersonen, und zwar nicht nur, weil man die psychologischen Perspektiven und Motivationen von zwei Menschen anstatt nur von einem berücksichtigen muss, sondern auch, weil die Parteien einen oft in die Rolle des Schiedsrichters drängen. Konzentriert man Fragen und Interpretationen beispielsweise zu stark auf den Mann, geht die Frau automatisch davon aus, man stünde auf ihrer Seite, und der Mann hat das Gefühl, er sähe sich einer geschlossenen Front gegenüber. Unterstützt man zum Ausgleich ihn, fühlt sich die Frau unter Umständen falsch verstanden und alleingelassen. Und obendrein muss man die ganze Zeit auch noch die eigenen Reaktionen auf die Situation im Blick behalten, damit man sich nicht, ohne es zu merken, manipulieren lässt.

Während die Millers unbehaglich und schweigend auf ihren Stühlen vor mir saßen, schossen mir unzählige Fragen durch den Kopf: Was hatte Lauren so verärgert? Wusste sie, dass Kenny sich mehrfach verletzt hatte? Warum war Kenny in ihrer Gegenwart so still und respektvoll? Was hatte die beiden einst zusammengebracht, was trieb sie jetzt auseinander? Ich wusste nicht, wie ich anfangen sollte, da half auch die Wochenendlektüre nicht viel. Bestimmt spürten sie meine Anspannung, deswegen brachte ich endlich mühsam heraus: »Ich bin sehr froh, dass Sie beide kommen konnten.«

»Dr. Small«, sagte Lauren, »dass wir wieder zusammenkommen, ist ausgeschlossen. Mir ist nicht klar, was Sie eigentlich wollen.«

Kenny verzog verletzt das Gesicht, mich machte ihre Direktheit ebenfalls betroffen. Wir hatten kaum angefangen, und schon drängte sie mich in die Defensive.

»Lauren, ich wollte Sie dabeihaben, weil ich hoffe, dass wir dann besser verstehen, was mit Kenny los ist«, erklärte ich. »Wenn einer von Ihnen beiden über seine Gefühle für den anderen sprechen will, können wir das auch tun.« Sie senkte den Blick und fingerte an ihrer Handtasche herum. »Wissen Sie, dass sich Kenny drei Mal am Handgelenk verletzt hat?«, fragte ich.

Lauren lachte. »Dass er sich letzte Woche wieder was gebrochen hat, überrascht mich nicht. Seit Jahren ist er wie besessen von seinem linken Arm. Hätte er mir nur halb so viel Aufmerksamkeit geschenkt wie dem, hätte ich ihn vielleicht nicht rausgeworfen.«

Kenny ging dazwischen. »Das ist nicht fair. Ich hab dir immer viel Aufmerksamkeit geschenkt, aber du kannst nie genug kriegen.«

Lauren verdrehte die Augen.

»Ich hatte etliche Unfälle«, sagte Kenny. »Ich habe wirklich viel gearbeitet, ich stehe unter ziemlichem Druck.«

»Das ist nicht das Problem. Du arbeitest ständig und immer, und selbst wenn du nicht arbeitest, bist du mit deinen Gedanken woanders. Gib's zu. Du hattest diesen Fimmel mit deiner linken Hand, lange bevor das mit den ganzen Unfällen losging.«

»Von welchem Fimmel reden Sie?«, fragte ich in der Hoffnung, der Druck auf Kenny würde nachlassen, wenn sie es mir erzählte.

Sie wandte sich mir zu und sagte: »Seit ich ihn kenne, steckt er die Linke ständig hinten in die Hosentasche.«

»Das machen doch viele«, sagte Kenny. »Na und?«

Sie schaute ihn an. »Es ist nicht normal, Kenny. Es hat was von einem nervösen Tick. Und es nervt mich total.«

»Gut«, sagte er. »Wenn das dein Problem ist, war's das für mich.«

Sie schoss zurück: »Versuch nicht, mir die Schuld zu

geben. Denk an Halloween.« An mich gerichtet fuhr sie fort: »Die Verkleidung war perfekt. Er ging als der Einarmige aus *Auf der Flucht.*«

»Das war doch lustig«, sagte Kenny. »Ist doch lächerlich, dass du jetzt damit anfängst.«

Der Streit zwischen den Millers drohte zu eskalieren, ich musste wieder Ruhe in die Sache bringen, aber davon abgesehen wollte ich mehr über das Halloweenkostüm erfahren.

»Kenny, lassen Sie Lauren ausreden«, bat ich.

»Danke, Dr. Small.« Sie warf einen selbstgefälligen Blick in Kennys Richtung. »Zugegeben, das Kostüm war zuerst ganz lustig. Kenny hatte schon immer einen Sinn für Humor. Als er es zum ersten Mal anhatte, war es toll.«

»Hatte er es denn öfter an?«, fragte ich.

Kenny mischte sich ein. »Müssen wir jetzt darüber reden?«

Lauren ignorierte den Einwand. »Nach Halloween zog er es zu Hause an, auch wenn Freunde zu Besuch kamen.«

»Aus Spaß«, sagte Kenny verzweifelt.

»Ja, Kenny, sehr witzig«, erwiderte Lauren sarkastisch. Sie sah mich an. »Er meinte es verdammt ernst, schließlich ging er damit sogar nach draußen. Mit diesem sogenannten Kostüm ging er ins Kino und zum Essen. Das war nicht witzig, das war lächerlich.«

Es war offensichtlich, dass das Kostüm und die fortwährenden Verletzungen am linken Handgelenk zusammenhingen, aber wie? Ob absichtlich oder zufällig: Die Verletzungen waren selbstverschuldet und auf eine gewisse Art auch ein Hilferuf. Die potenziellen Diagnosen fasste ich im Kopf zu einer kurzen Liste zusammen, die ich im Geiste Punkt für Punkt abhakte. Depressiv war er nicht, suizidale Handlungen waren nicht im Spiel. Menschen mit dem Borderline-Syndrom verletzen sich manchmal selbst, um ihre seelischen Nöte mit körperlichen Schmerzen zu betäuben.

»Kenny, war Ihnen bewusst, wie sehr Ihr Witz mit dem Kostüm Lauren irritiert hat?«, fragte ich.

»Wenn ich das gewusst hätte«, sagte er, »hätte ich damit aufgehört.«

»Aber du musst es gewusst haben«, behauptete sie böse. »Ich habe es dir zehn Mal am Tag gesagt!« Sie schaute mich an und fügte hinzu: »Es war mir peinlich.«

»Kenny hat Ihnen also nicht zugehört. Wie hätte das Zusammenleben mit Kenny Ihrer Meinung nach aussehen sollen?«, fragte ich.

»So wie es in den ersten Jahren unserer Ehe war. Wir haben viel gelacht, und wenn mich etwas beschäftigt hat, hat er mir zugehört, mich getröstet und in den Arm genommen.« Sie wurde still und hatte Tränen in den Augen. Ich reichte ihr ein Päckchen Taschentücher, aber sie lehnte ab.

»Kenny, erinnern Sie sich an die Zeit?«, fragte ich.

»Es war toll, auszugehen und gemeinsam Spaß zu haben.« Er drehte sich zu Lauren: »Und ich will dich immer noch in den Arm nehmen und trösten.«

Es hätte wohl nicht viel gefehlt, und Lauren hätte ihn umarmt, doch stattdessen fauchte sie: »Aber nur mit dem rechten Arm.«

Dass Lauren zur Sitzung gekommen war, konnte bedeuten, dass sie der Beziehung eigentlich gern noch eine Chance gegeben hätte, aber sie schien zu verletzt, um sich noch einmal auf Kenny einzulassen. Im weiteren Verlauf kamen wir einen Schritt über den ehelichen Kleinkrieg hinaus. Ich erfuhr, dass sie in den Anfangsjahren über Kinder geredet hatten, aber Kennys Wunsch danach war nicht so groß wie Laurens. Am Ende der Sitzung konnte ich beide dazu bewegen, wiederzukommen – ein kleiner Sieg für mich.

Als sie gegangen waren, machte ich mir Notizen. Ich konnte Lauren in ihrem Ärger über Kennys Besessenheit in

Bezug auf seine linke Hand und sein Zögern, was den Kinderwunsch betraf, verstehen. Aber trotzdem war er ihr nicht egal. Wenn wir den alten Kenny zurückholen könnten, den, mit dem sie lachen und der sie trösten konnte, würde sie ihm wohl eine zweite Chance geben.

Am Ende der Woche hatte ich einen Termin zur Supervision bei Dr. William Browning. Ich wollte Kennys Fall mit ihm besprechen, er war Experte für psychosomatische Medizin – der Fachdisziplin, die sich mit der Bedeutung psychischer Vorgänge bei der Entstehung von körperlichen Leiden beschäftigt. Will begeisterte sich zudem für Sherlock Holmes und löste selbst gern Rätsel. Neben anderen Talenten verstand er es, anhand der einzelnen Motive, aus denen das Tattoo eines Seemannes zusammengesetzt war, den Heimathafen des Trägers zu identifizieren – eine Fähigkeit, die er sich während seiner Zeit bei der Navy angeeignet hatte.

Wills Büro lag im Bullfinch Building, der besten Immobilie des Universitätsklinikums. Die Aussicht ging auf eine weite Rasenfläche, der Raum selbst war geräumig, lichtdurchflutet und mit Souvenirs von seinen weltweiten Reisen geschmückt. Ich setzte mich in einen bequemen Stuhl, er nahm hinter dem Schreibtisch Platz.

»Was liegt an?«, fragte er.

»Ich habe letzte Woche einen achtundzwanzigjährigen Zimmermann in der Notaufnahme kennengelernt«, antwortete ich. »Der Chirurg zog mich hinzu, weil der Patient in weniger als einem Jahr drei Mal mit Verletzungen der linken Hand eingeliefert wurde.« Ich trank einen großen Schluck Orangensaft.

»War's das?«, fragte Will.

»Nein. Während sie den Gipsverband machten, fragte er den Chirurgen, ob er nicht operiert werden müsse, und es klang, als hätte er sich eine OP gewünscht.«

»Interessant«, sagte Will. »Was haben Sie noch herausgefunden?«

»Er hat sich auf einen Termin bei mir zusammen mit seiner Bald-Ex-Frau eingelassen, und sie hat gesagt, er sei seit Halloween besessen davon, das Kostüm eines Einarmigen zu tragen.«

Will legte sein Sandwich zur Seite und fragte: »Hat er eine Tendenz, die linke Hand oder den linken Arm zu verstecken?« Ich war erstaunt. Wie konnte Will das wissen?

»Ja«, sagte ich mit Nachdruck. »Seit Jahren hat er die Gewohnheit, sie hinten in die Hosentasche zu stecken.«

»Dann könnte es sich um einen Fall von halbseitiger Vernachlässigung handeln«, meinte Will darauf.

Halbseitige Vernachlässigung ergibt sich meist aus einer Verletzung der rechten Gehirnhälfte, die eine visuelle Vernachlässigung des Körpers auf der linken Seite zur Folge hat und gewöhnlich zu einem sensorischen Defizit führt. Die Betroffenen achten dann weniger auf ihre Sinneswahrnehmungen. Kenny spürte seine linke Seite, diese Diagnose konnte man also ausschließen.

»Glaub ich nicht«, antwortete ich deshalb. »Die neurologischen Befunde waren ganz normal.«

»Der Wunsch nach einer OP kann auch heißen, dass er Aufmerksamkeit will«, sagte Will.

»Er wurde von seiner Mutter in der Notaufnahme sehr betüttelt und …«

Will unterbrach mich: »Könnte der Linke-Hand-Fimmel eine sexuelle Komponente haben?« Sexuelle Erklärungen waren Wills Steckenpferd, wenn es um die Diagnose komplizierter Fälle ging.

»Kann ich mir nicht vorstellen«, sagte ich. »Aber ich hatte auch nicht die Möglichkeit, das herauszufinden. Die zwei haben sich so gestritten, dass ich sie kaum dazu bringen konnte, gemeinsam wiederzukommen.«

Will lächelte. »Also empfinden sie noch was füreinander.«

»Ja«, antwortete ich, »aber die Sache mit der Hand ist zu viel für die Frau. Außerdem tickt ihre biologische Uhr, und er will keine Kinder haben.«

»Ich würde mal tippen, dass die Geschichte mit der Hand die beiden nur davor schützt, sich mit ihren eigentlichen Problemen auseinanderzusetzen. Versuchen Sie, die beiden dazu zu bringen, genau darüber zu sprechen. Fragen Sie ihn auch ganz direkt, was er sich wünscht, was mit seiner Hand passieren soll.«

In der nächsten Woche warteten Kenny und ich in der Praxis auf Lauren, die sich verspätete. Er war hektisch und schaute ständig auf die Uhr. »Ich glaube nicht, dass sie kommt«, sagte er verärgert.

»Das ist nicht schlimm. Wir können schon mal anfangen. Wie ist es Ihnen in der letzten Woche ergangen?«

»Beschissen«, sagte er. »Ich hatte gedacht, Lauren und ich hätten letzte Woche wieder einen Schritt aufeinander zu gemacht, aber jetzt reagiert sie nicht mal mehr auf meine Anrufe. Meine Eltern treiben mich in den Wahnsinn – lange halte ich das nicht mehr bei denen aus ...« Während er sprach, zog er scheinbar unbewusst die Jacke über die Schlinge um den Arm.

»Als Sie in der Notaufnahme waren, haben Sie den Chirurgen nach einer OP gefragt. Warum hat Sie das interessiert?«, fragte ich.

»Keine Ahnung«, sagte er. »Manchmal müssen sie Metallklammern einsetzen oder so. Soweit ich weiß, sind gelegentlich sogar Amputationen notwendig.«

Wow. Wie kam er von einem gebrochenen Handgelenk auf eine Amputation? Machte er Witze, oder hatte er unbewusst den Wunsch, seinen Arm loszuwerden? Vielleicht war er psychotisch.

»Finden Sie eine Amputation bei einem gebrochenen Handgelenk nicht ein bisschen übertrieben?«

»Woher zum Teufel soll ich das wissen?«, blaffte er mich an. »Ich bin kein Arzt. Abgesehen davon kann ich auch gut ohne meine linke Hand arbeiten. Ich bin Rechtshänder.«

Vielleicht war der Amputationswunsch gar nicht so unbewusst. Im gleichen Moment machte der ärgerliche Ausdruck in seinem Gesicht einer Art Trauer Platz. Es war so offensichtlich, dass ich es nicht unkommentiert lassen wollte.

»Sie sehen traurig aus, Kenny.«

Er grummelte etwas vor sich hin und zuckte die Achseln.

»Erzählen Sie, was in Ihnen vorgeht«, forderte ich ihn auf.

Er seufzte. »Ich fühle mich einsam. Das war schon immer so. Es gibt niemanden, mit dem ich reden kann.«

»Sie können mit mir reden«, bot ich an. »Warum sagen Sie mir nicht, was mit Ihrer Hand wirklich passiert ist.«

Kenny sah mich bekümmert an. »Sie würden es nicht verstehen. Ich verstehe es ja selbst nicht.«

»Versuchen Sie es.«

Kenny stand auf und ging zum Fenster. Er starrte hinaus und sagte dann: »Das habe ich noch niemandem erzählt, Dr. Small.«

»Vielleicht geht es Ihnen besser, wenn Sie es mir erzählen«, versuchte ich ihn zu überzeugen.

Kenny setzte sich wieder und sagte: »Ich habe manchmal total verrückte Gefühle. Zum Beispiel, dass die Hand nicht zu meinem Körper gehören darf, nicht dazugehört. Ich habe es Lauren nie gesagt, weil sie ausflippen würde, aber sie weiß, dass ich ein Geheimnis habe, und das macht sie wahnsinnig.«

Kennys verschwiegene Gefühle erklärten zum Teil sein seltsames Verhalten. Vielleicht war er psychotisch, aber noch wahrscheinlicher war, dass er an einer seltenen Form von gestörter Körperwahrnehmung litt. Kennys Gefühle glichen Anorexie-Patienten, die sich zu Tode hungern, weil sie sich zu dick finden. Statt abnehmen zu wollen, wollte Kenny einen Arm weniger haben. Ich war alarmiert und wollte unbedingt mehr über die Hintergründe wissen, bevor Kenny einen Chirurgen fand, der ihm den Arm abnahm.

»Ich kann verstehen, dass es schwer ist, über solche Gefühle zu sprechen«, sagte ich.

»Lauren würde es nie verstehen. Sie würde mich für verrückt halten.« Kenny war wieder nervös und schob wiederholt seinen linken Arm weg, weg von sich. »Manchmal wünsche ich es mir so sehr, dass ich Angst kriege, dass ich ihn mir selbst mit der Kreissäge abtrenne.«

Diese Bemerkung änderte alles, ich musste davon ausgehen, dass er akut gefährdet war. »Was hält Sie davon ab?«, fragte ich und versuchte, dabei ruhig zu bleiben.

»Es wäre bestimmt sicherer, wenn es ein Chirurg machen würde. Ich will nicht sterben, ich will nur diese blöde Hand loswerden – die soll nicht da sein.« Er blickte wieder auf den Boden und fuhr fort. »Aber was weiß ich. Was ändert das? Lauren will mich so oder so nicht mehr.«

Jetzt war klar, dass ich Kenny einweisen musste, ob er nun damit einverstanden war oder nicht. Damit er nicht Reißaus nahm, musste ich geschickt vorgehen. Während Kenny noch auf den Boden starrte, nutzte ich den alten Trick, mich selbst anzufunken. Kenny schaute auf, ich holte meinen Beeper und sah nach. Dann sagte ich:»Entschuldigen Sie mich bitte einen Moment? Das ist ein Notfall.« Er zuckte die Achseln, ich ging hinaus und schloss die Tür hinter mir.

Schnell bat ich die Sekretärin, Wachmänner zu holen, ich müsse einen Patienten in eine zweiundsiebzigstündige Sicherheitsverwahrung ins Lindemann bringen lassen. Sie versprach, mich telefonisch zu informieren, wenn die Security-Leute vor meiner Tür standen.

Ich ging wieder ins Büro und setzte mich. »Entschuldigung.«

Kenny wirkte aufgewühlt und sagte: »Macht nichts. Wissen Sie, Doc, es klingt bestimmt verrückt, aber ich habe schon lange solche Gefühle. Ich komme damit klar.«

»Haben Sie nicht Angst, dass Sie im Affekt vielleicht doch versuchen, es selbst zu machen?«, fragte ich.

»Das sind nur Gedanken, Dr. Small, bisher habe ich ja auch nichts gemacht, oder?«, entgegnete er scharf. Zu meiner Erleichterung klingelte das Telefon. Ich nahm ab und bat sie, zu warten.

»Aber Sie haben es im Moment nicht leicht, Kenny«, sagte ich. »Ihre Ehe zerbricht, und das Leben bei Ihren Eltern macht Sie verrückt. Und Sie reden davon, dass Sie sich vielleicht die Hand abhacken. Sie sollten sich besser stationär behandeln lassen, bis wir das alles geklärt haben.«

»Ich soll in die Klapse?«, zischte er. »Nur über meine Leiche.«

Es ist eine schwierige Entscheidung, einen Patienten gegen seinen Willen einzuweisen. Es gibt im Wesentlichen drei Gründe dafür: akute Selbstmordgefahr, Mordgefahr oder massive Selbstgefährdung beziehungsweise Gefährdung von Mitmenschen. Es liegt oft im Ermessen des Psychiaters, ob selbstzerstörerische Gedanken oder Handlungen eine akute Gefahr darstellen. Manche Menschen fühlen sich chronisch suizidal und reden ständig darüber, ohne je Hand an sich zu legen. Andere verhalten sich selbstmörderisch, indem sie sich Stück für Stück durch Hungern, Drogen, Alkohol oder Zigaretten selbst zerstören, ohne je als akut gefährdet zu gelten.

In der Ausbildung zum Psychiater wird die Fähigkeit vermittelt, die Äußerungen eines Patienten mit seiner Geschichte und seinem aktuellen Verhalten in Beziehung zu setzen und dann die kritische Entscheidung über eine Einweisung zu treffen. Auch die Methoden, die die Patienten in Erwägung ziehen, sich selbst etwas anzutun, beeinflussen die Entscheidung des Arztes. Männer erschießen sich eher, Frauen entscheiden sich lieber für eine Überdosis Schlaftabletten. Erwähnt eine depressive, einsame Frau, dass sie zu Hause über einen Berg Schlaftabletten verfügt, steigert das die Besorgnis des Psychiaters. Und wenn ein Zimmermann erzählt, er will seinen linken Arm loswerden und dass er zu Hause im Keller eine Kreissäge stehen hat ...

»Es tut mir leid, Kenny, an diesem Punkt liegt die Entscheidung nicht mehr allein bei Ihnen«, sagte ich. »Ich muss Sie unter Beobachtung stellen, bis wir sicher sein können, dass Sie sich nichts antun.«

Kenny erhob sich abrupt. »So nicht, du Arschloch! Ich hab dir vertraut.« Er riss die Tür auf und wurde sofort von zwei bulligen Wachmännern gepackt. »Hey, passt mit meiner Schlinge auf«, sagte er.

Einen Tag später schaufelte Will Browning eine halbe Stunde in seinem Terminkalender für mich frei. Er war nicht überrascht, als ich ihm von der neuesten Entwicklung erzählte. »Sie mussten es tun, Gary«, sagte Will.

»Ich weiß, trotzdem fühle ich mich nicht wohl dabei, schließlich war ich der Erste, dem er sich anvertraut hat, und nun missbrauche ich dieses Vertrauen aus seiner Sicht.«

»Sie haben ihm wahrscheinlich das Leben gerettet und haben jetzt eine reelle Chance, ihm wirklich zu helfen.« Will ging zu einem Schrank und holte ein paar Blätter. »Sehen Sie sich den Artikel einmal an.«

Ich las laut die Überschrift: »Apotemnophilie: Zwei Fälle selbst gewählter Amputationen als sexuelle Präferenzen«[3], und überflog die Zusammenfassung von zwei ungewöhnlichen Männern, deren Verlangen nach Amputation mit sexuellen Wünschen erklärt wurde.

»Gary, Sie sind da über einen ziemlich besonderen Fall gestolpert. Kenny hat Ihnen verraten, was er sich wünscht – die Amputation seines linken Arms«, sagte Will. »Weist etwas auf eine sexuelle Konnotation in diesem Wunsch hin?«

»Ich glaube nicht, dass seine Besessenheit eine sexuelle Komponente hat«, antwortete ich.

»Dann kann es sich um eine Form der Dysmorphophobie handeln, bei der sich der Patient als extrem hässlich empfindet, obwohl er ganz normal aussieht.«

»Das trifft es schon eher«, sagte ich. »Aber er findet seine Hand wahrscheinlich nicht hässlich. Er hat nur das Gefühl, dass sie nicht dahin gehört. Er glaubt, er wird sich erst normal fühlen, wenn sie weg ist.«

Dysmorphophobie wurde zum ersten Mal 1886 von dem italienischen Psychiater Enrico Morselli beschrieben.[4] Heute werden dafür auch häufig Begriffe wie Körperbildstörung, Thersites- oder Adoniskomplex verwendet; bezeichnet werden damit Menschen, die ihren Körper verändern wollen, um eine vermeintliche Unvollkommenheit zu beseitigen. Das Krankheitsbild weist Parallelen zur Zwangsstörung auf, viele Patienten leiden gleichzeitig unter beiden Krankheiten. Manche unterziehen sich immer neuen Schönheitsoperationen mit irreversiblen, schrecklichen Folgen für ihr Aussehen. Normalerweise stellen sie aber keine unmittelbare Gefahr für sich selbst dar, es sei denn, die Symptomatik ist extrem ausgeprägt.

Kenny zeigte etliche der Symptome, litt aber letztlich unter einem verwandten, sehr seltenen Leiden, das wir heute als körperdysmorphe Störung[5] bezeichnen. Diese Patienten haben ein gestörtes Körperbild, anders ausgedrückt, ihr Körper entspricht nicht der Vorstellung, die sie von ihm haben. Ein unerwünschtes Gliedmaß erscheint ihnen nicht hässlich, sie fühlen sich damit nur unvollständig oder behindert. Oft sind sie auf Amputierte neidisch und schämen sich gleichzeitig so sehr für ihre Gefühle, dass sie selten darüber reden. Sie sind nicht suizidal, sie wollen nur das betreffende Gliedmaß loswerden und suchen nach Chirurgen, die es entfernen. Manchmal schädigen sie es so, dass es amputiert werden muss. In einem aktenkundigen Fall stattete ein Mann sein Auto mit einer Handschaltung aus, setzte sich hinein und verletzte seine ungewollten Beine mit Trockeneis, bis sie nicht mehr gerettet werden konnten. Dann fuhr er seelenruhig ins Krankenhaus und ließ sie amputieren.

Bei den meisten Opfern entsteht der Wunsch nach Selbstverstümmelung in Kindheit oder Jugend. Manche Fachleute gehen von einer Störung des Gehirns als Ursache aus, die ein gestörtes Körperbild zur Folge hat, aber letztlich kennt man den eigentlichen Grund nicht. Die Behandlung umfasst sowohl Psychotherapie als auch Medikamente, und auch wenn viele Betroffene weiterhin in Gedanken die ungeliebte Extremität entfernt haben wollen, kann man doch ihre Lebensqualität verbessern und ihnen vermitteln, wie sie auch mit dem unerwünschten Körperteil vernünftig funktionieren können. Antidepressiva können die Zwangsgedanken reduzieren, daneben ist ein weiterer wichtiger Aspekt der Therapie, den Patienten dazu zu bringen, über sein Geheimnis mit Menschen zu reden, die ihn unterstützen können.

Unterwegs zwischen verschiedenen Gebäuden der Klinik sah ich Neil Cooper in einiger Entfernung vor mir und brüllte: »Neil!«, aber er drehte sich nicht um. Ich ging schneller und rief noch einmal: »Dr. Cooper!«

Er verlangsamte seinen Schritt und schrie zurück: »Mein

Gott, ich höre Stimmen, bringt mich stationär in die Psychiatrie!«

Ich holte ihn ein und brachte ihn im Fall Kenny Miller auf den neuesten Stand.

»Gary, das ist wirklich interessant. Ab welchem Punkt kann man sagen, dass ein Mensch kein Recht auf eine Schönheitsoperation hat? Viele Menschen mögen ihr Aussehen nicht, sie ändern die Frisur, lassen sich eine neue Nase machen oder das Gesicht liften. Ab wann kann man sagen, sie sind verrückt?«

»Aber Neil, du musst doch zugeben, dass die Amputation einer Hand zu weit geht.«

»Schon, aber wo zieht man die Grenze? Soll man die Zahl der Nasenoperationen pro Person begrenzen? Nein. Schönheitschirurgen operieren ein Körperteil oft mehrmals. Kannst du jemanden verurteilen, der zum fünften Mal seine Augen korrigieren lässt?«

»Du würdest also eine Hand amputieren, wenn dieser Typ dich darum bitten würde?«

»Hängt davon ab«, sagte Neil.

»Wovon?«, fragte ich.

»Wie gut er versichert ist. Ich muss los, wir sehen uns!«

Ich ging zum Lindemann Mental Health Center. Die geschlossene Psychiatrie des Lindemann war mit dem Massachusetts General von Harvard verbunden. Von außen hätte man den Betonbau für ein Kunstmuseum halten können, drinnen herrschten aber derselbe Geruch und dieselbe Anspannung wie in anderen psychiatrischen Abteilungen auch.

Die Tür zu Dr. David Kellers Büro stand offen. Er saß am Schreibtisch, der von Papierstößen, Akten und Büchern übersät war. Keller war im selben Ausbildungsjahr wie ich und hatte einen ansteckenden, tiefsinnigen Humor. Er wollte Psychoanalytiker werden und ließ keine Chance aus, alles und jeden analytisch zu interpretieren.

»Dave«, sagte ich, »ich mag es, wie du dich in diesem Wust behauptest.«

Er schaute hoch und grinste. »Nun, Dr. Small, du erkennst einfach nicht die subtile Ordnung, die hier herrscht.«

»Wie geht's Kenny Miller?«, fragte ich.

»Er ist ein faszinierender Fall. Du lagst mit der Dysmorphie-Diagnose richtig, und obwohl er in meiner Obhut ist, macht er sich.«

»Er war ziemlich aufgewühlt, als ich ihn herüberschickte«, sagte ich. »Meinst du, er könnte sich immer noch die Hand absägen?«

»Er behauptet, die Amputationsgedanken hätten nachgelassen«, sagte Dave. »Ich habe ihm Clomipramin verschrieben. Diese Woche war die Dosis niedriger, aber ich denke, es dämpft seine Zwangsvorstellungen. Es dämpft ihn insgesamt leicht, aber das verträgt er wohl.«

Anafranil[6], so der Markenname des Wirkstoffs Clomipramin, ist ein trizyklisches Antidepressivum, mit dem Zwangsstörungen oft behandelt werden. Es entfaltet seine Wirkung meist erst nach mehreren Wochen. Leider klagen viele Patienten über lästige Nebenwirkungen wie Benommenheit, Kopfschmerzen und Müdigkeit. Heute werden verbesserte Antidepressiva eingesetzt, sogenannte Selektive Serotonin-Wiederaufnahmehemmer (SSRIs) wie Prozac, Zoloft oder Paroxetin mit weniger Nebenwirkungen.

Dave erzählte noch mehr. »Die Trennung von seiner Frau hat seinen Zustand massiv verschlechtert. Seit sie ihn besucht, ist er viel ruhiger und deutlich zugänglicher.«

»Lauren war hier?«, fragte ich.

»Sie kommt täglich«, antwortete Dave. »Und seit sie in sein Geheimnis eingeweiht ist, stehen sie sich viel näher.«

»Klasse«, sagte ich. »Ich würde ihn gern sehen.«

»Sei mein Gast. Zimmer 212.«

Kennys Zimmer lag in der Abteilung für die weniger gefährdeten Fälle – ein gutes Zeichen. Aus seinem Zimmer drangen Stimmen. Ich klopfte an und trat ein. Lauren saß auf dem Bett neben Kenny, und beide sahen mich an.

»Hi, schön, Sie beide zu sehen«, sagte ich.

»Hi, Dr. Small«, begrüßten sie mich im Chor.

»Wie fühlen Sie sich, Kenny?«

»Es tut mir leid, dass ich Sie so beschimpft habe«, sagte er. »Ich sehe inzwischen ein, dass Sie keine andere Wahl hatten, als mich hier einzuliefern, und um ehrlich zu sein, es geht mir besser.«

Lauren warf ein: »Uns geht es auch besser.«

»Das ist großartig«, sagte ich. »Woran liegt es konkret, glauben Sie?«

»Ich fühle mich nicht mehr so ausgeschlossen«, antwortete Lauren. »Kenny erzählt endlich, was wirklich in ihm vorgeht.«

»Das höre ich gern«, sagte ich.

Kenny lächelte. »Und wenn ich hier rauskomme, ziehe ich wieder ein.«

Sie ergänzte: »Wir versuchen es noch einmal.«

Zwei Wochen später wurde Kenny entlassen. Das Paar machte bei mir eine Therapie auf wöchentlicher Basis. Es stellte sich heraus, dass Kennys Symptomatik schlimmer geworden war, nachdem Lauren ihren Kinderwunsch geäußert hatte. Kenny hatte Angst, dass eine Amputation seine Karriere als Zimmermann beenden und er dann keine Familie ernähren könnte. Statt es mit Lauren zu besprechen, verheimlichte er aus Scham seine Gefühle, sodass sie ihn nicht verstehen konnte, sondern sich ausgeschlossen fühlen musste.

Dank der Medikamente ließen Kennys Zwangsvorstellungen nach, und er konnte offener mit Lauren sprechen. Sie redeten sogar wieder darüber, eine Familie zu gründen. Nach einigen Monaten war Lauren schwanger, und sie hörten mit der Therapie auf. Ich versuchte, sie zum Weitermachen zu überreden, oder dass wenigstens Kenny allein zu mir kommen sollte. Aber die beiden waren in den zweiten Flitterwochen und zuversichtlich, dass sie meine Hilfe nicht mehr brauchten.

Bei der Abschlusssitzung versprach Kenny, mich anzurufen, sollte der Amputationswunsch wieder zur Zwangsvorstellung werden. Er hat nie angerufen. Wenn ich an ihn denke, hoffe ich immer, dass es ihm gut geht und er seine Kinder mit beiden Armen hält.

4. KAPITEL

OHNMACHTEN EN MASSE

Frühjahr 1980

An einem Maiabend las ich in meiner frostigen Cambridger Wohnung Essays von Carl Jung. Mir fielen fast die Augen zu, als mich das plötzliche Zischen der Dampfheizung aufschrecken ließ. Hatte mein Vermieter im Lotto gewonnen und wollte seinen Reichtum teilen, indem er mitten im Frühjahr die Wohnung seines Mieters heizte?

Ich hatte Jung satt – zu viel Theorie, zu wenig Action – und schaltete den Fernseher ein, um die Nachrichten zu sehen. In der Küche kochte ich mir einen Tee und hörte dabei die Top-Nachrichten des Tages. Eine Geschichte fesselte meine Aufmerksamkeit: Eine Gruppe von Schulkindern war an diesem Tag mit einer rätselhaften Erkrankung ins Krankenhaus eingeliefert worden. Ich habe eine Schwäche für Rätsel.

Ich rannte zurück ins Wohnzimmer, um den Bericht zu sehen. Eine verängstigte, verwirrte Menge von Schülern hatte sich im Schulhof versammelt, die Lehrer versuchten sie zu trösten. Viele Kinder weinten, andere lagen auf Matten und hielten sich die Bäuche, einige wurden in die Rettungswagen gebracht. Ein Journalist beschrieb den rätselhaften Ausbruch: »Es begann in der Aula während einer Versammlung. Ein Lehrer berichtete, die Kinder seien umgefallen wie die Fliegen. Die meisten betroffenen Kinder wurden ins Gemeindekrankenhaus an der State Street gefahren und nach wenigen Stunden vollkommen gesund entlassen. Die örtlichen Beamten suchen immer noch nach der Ursache, toxische Dämpfe stehen ganz oben auf ihrer Liste. Aber bislang konnte keine dieser Vermutungen bestätigt werden.«

Ich hatte von Massenhysterien gehört – was wie der Ausbruch einer Krankheit wirkt, entpuppt sich als ein psychosomatischer Ansteckungskomplex. Die rätselhafte Krankheit passte vollkommen ins Schema, selbst wenn die Mitarbeiter des Gesundheitsamtes eine physische Ursache finden sollten. Der ganze Vorfall war ziemlich dramatisch – weinende Kinder, panische Eltern, ratlose Lehrer und rennende Sanitäter.

Am nächsten Tag machte ich einen Abstecher zur Fachbereichsbibliothek und suchte ein paar Artikel über Massenhysterien heraus. Solche Epidemien sind, wie ich erfuhr, ziemlich selten, doch die Berichte darüber reichen bis ins Mittelalter zurück.[1] Die meisten Ausbrüche betrafen Kinder und Jugendliche, Mädchen häufiger als Jungs, die häufigsten Symptome waren Ohnmachtsanfälle und Hyperventilation. In seltenen Fällen dauert die Erkrankung einige Tage, meistens verschwanden Symptome, sobald sich die Menge auflöste, denn die Ansteckung währte nur so lange, wie neue Opfer andere krank werden sahen. Anschließend kursierten Gerüchte über die Ursachen des Ausbruchs in den betroffenen Gemeinden.

Das Thema faszinierte mich. Medizinisch waren derartige Vorfälle nicht zu erklären, und sie warfen, was die Macht der Gruppe und die Herrschaft der Seele über den Körper betraf, spannende psychologische Fragen auf.

Ich hatte die Zeit vergessen und stellte erschrocken fest, dass ich zu spät in die Klinik kommen würde. Schnell kopierte ich noch etliche Seiten und hetzte dann ins Krankenhaus. Zum Glück war dort nicht viel los. Ich sauste durch den fast leeren Wartebereich und traf meinen Kumpel, Don

Williams, in der Kaffeeküche mit einer Cola light vor sich. Er saß gebeugt über den Notizen zu seinem letzten Patienten. Don gehörte zu meinen engsten Freunden im Jahrgang – er selbst hat sich mal als große, dunkle, attraktive Version Woody Allens beschrieben.

»Nett von Ihnen, dass Sie sich zu dieser späten Stunde noch die Zeit nehmen vorbeizuschlendern, Dr. Small. Hund fraß Wecker?«, fragte Don.

»Ha, ha, du Scherzkeks. Sehr witzig«, antwortete ich. »Ich war in der Bibliothek.«

Er lachte. »Und ich fang als Shortstop bei den Red Sox an.«

»Im Ernst, hast du die Geschichte mit der Massenohnmacht in dieser Vorortschule mitbekommen? Das ging gestern durch die Medien.«

»Ja, sie schieben es auf ein toxisches Leck oder so. Die drehen alle am Rad seit dem Reaktorunglück auf Three Mile Island.«

»Es gibt keinen Beweis für Giftstoffe in der Schule. Ich nehme an, die Geschichte hat psychologische Ursachen. Die Kinder wurden genauso schnell gesund, wie sie krank wurden, das klingt verdächtig, finde ich. Deswegen habe ich mich in der Bibliothek über Massenhysterie schlau gemacht.«

Nach kurzer Pause sagte Don: »Möglich ... Weißt du, Gary, du solltest dir das näher ansehen. Du drohst doch ständig mit deinen wissenschaftlichen Ambitionen – das ist deine Chance!«

»Ich würde wahnsinnig gern hinfahren, aber ich hab den ganzen Tag Dienst im Krankenhaus«, sagte ich.

»Den übernehme ich für dich. Fahr hin zu den Leuten und mach dir ein Bild von der Lage. Vielleicht kannst du den Fall für eine Studie verwenden oder so, und am Ende springt noch eine Veröffentlichung dabei raus. Zumindest gebe ich dir hiermit die Erlaubnis, die Klinik zu verlassen.« Don lief zu Höchstform auf, als er Marlon Brando in *Der Pate* imitierte: »Aber eines Tages werde ich dich um einen Gefallen bitten …«

»Du meinst allen Ernstes, ich soll einfach hinfahren und Fragen stellen? Mit wessen Erlaubnis?«

»Du brauchst doch keine Erlaubnis, du arbeitest an der ruhmreichen Harvard Medical School. Erzähl denen, du wärst Epidemiologe und daran interessiert, die tiefere Ursache dieses verstörenden Vorfalls zu erkunden.«

Ich wurde ganz aufgeregt angesichts dieser Aussichten. Seit dem Medizinstudium liebäugelte ich mit der Forschung, hatte aber noch nie die Gelegenheit gehabt, mich länger mit einem Thema zu beschäftigen. Seit meiner Kindheit liebte ich Rätselaufgaben. Irgendetwas daran, wie man Strategien entwickelte oder Lösungswege fand, reizte mich ungeheuer. Und hier hatte ich die Chance, ein Rätsel aus dem wirklichen Leben zu lösen.

Don hatte recht. Ob ich nun auf die Harvard-Karte setzte oder nicht, ich konnte hinfahren und versuchen, einiges in Erfahrung zu bringen. Sicher war ich kein Fachmann für Massenhysterie, aber ich hatte zwei Artikel gelesen und wusste damit vermutlich mehr als die Ärzte vor Ort. Später erfuhr ich, dass die zuständigen Ämter Massenhysterie damals nur selten als Erklärung für ungewöhnliche Krankheitsausbrüche in Betracht zogen.

Nach einigen Telefonaten konnte ich einen Termin mit dem Direktor der betroffenen Schule vereinbaren. Ich tippte schnell einen einseitigen Fragebogen für Kinder und Eltern und vervielfältigte ihn.

Mit meinem roten Toyota Corolla, Baujahr 1974, fuhr ich auf der Boylston Street in den Vorort, die dichte Bebauung wurde von viel Grün abgelöst, und ich beschloss, einfach die psychotherapeutischen Ansätze zu nutzen, die ich bei Einzelpersonen anwandte, auch wenn ich mit vielen Menschen reden musste. Ich stellte es mir nicht sonderlich schwer vor, vorausgesetzt, ich bekam Zugang zu den Familien. Gleichzeitig wurde mir bewusst, dass ich eine Forschungshypothese brauchte, wenn ich eine Fallstudie erstellen wollte. Allgemein werden psychologische und psychiatrische Untersuchungen im Vergleich zu anderen medizinischen Studien als weniger wissenschaftlich betrachtet. Für dieses Vorurteil gibt es viele Gründe: Geist und Seele sind keine Begriffe, die sich leicht fassen lassen, und vor allem keine messbaren Phänomene; alles, was mit Psychiatrie zusammenhängt, ist und bleibt stigmatisiert, und viele Menschen haben Angst, in die Abgründe der eigenen Seele zu schauen.

Ich war relativ schnell bei der Schule und parkte auf der gegenüberliegenden Straßenseite. Vom Rücksitz holte ich mein Notizbuch und sah dabei meinen weißen Arztkittel. Ich schnappte ihn und zog ihn über – vielleicht sollte ich wirklich Dons sorgenvollen Ich-komme-von-einer-Eliteuniversität-Blick probieren, unter Umständen würde mir das die Türen öffnen.

Während ich im Vorzimmer zu Mr. Saxons Büro wartete, hörte ich ihn mit heiserer, müder Stimme telefonieren. Es klang, als versuchte er aufgeregte Eltern zu beruhigen. Nach dem Auflegen kam er zu mir und begrüßte mich. Groß und stattlich, wie er war, zerquetschte er mir fast die Hand. Wir gingen in sein Büro, und ich setzte mich ihm gegenüber an seinen Schreibtisch. Das erinnerte mich ganz stark an meine eigene Schulzeit, da wurde ich mehrmals ins Zimmer des Direktors gerufen.

»Also, Dr. Small, was führt Sie von Harvard hierher?«, fragte er.

»Mich interessiert der Vorfall, über den gestern Abend in den Nachrichten berichtet wurde.« Ich holte mein Notizbuch und einen Stift heraus und bat um die Erlaubnis mitzuschreiben.

»Was wollen Sie wissen?«, fragte er.

»Mehrere Harvard-Ärzte hörten von der Krankheit und wir … ich meine, ich … habe einige Erfahrung mit dieser Art von Vorfällen.« Immerhin war ich in der Bibliothek gewesen. »Können Sie mir erzählen, wie der Ausbruch anfing?«

»Die Sechstklässler waren mitten in der Generalprobe für die Frühjahrsaufführung«, erklärte Saxon, »die anderen Schüler saßen im Publikum und schauten zu. Dann wurde ein Junge auf der Bühne ohnmächtig und fiel hin. Er schlug mit dem Kinn auf die Bühnenkante und blutete. Alle waren entsetzt, und dann hielten sich auf einmal ein paar Mitglieder vom Chor die Bäuche und sanken zu Boden. Danach geriet die Lage außer Kontrolle, fast der Hälfte der Kinder im Publikum wurde übel, einige wurden ohnmächtig oder hatten Atemnot.«[2]

Ich schrieb wie wild mit. »Waren mehr Mädchen als Jungs unter den Betroffenen?«

»Mehr Mädchen, denke ich.«

»Und was geschah dann?«, fragte ich.

»Der Brandschutzbeauftragte war schnell hier, er hat nicht mal eine halbe Stunde gebraucht. Er meinte Rauch zu riechen und ließ die Aula evakuieren. Zwei Dutzend Kinder wurden mit Rettungswagen ins Krankenhaus gebracht, und ich war nur damit beschäftigt, die Leute zu beruhigen«, sagte Saxon. Er stand auf und ging zum Fenster. »Viele Schüler weinten, aber als die Eltern kamen, beruhigten sie sich. Die Lehrer und Lehrerinnen haben sehr gute Arbeit geleistet und den Überblick behalten.«

Ich sah von meinem Notizbuch auf. »Mein Gott! Was für eine Situation, mit der Sie da fertig werden mussten! Was haben die im Krankenhaus gefunden?«

»Nichts. Die Laborwerte waren normal. Es war vor dem Mittagessen, die Kinder waren wahrscheinlich einfach müde und hungrig. Einige haben wohl hyperventiliert, und dann haben alle Angst gekriegt. Aber unseren Kindern ist nichts passiert, körperlich haben sie keine Schäden erlitten, und die Schule hat alle Vorschriften beachtet«, rechtfertigte sich Saxon, während er sich wieder an den Schreibtisch setzte.

»Wir wissen letztlich also nicht, was die vorübergehende Erkrankung ausgelöst hat.«

»Das macht uns keine Sorgen, Dr. Small. Es wurden keine Gifte in der Aula gefunden, die Schule ist sicher für Schüler und Beschäftigte. Wir haben einen hervorragenden Ruf, und alles ist gut.«

Saxon war offenbar nicht an eingehender Ursachenforschung interessiert. Er beschrieb alle Wesensmerkmale einer Massenhysterie:[3] Die Laborergebnisse ergaben keinerlei physische Gründe, Hyperventilation, Ohnmachten, das rasche Nachlassen der Symptome, sobald die Schüler voneinander getrennt wurden. Seine Erklärung deutete auf eine psychologische Ursache hin, aber wenn ich das zu diesem Zeitpunkt gesagt hätte, hätte ich ihn vermutlich noch mehr in die Enge getrieben. Er wollte seine Schule und sich selbst von jeglicher Verantwortung für den Vorfall freisprechen, doch wenn wir dem Phänomen nicht auf den Grund gingen – egal, ob es dafür physische und/oder psychische Gründe gab –, konnte es sich wiederholen.

»Sind Sie nicht besorgt, dass es zu einem erneuten Ausbruch kommt?«, fragte ich.

»Nicht im Geringsten. Die Aufregung ist unnötig. Es ist bislang nicht vorgekommen, und es wird auch nie wieder vorkommen.« Er richtete sich in seinem Bürostuhl auf und legte einen Stapel Papier gerade hin. Wollte er sich oder mich in Sicherheit wiegen?

Kann schon sein, dachte ich, aber falls es noch einmal

auftritt, will ich es mit eigenen Augen sehen.»Wann findet die Aufführung für die Eltern statt?«, fragte ich.

»Freitagabend, es wird sicher voll. Hätten Sie nicht Lust, es sich anzusehen?«

Die Einladung wirkte halbherzig. Kein Zweifel, Saxon hatte meine Fragerei satt. Also erhob ich mich und sagte: »Vielen Dank für die Einladung! Ich werde kommen.«

Die Aussicht stimmte ihn nicht sonderlich froh, aber er war erleichtert, dass ich aufbrach. Im Gehen drehte ich mich noch mal um und sagte: »Mr. Saxon, da wäre noch eine Kleinigkeit ...« Mein Lieblings-Fernsehdetektiv Columbo wäre stolz auf mich gewesen.

Er sah mich verärgert an. »Was?«

»Wäre es möglich, dass ich mit einer oder zwei der betroffenen Familien spreche, und könnte ich einen Fragebogen verteilen, damit wir ganz sichergehen, dass sich so etwas nicht wiederholt? Das wollen Sie doch bestimmt nicht.«

»Ich weiß nicht, das muss ich mir ansehen«, erwiderte er. »Wissen Sie ... Wir müssen sehr auf die Privatsphäre der Familien achten. Ich habe gleich eine Konferenz. Rufen Sie mich an, dann können wir darüber reden.« Er stand auf und geleitete mich zur Tür. Ganz offensichtlich hatte er keinerlei Interesse an meiner kleinen Untersuchung und wollte zum Alltagsgeschäft zurückkehren.

Ich fuhr zum Gemeindekrankenhaus in der State Street und parkte vor dem Eingang. Ich wollte mit Mitarbeitern reden, die die Kinder behandelt hatten. Die Eingangshalle war überfüllt, überall warteten Eltern, Kinder rannten herum, und es gab keine Information. Ich suchte den Flur entlang nach dem Schwesternzimmer, als mich ein Sanitäter beinahe mit einer fahrbaren Trage über den Haufen fuhr, so plötzlich schoss er um die Ecke.»Können Sie mit anpacken, Doc? Ich muss den Kerl in den OP schaffen, und wir sind unterbesetzt.«

Klar, ich hatte ja noch meinen Kittel an und befürchtete schon das Schlimmste. Wie unterbesetzt waren sie? Würde ich mir Arme und Hände desinfizieren und den Mann operieren müssen? Ich hatte schon mal einen Blinddarm herausgenommen, aber wenn der Mann eine Herztransplantation brauchte, hatte er ein Problem. Zu meiner Erleichterung stand das OP-Team bereit, und ich machte mich durch einen Seitenausgang aus dem Staub.

Ich lief einen anderen Flur hinunter und sah eine freundlich wirkende Schwester. Ich fragte nach den ohnmächtigen Schülerinnen.

»Oh, das war schnell vorbei. Es ließ sich nicht feststellen, woran es lag.« Sie schaute den Flur hinunter und zeigte auf eine Tür. »Da liegt das letzte kleine Mädchen, es wird heute entlassen.« Ich bedankte mich und begab mich schleunigst zu den Eltern der jungen Patientin.

Dorothy und George Holland unterhielten sich leise vor dem Zimmer, in dem ihre Tochter lag. Ich stellte mich als Harvard-Doktor vor und ließ die Fachrichtung weg, um sie nicht direkt in eine Abwehrhaltung zu bringen.

Sie waren begierig, über den Vorfall an der Schule zu reden. Denn sie waren ziemlich frustriert, weil niemand wusste, was ihrer Tochter passiert war. »Die Kinder waren so krank«, sagte Dorothy, »sie bekamen kaum Luft. Ich habe gehört, dass unsere Lindsey auf dem Boden zuckte und praktisch gelähmt war.«

George erklärte: »Die Schule will die Sache vertuschen. Die zuständige Bundesbehörde wurde nicht eingeschaltet, und die Mitarbeiter vom örtlichen Gesundheitsamt haben gar nicht genau hingeschaut. Irgendwas hat die Kinder krank gemacht. Die Schule hat etwas zu verbergen.«

Ich sagte: »Es stimmt, wir wissen nicht, was zu dem Ausbruch geführt hat, aber ich möchte es gern herausfinden.«

George lächelte. »Danke, es ist schön, einen Arzt auf meiner Seite zu haben.«

Ich fuhr fort: »Ich habe gehört, dass sich schnell Angst breitgemacht hat und alles sehr chaotisch war. Meinen Sie nicht, dass das die Symptome verstärkt haben könnte?«

Dorothy starrte mich an. »Was wollen Sie damit sagen?«

»Meinen Sie, dass die Kinder durch Panik und Hysterie noch kränker geworden sind?«

George war verwirrt, Dorothy wütend. »Wollen Sie behaupten, dass meine Tochter die Krankheit simuliert hat? Wollen Sie sie eine Lügnerin nennen? Sie war zwei Tage im Krankenhaus. Was sind Sie? Psychiater oder was?«

»Äh, ja, ich bin Psychiater.«

»Ich will nichts mehr davon hören«, blaffte George. »Unser Gespräch ist beendet. Los komm, Dorothy.« Die Frau folgte ihrem Mann in das Zimmer ihrer Tochter und schloss die Tür hinter sich. Ich ging davon aus, dass die beiden meinen Fragebogen nicht ausfüllen würden.

Ihre Haltung war typisch. Fragt man Opfer einer Massenhysterie oder ihre Familien nach den möglichen psychologischen Ursachen der körperlichen Symptome, rennen sie weg. Die meisten Menschen wollen nicht hören, dass die Krankheit nur in ihrem Kopf stattgefunden hat.

In den folgenden Jahren habe ich mehrere merkwürdige Ausbrüche dieser Art studiert[4] und gelernt, wie vorsichtig man die psychologischen Zusammenhänge ansprechen muss. Aus Sicht der Opfer ist das natürlich verständlich. Die körperlichen Symptome werden als real erlebt, das Opfer wird von der Angst und Aufregung der Masse mitgerissen. Wie können reale physische Erfahrungen – Hyperventilation, Ohnmacht, Übelkeit, Bauchweh – nicht das Ergebnis einer körperlichen Erkrankung sein?

Die Opfer sind eher geneigt, eine völlig abseitige oder weit hergeholte Erklärung als Ursache für ihre Krankheit anzunehmen, als sich mit der These anzufreunden, dass die Psyche den Körper regiert. Eine der bizarrsten Begründungen war der *Mad Gasser*, der in Mattoon, Illinois, sein Unwesen getrieben und nächtliche Gasattacken auf schlafende kleine Mädchen verübt haben soll, die unter Übelkeit, Erbrechen und einem Brennen in Mund und Rachen litten.[5] Anfang der Fünfzigerjahre, als gerade die Angst vor Atomtests umging, glaubten viele im Bundesstaat Washington, kosmische Strahlung oder eine Veränderung im Magnetfeld der Erde seien an Kratzern und kleinen Kratern in ihrer Windschutzscheibe schuld, die sie vorher schlicht übersehen hatten. Manche machten gar Außerirdische dafür verantwortlich. Auch wenn es sich hier eher um einen kollektiven Wahn als um Massenhysterie handelte, zeigt es doch, dass eine verängstigte Gruppe physische Phänomene überinterpretierte, die es bereits gab, aber niemandem aufgefallen waren, bevor die Angst um sich griff.

Der Ausbruch in dem Bostoner Vorort ließ die Gerüchteküche ebenfalls brodeln.[6] Zwei Priester trafen ein, um den Familien der Verstorbenen beizustehen, denn ein Gerücht besagte, ein Dutzend Kinder sei infolge einer Lebensmittelvergiftung ums Leben gekommen. Ein anderes Gerücht wollte wissen, dass der Junge, der sich das Kinn aufgeschlagen hatte, wenig später eine Herzoperation hatte. Beides traf genauso wenig zu wie die Geschichte mit den giftigen Dämpfen und dem toxischen Wasser.

Konfrontiert mit Unsicherheit, verschafft sich unser Verstand Erklärungen. Haben wir keine vernünftigen Erklärungen für Symptome, dann haben wir die Lage nicht in der Hand, und unsere Angst eskaliert. Und wenn wir hören, dass unsere Seele die sehr realen Symptome verursacht hat, werden wir noch ängstlicher: Was stellt sie als Nächstes mit uns an? Manche befürchten, ihr Gehirn könnte von einem fremden Geist besetzt worden sein, einem Kobold, der sich ihres Willens bemächtigt hat. Da glauben sie doch lieber an Verschwörungstheorien wie vergiftete Brunnen.

Psychosomatiker sind auf physiologische Erklärungen für einige der Symptome infolge von Massenhysterien gestoßen. Wenn Menschen sich aufregen oder ängstigen, steigt die Atemfrequenz bis hin zur Hyperventilation, und damit atmen sie zu viel Kohlendioxyd aus. Der zu niedrige CO_2-Level führt in der Muskulatur der Extremitäten zu spasmischen Reaktionen, was die Starre, das Brennen oder die Zuckungen erklärt, die manche Opfer erleben. Wird dieser Mangel an Kohlendioxyd ausgeglichen, indem man in eine Papiertüte atmet, verschwinden die Symptome schnell wieder.

In einem Zustand höchster Angst interpretieren die Opfer Signale ihres Körpers falsch. Ein Gurgeln im Gedärm wird als Anzeichen einer Lebensmittelvergiftung wahrgenommen. Wenn etliche Menschen im direkten Umfeld sich die Bäuche halten und hinfallen, wächst die Angst, die Knie werden weich und man fällt auch hin. Die Macht der Gruppendynamik setzt sich durch, der Einzelne fühlt die Symptome der Masse. Die soziale Hierarchie spielt dabei ebenfalls eine Rolle. Wenn beliebte Mädchen umfallen, werden die anderen ihrem Beispiel eher folgen. Im Bostoner Fall zählte der Junge, der als Erster in Ohnmacht fiel und sich das Kinn aufschlug, zu den beliebtesten Kindern der Schule.

Ein Jahrzehnt später untersuchte ich einen ähnlichen Fall im Süden Kaliforniens, bei dem eine plötzliche Krankheit eine Gruppe von Spitzenschülern heimsuchte.[7] Mein Forschungsteam fand heraus, dass der Ausbruch einer Massenhysterie dann am wahrscheinlichsten ist, wenn Kinder ihre besten Freunde und Freundinnen krank werden sehen. Es gleicht einem perfekten Sturm, wenn alle notwendigen Elemente zusammenkommen: eine Menschenmenge,

Anspannung, körperlicher Stress durch Hitze, Hunger und/oder Müdigkeit, soziale Beziehungen. Ein Funke, sei es das aufgeschlagene Kinn eines allseits beliebten Jungen oder die Unpässlichkeit einer Freundin, kann dann eine Massenhysterie auslösen. Inzwischen sind die Gesundheitsbehörden auch um einiges klüger und ziehen physische wie psychologische Erklärungen in Betracht. Den meisten Menschen ist dabei nicht klar, dass, auch wenn die Ursachen psychologischer Natur sind, dies nicht heißt, dass die Opfer eine Entscheidung treffen und vorsätzlich krank werden. Es ist ein unbewusster Vorgang, die körperlichen Symptome sind völlig real.

Langsam kannte ich die Strecke in den Vorort. Am Freitagabend fuhr ich zu der Aufführung, parkte einige Straßen weiter weg und fragte mich auf dem Weg zur Aula mit wachsender Sorge, was ich machen könnte, wenn es tatsächlich wieder zu einer Massenhysterie kommen sollte. Vielleicht hätte ich unterwegs in einem Supermarkt mehrere Hundert Papiertüten besorgen sollen. Dann dachte ich, Mist, wenn es wirklich eine physikalische Erklärung gibt, werde ich ja auch krank. Schlimmer noch, was, wenn ich selbst Opfer einer Massenhysterie würde? Ich musste mich dringend beruhigen, ich war auf dem besten Weg, hysterisch zu werden, bevor ich die Aula erreichte. Ich, der große Psychiater aus Harvard!

Statt meines Doktorkittels hatte ich einen unauffälligen blauen Blazer angezogen. Die Aula war gerammelt voll. Ich setzte mich in eine der letzten Reihen, den Notizblock einsatzbereit in der Tasche, falls ich etwas Wichtiges beobachten sollte. Unauffällig schnupperte ich hierhin und dorthin, um eventuelle toxische Dämpfe zu registrieren. Ich erkannte Dorothy und George, sie saßen weiter vorn. George unterhielt sich angeregt, Dorothy starrte mich an. Mein

Gott, sie war immer noch beleidigt. Ich nickte ihr zu, und zu meiner Überraschung winkte sie freundlich zurück.

Saxon hieß das Publikum willkommen und stellte den Chor vor. Ich sah mir die Aufführung an und scannte den Raum auf Verhaltensauffälligkeiten. Nach zwanzig Minuten langweilte ich mich entsetzlich. Alles lief glatt, kein Zwischenfall – kein Bauchweh, keine Ohnmachten, nicht die klitzekleinste Massenhysterie. Ich muss zugeben, ich war ein bisschen enttäuscht, aber auch sehr erleichtert.

Als ich nach der Show gehen wollte, rief jemand meinen Namen: »Dr. Small! Dr. Small! Bitte warten Sie.« Ich wappnete mich innerlich, als ich Dorothy auf mich zukommen sah.

»Ich bin froh, dass ich Sie hier sehe. Es tut mir leid, dass ich Sie im Krankenhaus so angefahren habe. Wir hatten nur solche Angst um Lindsey.«

»Wie geht es ihr?«, fragte ich.

»Viel besser, danke«, sagte Dorothy. »Aber sie hat Schwierigkeiten, und darüber wollte ich mit Ihnen reden. Haben Sie einen Augenblick Zeit?«

»Natürlich«, sagte ich. »Gehen wir nach draußen.«

Wir setzten uns auf eine Bank, und Dorothy erzählte, sie gäbe der Schule zwar weiterhin die Schuld an der ganzen Geschichte, aber es hätte sie im Grunde nicht überrascht, dass Lindsey schlimmer krank geworden war als die anderen Mädchen. »Sie ist oft krank und hatte viele Probleme, seit ich mich vor zwei Jahren von ihrem Vater scheiden ließ. Seit ich mit George verheiratet bin, ist es noch schlimmer geworden. Sie hat viel Unterricht verpasst – jeden Huster und jedes Bauchweh bauscht sie auf und weigert sich standhaft, in die Schule zu gehen. Ich kann mich gegen sie nicht durchsetzen.«

»Woran liegt das Ihrer Meinung nach?« fragte ich.

»Ich habe Schuldgefühle wegen der Scheidung und weil ich so schnell wieder geheiratet habe.«

»Haben Sie deswegen schon einen Arzt oder Therapeuten konsultiert?«, fragte ich.

»Nein, habe ich nicht … Als Sie sagten, Sie seien Psychiater, war ich erst ziemlich entsetzt, aber ich habe den Eindruck, dass Sie wirklich helfen wollen, und mit Lindsey ist es seit der Geschichte noch schlimmer geworden. Sie behauptet, wenn sie in die Schule geht, machen sie die anderen Kinder wieder krank.«

Offenbar setzte Lindsey die körperlichen Symptome ein, um ihre Gefühle wegen der Scheidung der Eltern zu kompensieren. Dieser Mechanismus ist als Somatisierung bekannt, Menschen drücken seelische Schmerzen dann über physische Leiden aus. Wenn Lindsey so auf Stress reagierte, war es kein Wunder, dass sie die Symptome der Massenhysterie stärker entwickelte als die anderen Kinder. Die Schuldgefühle der Mutter förderten Lindseys Somatisierungstendenz wahrscheinlich noch. Dorothy musste lernen, Grenzen zu setzen und ihre Tochter ohne Wenn und Aber zur Schule schicken. Und sie hätte besser vor der Scheidung mit ihrer Tochter über deren Gefühle sprechen sollen. Wahrscheinlich wurde in dieser Familie nicht viel über persönliche Dinge geredet.

»Dorothy«, sagte ich, »ich finde es sehr gut, dass Sie mir von Lindseys Problemen erzählt haben. Ich kann Ihnen nur raten, zu einem Therapeuten zu gehen oder zumindest Lindsey zu einem zu schicken, um über die Sache zu reden.«

»Können wir zu Ihnen kommen? Sie scheinen es zu verstehen«, sagte sie.

»Das würde ich gern übernehmen, nur wäre es für Sie viel einfacher, wenn Sie sich jemanden in Ihrer Nähe suchen würden. Lindseys Symptome werden nicht über Nacht verschwinden, in der Regel sind über einen längeren Zeitraum wöchentliche Sitzungen nötig.« Ich versprach Dorothy, ihr Montag oder Dienstag einige Namen von möglichen

Therapeuten durchzugeben. Sie bedankte sich und gab mir ihre Nummer. George wäre sicher auch erleichtert, sagte sie noch.

Auf dem Weg zu meinem Wagen dachte ich über Lindseys Lage nach. Vielleicht hatten einige Kinder ähnliche Probleme. Scheidungen sind alles andere als selten, vielleicht sind die Kinder geschiedener Eltern anfälliger für Massenhysterien. Der Ausbruch einer Hysterie konnte zudem von drohenden Verlusten teilweise mit ausgelöst werden. Die obersten Klassen standen kurz vor dem Abschluss, der Schulleiter hatte unlängst angekündigt, dass er an eine andere Schule wechselte, und bei vielen Schülern stand die erste Klassenfahrt ihres Lebens an. Gut möglich, dass die mit den bevorstehenden Trennungen und Verlusten einhergehenden Ängste zur Massenhysterie beigetragen hatten.

Die Hypothese, dass ein vorheriger Verlust die Anfälligkeit eines Kindes gegenüber Massenhysterien beeinflusste, ließ sich relativ leicht mit einem Fragebogen überprüfen. Ich musste wissen, wie viele der Betroffenen zuvor eine Scheidung oder einen Todesfall oder andere Verluste erlitten hatten. Endlich hatte ich eine Idee für eine Publikation. Mein alter Supervisor, Professor Lochton mit seiner Obsession für Verlusterfahrungen, wäre begeistert gewesen. Doch zunächst musste ich den Schulleiter überzeugen.

Ich rief ihn am Montag an, seine Sekretärin stellte mich direkt durch.

»Dr. Small, schön, von Ihnen zu hören«, sagte Saxon.

»Danke. Ich fand die Aufführung am Freitagabend sehr schön, die Kinder waren großartig. Und Sie hatten recht, kein Grund zur Sorge, keine weiteren mysteriösen Erkrankungen.«

»Ich will jetzt nicht sagen, dass ich es Ihnen ja gesagt habe, aber ich bin froh, dass es Ihnen gefallen hat. Was kann ich heute für Sie tun?«

»Ich rufe noch einmal wegen des Fragebogens an, über den wir schon gesprochen haben. Sie könnten damit anderen Schulleitern sehr helfen, die vielleicht mit ähnlichen Vorfällen konfrontiert werden. Es ist nur eine Seite mit einigen Fragen an die Eltern. Die Kinder müssen da gar nicht hineingezogen werden. Sie und Ihre Schule würden einen großen Beitrag für das Schulsystem leisten.« Ich ließ meine Forschungsambitionen außen vor und setzte voll auf sein Verlangen, Gutes tun zu wollen. Es funktionierte.

»Das klingt vernünftig. Ich helfe gern anderen Schulen, und da die Schüler nicht direkt behelligt werden, muss ich den Vorstand, glaube ich, nicht fragen. Können Sie mir den Fragebogen schicken?«

»Mache ich im Lauf des Tages.« Vielleicht hatte ich doch eine Zukunft in der Forschung. Wenn nicht, konnte ich es ja mit Schulpolitik versuchen.

Nach unzähligen Telefonaten und dank meiner Hartnäckigkeit hatte ich einen Rücklauf von achtzig Prozent. Ein Statistiker half mir bei der Auswertung, die Hypothese ließ sich bestätigen. Der Ausbruch hatte eindeutig die Merkmale einer Massenhysterie. Und frühe Verlusterfahrungen – Todesfall oder Scheidung – waren unter den erkrankten Schülern deutlich häufiger als bei denen, die gesund blieben.

Ich war zufrieden. Mein erster Versuch, eine Untersuchung zu publizieren, war geglückt, ich brachte meinen Beitrag tatsächlich in einem angesehenen Fachblatt unter.

Interessant war die Reaktion der Experten auf meine Ergebnisse. Ich trug das Paper auf einer Fachtagung am Harvard Massachusetts General vor. Als ich erwähnte, dass Mädchen häufiger betroffen sind als Jungen, pfiffen mich viele der anwesenden Wissenschaftler und Kliniker aus. Jedes Mal, wenn ich auf geschlechtsspezifische Unterschiede bei der Hysterie zu sprechen kam, reagierten die Fachleute wie die Familien der Opfer sehr negativ. In demselben Jahr musste Larry Summers sein Amt als Präsident der Harvard Universität niederlegen, weil er auf einer wissenschaftlichen Konferenz »angeborene Begabungsunterschiede zwischen den Geschlechtern« als Erklärung dafür in Betracht zog, dass Frauen seltener in den Naturwissenschaften Karriere machten. Ich hatte deutlich gesagt, dass ich mit der Annahme, dass Frauen anfälliger für Massenhysterie sind als Männer, nur die Fakten referierte, ohne zu werten. Die Studien belegten das, aber niemand wusste warum – vielleicht weil Mädchen engere Freundschaften schließen und insgesamt sozial besser eingebunden sind, vielleicht liegt es auch daran, dass Mädchen eher über ihre Gefühle reden als Jungen. Heranwachsende Jungen neigen dazu, ihre Gefühle für sich zu behalten und Härte zu zeigen, weil sie dem Beispiel ihrer Väter folgen.

Gut zwei Jahre nach dem rätselhaften Krankheitsausbruch in dem Bostoner Vorort kam es zu einem verblüffend ähnlichen Vorfall, allerdings in einem anderen Vorort: Wieder eine Chorprobe, Kinder waren in Ohnmacht gefallen und ins Krankenhaus gebracht worden, Umweltgifte standen in Verdacht, die Kinder erholten sich sehr rasch, und noch bevor ich am Ort des Geschehens eingetroffen war, beschloss die Schule, die Aufführung wie geplant am Abend durchzuführen.[8] Aber diesmal schwappte, kurz nachdem die Kinder das erste Lied angestimmt hatten, eine neuerliche Welle von Übelkeit und Ohnmachten durch den Chor. Rettungswagen und Feuerwehr mischten sich unter die hysterischen Eltern und fuhren die Kinder, denen es am schlechtesten ging, zum zweiten Mal an diesem Tag in die Hospitäler. Wieder erholten sich die Kinder binnen weniger Stunden, und wieder waren überwiegend Mädchen betroffen.

Bevor ich den Schulleiter behelligte, holte ich mir den

Rat einer der führenden psychiatrischen Kapazitäten unseres Landes. Gerald Klerman war nach einem Abstecher an das National Institute for Mental Health nach Harvard zurückgekehrt und hatte noch am selben Nachmittag Zeit für mich. Ich fasste die aktuellen Ereignisse zusammen und referierte den Vorfall, der sich zwei Jahre zuvor zugetragen hatte, sowie meine damalige Studie. Er riet mir, direkt zum zuständigen Gesundheitsamt zu gehen, nicht zur Schulleitung. Das Amt hätte die rechtliche Pflicht, die Wahrheit herauszufinden, die Schule sei hingegen daran interessiert, keine Fehler zu machen und nicht ins Gerede zu kommen. Da hatte Klerman ganz offensichtlich recht – hätte ich die Unterhaltung doch nur zwei Jahre eher führen können.

Die Behörde war begeistert, dass ich sie unterstützen wollte – ein Psychiater aus Harvard mit Erfahrung auf diesem Gebiet war für sie ein Gewinn. Sie halfen mir gern weiter, ernannten mich zum Gesundheits-Inspektor und gaben mir damit uneingeschränkten Zugang zu den Akten der Schule und des Krankenhauses.

Ich konnte minutiös die Krankengeschichte aller betroffenen Schüler studieren, und diesmal verteilte ich an Kinder und Eltern Fragebögen. Dank des Gesundheitsamts lag der Rücklauf bei hundert Prozent. Die Studie belegte das Vorhandensein sämtlicher für Massenhysterien typischen Merkmale – Ohnmacht, Hyperventilation, rasche Erkrankung und Genesung, mehr Mädchen als Jungen unter den Opfern, Ausbreitung der Symptome durch Beobachtung von anderen Opfern –, und all das sprach gegen eine physische Ursache.

Trotzdem gab es eine interessante Abweichung. Zwei Tage danach belegten die Laborergebnisse, dass die Urinproben von dreizehn erkrankten Kindern erhöhte Werte für eine Chemikalie aufwiesen, die sich in Insektiziden, Kunststoffen und Desinfektionsmitteln findet.

Trotz der verbreiteten Angst vor Umweltgiften waren viele Eltern erleichtert, als sie von den Laborbefunden erfuhren. Sie fanden die Erklärung durch Gifte im Urin ihrer Kinder angenehmer als die Möglichkeit, dass die Krankheit ihren Ausgang im Kopf ihrer Sprösslinge genommen hatte. Doch Wochen später gaben Beamte bekannt, in oder um die Schule sei man nicht fündig geworden. Wie ich in meinem Artikel für das *New England Journal of Medicine*[9] berichtete, waren die Gifte über die Plastikbehälter in den Urin gelangt. Alle in Glas aufbewahrten Urinproben waren sauber. Das Durcheinander von physischen und psychologischen Belegen erwies sich im Verlauf Dutzender weiterer Studien über mysteriöse Krankheitsfälle als typisch.

Bei all den Fällen von Massenhysterie, die ich untersucht und beschrieben habe, frage ich mich eigentlich eher, warum sie nicht öfter auftreten. Die Grundzutaten – Gruppen unter psychischem und physischem Stress, weil hungrig und/oder müde – kommen auf der Welt praktisch täglich zusammen. Welcher Auslöser lässt die Geschichte kippen, warum überlassen die Menschen plötzlich massenhaft ihrem Kopf die Regie über ihren Körper? Ich suche immer noch nach der Antwort.

5. Kapitel

MUTTERLIEBE

Winter 1981

In meinem letzten Jahr am Massachusetts General, dem Universitätskrankenhaus von Harvard, war ich der verantwortliche Arzt für den Beratungsdienst. Ich betreue eine Gruppe von weniger erfahrenen Kollegen in der Tagesklinik für Patienten mit psychiatrischen Problemen. Schnell merkte ich, dass sich meine Schützlinge von meinem schicken Titel und dem etwas größeren Büro mit Blick auf den Charles River nicht blenden ließen. Die Elite-Trainees, denen ich nur ein Studienjahr voraus war, sahen in mir eher den großen Bruder als einen Supervisor und waren offenbar nicht so sicher, ob sie von mir etwas lernen konnten.

Am besten kannte ich die Kollegen meines eigenen Jahrgangs. Wir erfuhren viel voneinander und über uns selbst in der berüchtigten kleinen Therapie-Ausbildungs-Gruppe, kurz T-Gruppe. Unsere wöchentlichen Treffen wurden von einer erfahrenen Psychoanalytikerin geleitet und sollten uns die Verfahren der Gruppentherapie vermitteln, indem wir sie an uns selbst ausprobierten. Dieser Teil der Ausbildung war nicht per se als Therapie gedacht, lief für die meisten von uns aber darauf hinaus.

Einer meiner engsten Freunde in der Gruppe war Jim Schaeffer. Er war ein paar Jahre älter und hatte in einem Labor gearbeitet, bevor er sich der Fachausbildung in

Psychiatrie zuwandte. Ich bewunderte seine Fähigkeit, seine Gefühle anderen Gruppenmitgliedern gegenüber freimütig zu äußern. Wenn er jemanden nicht mochte, dann ließ er es den Betreffenden wissen. Jim kam aus einer stinkreichen Familie, aber er ging einem damit nicht auf den Geist. Er hatte eine schnelle Auffassungsgabe und schoss mit seiner Art, sich ständig messen zu wollen, manchmal über das Ziel hinaus. Und er war ein Frauenheld.

Unsere T-Gruppensitzung war gerade zu Ende, und ich ging mit Jim zurück zum Klinikgebäude. Jim sagte:»Mike Calhoun ist wirklich dämlich, der hat sich seine Hintergrundgeschichte selbst nicht geglaubt, so bescheuert ist die.«

»Willst du behaupten, er sei nach der Europatournee mit seiner Rockband weder Rennfahrer gewesen noch hätte er das alles für seine Psychiatrie-Laufbahn aufgegeben? Ich kann mir das schon gut vorstellen«, sagte ich lachend.

»Und was ist mit Arlene?«, fragte er, womit er unsere Gruppenleiterin meinte. »Geht's nur mir so, oder wollen alle mit der nach Hause gehen und flachgelegt werden?« Plötzlich sah er mich an und raunte:»Dreh dich nicht um, Gary, Pam Sefton kommt auf uns zu. O mein Gott, eine der heißesten Bräute von der Gyn, wie sehe ich aus?«

Ich drehte mich natürlich um, konnte Jim aber nicht mehr anvertrauen, dass sie nicht mein Typ war, weil er ihr bereits zurief:»Hallo Pam, wie geht's? Gut schaust du aus.«

Sie lächelte.»Hallo Jim, schön dich zu sehen. Gary, ich bin froh dich zu treffen, ich habe am schwarzen Brett gesehen, dass du heute Nachmittag auf der Gyn für die Psychiatrie zuständig bist.«

»Du Hund«, murmelte Jim.

»Hast du einen Moment Zeit? Ich würde gern mit dir über eine Patientin sprechen.«

»Klar, Pam«, sagte ich. »Bis nachher, Jim.«

»Du hast's gut«, sagte Jim, »mach ja nichts, was ich nicht auch tun würde.« Dann trollte er sich schmollend.

»Mein Gott«, sagte Pam, als er außer Hörweite war. »Was ist los mit dem Typ? Der wuselt ständig um mich rum, dabei kennt er mich nicht mal.«

»Was soll ich sagen, wahrscheinlich hält er sich für unwiderstehlich. Was ist mit deiner Patientin?«

»Sie heißt Anne Drexler, ist Mitte zwanzig und seit fast zehn Wochen schwanger, aber ich habe eben ein negatives Testergebnis zurückbekommen.«

»Eine Fehlgeburt?«, fragte ich, obwohl der Sachverhalt klar war.

»Ja, zum dritten Mal«, sagte Pam.

»Solche Fälle hast du sicher oft. Wozu brauchst du mich?«

»Sie wünscht sich so sehr ein Baby, dass ich Angst habe, sie dreht durch, wenn ich ihr die Nachricht überbringe. Mir wäre viel wohler, wenn du dabei wärst. Der Termin ist in einer Stunde.«

Die Gynäkologie und das Entbindungshaus gehörten zu den neuesten Gebäuden im Architekturmix der Unikliniken. Während ich durch die endlosen Flure hetzte und mehrere Abkürzungen durch das Gelände nahm, musste ich einen Anruf beantworten und verspätete mich um einige Minuten. Als ich im Behandlungszimmer eintraf, hatte Pam die schlechte Nachricht offensichtlich bereits überbracht.

Anne Drexler gestikulierte wild. »Das kann nicht sein! Das habe ich schon zu oft erlebt, ich kann nicht schon wieder mein Baby verlieren.« Sie brach in Tränen aus, und Pam reichte ihr die Box mit den Taschentüchern. Anne schleuderte sie weg.

Ich betrat den Raum und sagte: »Hallo Anne, ich bin Dr. Small, einer der Psychiater hier am Klinikum.«

109

Bei dem Wort Psychiater fing Anne heftig zu schluchzen an. »Ich brauche keinen Psychiater, ich brauche eine Frauenärztin, die weiß, wovon sie redet!«

»Sehen Sie«, sagte Pam entnervt, »Laborergebnisse sind Laborergebnisse. Sie können meinetwegen glauben, was Sie wollen. Ich muss zur nächsten Patientin, ich schlage vor, Sie unterhalten sich mit Dr. Small.« Damit verließ sie abrupt den Raum. So viel zu Pams Umgang mit Patienten.

Anne stand auf und raffte ihre Sachen zusammen. Sie wollte gehen.

»Bitte, Anne, bleiben Sie noch einen Moment, lassen Sie uns kurz miteinander reden.«

Sie starrte mich an. »Worüber? Ich sehe schwanger aus, ich fühle mich schwanger. Offenbar ticken die Ärzte und Labore in diesem Krankenhaus nicht richtig.«

Anne leugnete die Fakten, sie war so besessen von der Idee, schwanger zu sein, dass nicht einmal Laborergebnisse ihre Überzeugung erschüttern konnten. Ich musste rasch zu ihr durchdringen, verlegte mich auf Empathie und hoffte, sie würde positiv darauf reagieren.

»Ich verstehe Ihre Gefühle, Anne, Sie holen am besten eine zweite Meinung ein.«

»Danke, Dr. Small, das ist der erste vernünftige Vorschlag, den ich hier gehört habe.« Sie setzte sich auf den Untersuchungstisch. »Ich habe so geschwollene Füße, ich kann eine kurze Pause gut gebrauchen.« Sie rieb sich die Augen, mir fiel auf, wie wunderschön sie waren: groß, durchdringend, haselnussbraun.

»Sie haben wohl einen schlimmen Tag hinter sich«, sagte ich.

»Bis gerade eben war er eigentlich ganz okay. Ich begreife nicht, wie Dr. Sefton so danebenliegen kann. In meiner Familie sind die Frauen so fruchtbar, dass man uns nur angucken muss, und wir sind schwanger.«

»Wirklich«, sagte ich und schaute unwillkürlich weg.

»Meine Mutter war gerade mal neunzehn, als sie Karen, meine älteste Schwester, bekam, und ein Jahr später wurde Valerie geboren. Karen hat bald nach der Heirat drei Kinder bekommen, und mit Valeries Zwillingen rechnen wir jeden Tag.«

»Es gibt also viele Kinder in Ihrer Familie«, sagte ich.

»Ja, und ich kriege auch eins.« Sie stand auf und streckte sich, sodass ihr dicker Bauch voll zur Geltung kam. »Dr. Small, Sie sind wirklich nett, aber ich brauche keinen Psychiater. Ich arbeite selbst als Therapeutin, ich habe vor zwei Jahren ein Zertifikat als Familien- und Eheberaterin erworben. Was mir fehlt, ist eine vernünftige Frauenärztin, sonst nichts.«

Ich gab ihr meine Karte und sagte: »Wenn Sie irgendwann das Bedürfnis haben, mit jemandem zu reden, egal über was, rufen Sie einfach an.«

Auf dem Rückweg zur psychiatrischen Abteilung dachte ich, dass ich nie wieder von Anne Drexler hören würde. Auch wenn sie es sich derzeit nicht eingestand, würde sie vermutlich wieder zur Besinnung kommen, sobald ein zweiter Gynäkologe Seftons Diagnose bestätigte. Aus dem Wenigen, was mir Anne über ihr Leben erzählt hatte, konnte ich schon nachvollziehen, warum sie die neuerliche Fehlgeburt so hart traf. Die ältere Schwester erhielt mit ihren drei Kindern sicher viel Aufmerksamkeit, und wenn jetzt auch noch die andere Schwester Zwillinge in die Welt setzte, mussten sich Annes Eierstöcke einem gewissen Wettbewerbsdruck ausgesetzt fühlen.

Am selben Abend traf ich mich mit Jim im Harvest, einem beliebten Lokal am Harvard Square. Wir ergatterten zwei Barhocker am Tresen und bestellten Bier. Im Fernsehen lief das Spiel der Celtics gegen die Lakers, und als einziger

L. A.-Fan war ich gegen die vielen Bostoner gnadenlos in der Minderheit. Jim zog mich auf, weil die Celtics in Führung lagen, aber wir konnten das Spiel sowieso kaum verfolgen, die Musik war viel zu laut und die Kneipe total überfüllt, es herrschte ein einziges Gedränge und Geschiebe.

Jim trank einen Schluck Bier und fragte: »Und wie ist es dir mit der großartigen Pam Sefton ergangen?«

»Die steht wirklich total auf dich, Jim, es war ja nicht zu übersehen, wie sie die Flucht ergriffen hat«, sagte ich.

»Die hat's eben noch nie mit einem Schaeffer probiert.« Er lachte. »Was war das denn für ein Fall, über den sie mit dir sprechen wollte?«

»Eine Fünfundzwanzigjährige mit der dritten Fehlgeburt. Pam hatte Probleme, ihr die schlechte Nachricht zu überbringen.«

»Und wie hat die Patientin es aufgenommen?«, hakte er nach.

»Nicht gut. Sie hat es einfach nicht geglaubt und will zu einem anderen Gynäkologen gehen«, sagte ich und nippte an meinem Bier.

»Sie will es nicht wahrhaben?«, fragte Jim. Langsam war sein Interesse geweckt.

»Kein bisschen, und ich kann ihre Enttäuschung verstehen. Für zehn Wochen sah sie schon ziemlich schwanger aus, ihr Bauch war ganz schön dick, sie hatte dieses Glänzen und war so traurig.«

Jim lehnte sich zurück und meinte: »Mann, klingelt's da nicht bei dir?«

»Worauf willst du hinaus?«, fragte ich.

»Schon mal was von Pseudocyesis gehört, du Trottel?«, fragte er.[1]

In meinem Minihirn flammte ein ganzer Kronleuchter auf. »Wenn du eine Scheinschwangerschaft meinst, dann sag's doch gleich.«

»Was hast du denn gedacht?«, fragte er ungläubig.

»Also gut, vermutlich habe ich mir gar nichts gedacht, und du bist der psychiatrische Überflieger«, gestand ich beschämt. »Ich muss mir ihre Akte besorgen und das prüfen.«

»Hoffentlich kannst du sie zurückholen und zu einer Therapie überreden«, sagte er.

»Ich habe ihr meine Karte gegeben, aber sie meinte, sie arbeite selbst als Familien- und Eheberaterin und sei okay. Sie brauche keinen Seelenklempner.«

Jim schlug mit der flachen Hand auf den Tresen. »Das ist total selten. Die ist eine echte Perle – eine Therapeutin mit Pseudocyesis. Ich hätte Luftsprünge gemacht.«

»Du springst doch wegen allem in die Luft, was Röcke anhat.«

»Also ehrlich, Gary, du musst dranbleiben, Mann. Die ruft nicht von sich aus an.« Er lachte. »Ich müsste dich beim psychiatrischen Notdienst anzeigen.«

Ich lachte mit, fühlte mich aber gedemütigt und musste mir eingestehen, dass ich die Geschichte mit Anne Drexler vermasselt hatte. Aber vielleicht war sie auch wirklich schwanger gewesen und Jim hatte unrecht.

Pseudocyesis, auch als Scheinschwangerschaft oder Pseudogravidität bekannt, ist extrem selten, erste Fälle wurden aber bereits in der Antike dokumentiert. 300 v. Chr. berichtete Hippokrates von zwölf Fällen. Im sechzehnten Jahrhundert war Maria I., die Königin von England, mehrmals scheinschwanger. Bei diesem Krankheitsbild können alle Symptome einer echten Schwangerschaft auftreten: morgendliche Übelkeit, überempfindliche Brüste und Gewichtszunahme. Der Bauch der Frau kann genauso dick werden, äußerlich ist eine Scheinschwangerschaft nicht von einer echten zu unterscheiden. Die Patientin bekommt ihre Periode nicht mehr und ist überzeugt, schwanger zu sein. Hormonelle Störungen tragen häufig zu den physischen

Symptomen bei, sodass selbst ein Schwangerschaftstest aus der Apotheke positiv ausfällt. Stress beeinflusst die Hirnanhangdrüse und steigert darüber die Prolaktin-Ausschüttung, und im Ergebnis kann der Frau das Kolostrum in die Brüste schießen, also die Erstmilch, obwohl sie nicht schwanger ist. Die Symptome können alles in allem so überzeugend wirken, dass Gynäkologen einen von fünf Pseudocyesis-Fällen als echte Schwangerschaft diagnostizieren.

Mich interessieren dabei die psychologischen Ursachen am meisten. Wie schafft es eine ansonsten überhaupt nicht psychotische Frau, dass sich ihr Körper so verändert, dass sie von einer Schwangerschaft überzeugt ist? Oft sehnt sie sich verzweifelt nach einem Kind – ihr Selbstwertgefühl und ihre Identität hängen vielleicht davon ab, sie glaubt, nur mit einem eigenen Baby eine richtige Frau zu sein, wenigstens will sie eines in der Gebärmutter haben, oder sie wünscht sich mehr Aufmerksamkeit, oder sie will Einsamkeit überwinden. Manche unfruchtbaren Frauen werden unbewusst von dem Gefühl biologischer Minderwertigkeit in eine Scheinschwangerschaft getrieben. Wieder anderen verleiht eine Schwangerschaft Macht – die Macht zu gebären, die Macht, einen Mann zu halten.

Die nächsten Wochen flogen nur so dahin. Ich hatte viel zu tun, besuchte Seminare, behandelte Patienten und beendete einen wissenschaftlichen Aufsatz. Während ich im Büro meine Vorlesungsstunde für den Donnerstagnachmittag vorbereitete, klingelte das Telefon. Es war Anne. Ich war froh, dass sie anrief, nur schluchzte sie so erbärmlich, dass ich sie kaum verstand. »Holen Sie tief Luft und sagen Sie es noch einmal ganz langsam«, bat ich.

»Ich habe meine Tage bekommen! Ich bin nicht schwanger! Diese verdammte Sefton hatte recht.« Sie legte kurz den Hörer weg und putzte sich die Nase. »Wofür soll ich jetzt noch leben ...« Bei mir im Kopf schrillten die Alarmglocken.

»Wann können Sie kommen? Wir müssen miteinander reden, so schnell wie es geht.« Kurz dachte ich daran, dass mein guter Freund Jim von seinem hohen Ross herunterkommen müsste, weil meine Patientin zurückgekommen war.

Zwei Stunden später, nach meinem Unterricht, schleppte sich Anne Drexler in mein Büro, verstört und verheult, schlank und ohne die geringsten Anzeichen einer Schwangerschaft.

»Setzen Sie sich, Anne, und erzählen Sie, was passiert ist.« Sie ließ sich auf das Sofa fallen und sah mich an. »Dr. Sefton hatte nur zum Teil recht, ich war *nie* schwanger. Ich wollte es nur so unbedingt, dass mir mein Unterbewusstsein etwas vorgegaukelt hat. Ich bin selbst Therapeutin, verdammt noch mal, ich sollte es besser wissen. Ich weiß, wie verrückt Menschen werden, wenn sie unbedingt etwas haben wollen und es nicht kriegen können.«

»Reden Sie weiter«, drängte ich.

»Aber es war so seltsam, ich hätte schwören können, dass ich die Tritte des Babys gespürt habe. Mein neuer Arzt meint, es seien Blähungen gewesen. Wie kann das sein?«

»Manchmal wollen wir etwas so sehr, dass unser Unterbewusstsein unseren Körper austrickst. Sagen Sie mir, warum Sie so unbedingt schwanger werden wollen.«

»Ich wollte schon immer Kinder haben, es ist so ungerecht, dass alle in der Familie welche haben, nur ich nicht.«

»Sie sagten beim letzten Mal, wenn ich mich richtig erinnere, dass Ihre Schwester bald Zwillinge bekommt. Sind die inzwischen da?«, fragte ich.

Anne brach in Tränen aus. »Ja, ein Junge und ein Mädchen. Und die sind so süß. Valerie hat so ein Glück, ich hasse sie.« Ich reichte Anne die Kleenex-Box. Sie putzte sich die Nase und fuhr fort: »Und Karen mit ihren drei perfekten kleinen Engeln kann ich auch nicht ausstehen.«

»Klingt nach leichten Spannungen zwischen Ihnen und Ihren Schwestern«, stellte ich fest.

»Allerdings. Aber die schwimmen so in ihrem Glück, dass sie überhaupt nichts mitkriegen. Ich bin völlig abgemeldet.«

Jetzt kamen wir der Sache näher. Anne hatte ihre Lage akzeptiert und wollte wissen, was sie dahin gebracht hatte.

»Seit wann haben Sie dieses Gefühl?«, fragte ich.

»Keine Ahnung. Solange wir klein waren, war ich das Baby und wurde immer besonders behandelt – alle fanden mich so süß und goldig. Ich war immer Moms Liebling. Und meine Schwestern stritten sich, wer mich babysitten durfte.«

»Wann hat sich das geändert?«

»Kann ich nicht genau sagen. Spätestens als ich in die Junior Highschool kam, war ich nicht mehr das süße kleine Baby. Karen war die Hübsche, Valerie die Lustige und ich war keine Ahnung was.«

»Sie fühlten sich also nicht mehr als etwas Besonderes. Wie sind Sie damit zurechtgekommen?«, fragte ich.

»Ich war fleißig in der Schule und wurde die Kluge. Aber das war allen total egal, vor allem seit meine Schwestern direkt nach der Highschool geheiratet haben und ein Baby nach dem anderen in die Welt setzten. Meine Eltern waren überglücklich, und dann machten sie sich Sorgen um mich, ihr armes Nesthäkchen, das aufs College ging und Therapeutin werden wollte.«

»Haben Sie geheiratet?«

»Gordon und ich leben seit fünf Jahren zusammen. Wir glauben nicht, dass uns ein Stück Papier enger aneinander bindet, und ehrlich gesagt habe ich den Eindruck, dass es meiner Familie mehr um diesen Wisch geht als um mich.«

»Wenn Gordon Ihnen einen Antrag machen würde, würden Sie dann Ja sagen?«, fragte ich.

Sie brach wieder in Tränen aus. »Ich weiß nicht, vielleicht. Aber es wäre nur, um es meiner Mutter endlich recht zu machen. Vielleicht will ich es eigentlich auch. Ich weiß es nicht! Ich will auf jeden Fall ein Baby, aber scheinbar kann ich keins haben.«

Anne erzählte mir von ihren Fehlgeburten und dass sie den Eltern seit dem ersten Abort nichts mehr sagte, weil sie so wahnsinnig enttäuscht gewesen waren – natürlich nicht ihretwegen, sondern weil sie ein Enkelkind verloren hatten. Trotz ihrer Probleme mit der Unfruchtbarkeit und ihren Sorgen, Gordon könnte sie verlassen, wenn sie keine Kinder bekam, schaffte sie es, dass ihre Praxis gut lief. Sie hatte sich auf Jugendliche spezialisiert, und mir fiel auf, dass sich ihre eigenen Identitätsprobleme während ihrer Jugendzeit entwickelt hatten. Wahrscheinlich war die Spezialisierung kein Zufall.

Viele Therapeuten fühlen sich zu ihrem Fachgebiet hingezogen, weil sie sich eine Lösung ihrer eigenen Schwierigkeiten davon erwarten. Ich kenne spindeldürre Psychiaterinnen, die sich auf Anorexie und andere Essstörungen spezialisiert haben, hypomanische Psychologen, die sich auf Krankheitsbilder mit den typischen Stimmungsschwankungen manischer und depressiver Patienten konzentrieren, und obsessive Therapeuten, die Kliniken für Zwangsneurosen leiten. Manche sind, wenn sie die eigenen Probleme überwunden haben, genau deshalb sehr gute Ärzte; sie können sich in ihre Patienten einfühlen und wissen aus eigener Erfahrung, was diese durchmachen. Anderen, die immer noch mit ihren eigenen Problemen zu kämpfen haben, fehlt die notwendige Distanz zu den Problemen der Patienten, und das kann ihre Fähigkeit zu heilen beeinträchtigen.

Wenn Anne die Unsicherheit und die Konkurrenzgefühle zu ihren Schwestern hinter sich lassen wollte, musste sie ihr Bedürfnis, das Baby zu sein, überwinden und sich als die gebildete Erwachsene, erfolgreiche Therapeutin und Partnerin in einer langjährigen Beziehung, die aus ihr geworden war, akzeptieren. Unsere erste Sitzung war ein großer Schritt für sie – das Eingeständnis, nicht schwanger zu sein, darüber zu reden, dass es zu ihrem Selbstverständnis gehörte, Mutter zu sein, und offen über die Missgunst, die sie ihren Schwestern gegenüber empfand, zu sprechen. Ich vermutete, dass die Konkurrenzsituation mit ihren Schwestern sie in die Scheinschwangerschaft getrieben hatte. Vermutlich waren die beiden vorherigen Fehlgeburten ebenfalls keine echten Schwangerschaften gewesen.

Biologisch gesehen sind Frauen genetisch für die Fortpflanzung ausgestattet. Stellt eine Frau fest, dass sie unfruchtbar ist, kann sie sich als physiologische Fehlkonstruktion erleben, und die psychologischen Folgen können verheerend sein.

Jede unfruchtbare Frau geht auf ihre Weise mit dieser Herausforderung um, und ihr Partner spielt dabei natürlich eine große Rolle. Manche Paare adoptieren schließlich ein Kind, andere vertrauen sich der modernen Reproduktionsmedizin an, ohne dass ein positiver Ausgang garantiert ist. Ein unerfüllter Kinderwunsch kann Beziehungen zerstören, manche Frauen treibt er buchstäblich in den Wahnsinn. Sie ertragen den Anblick einer Schwangeren oder eines Säuglings nicht, oder sie sind Monat für Monat, wenn sie ihre Periode bekommen, klinisch depressiv. Pseudocyesis ist ein extrem seltener, wenn auch kein langfristiger Ausweg aus einer für manche Frauen nicht hinnehmbaren Realität.

Eine Woche später aß ich mit Jim in der Cafeteria zu Mittag. Wir ergatterten einen leeren Tisch an der Wand, und ich hatte kaum in mein Sandwich gebissen, als Jim sagte: »Schau mal zu der Brünetten an der Kasse rüber, auf elf Uhr.«

»Iss dein Mittagessen, Jim«, sagte ich. »Wir sind hier nicht in einem Single-Klub.«

»Schon klar, aber die ist süß und lächelt mich an. Meinst du, ich hab mit der geschlafen?«

Ich sah sie mir an. Sie sah wirklich gut aus – nicht Jims Liga. »Kann ich mir nicht vorstellen. Erinnerst du dich an die Therapeutin, die bei Pam Sefton in Behandlung war?«

Er lachte. »Du meinst die mit der Scheinschwangerschaft, die du Trottel dir hast entgehen lassen?«

»Egal«, sagte ich. »Sie kommt jetzt einmal die Woche zu mir. Das ist Stoff für einen richtig guten Aufsatz.«

Jim hörte auf zu kauen und starrte mich an; er versuchte seinen Schock zu verbergen, ohne Erfolg. »Toll, Gary. Viel Glück damit.« Dann sah er auf die Uhr und sagte: »Oh Mist, ich muss los.« Er stand auf und wickelte sein Sandwich ein. »Bis später.«

Ich hatte es genossen, ihm eins auszuwischen, aber als er das Weite suchte, fühlte ich mich schlecht. Offenbar konnte er austeilen, aber nicht einstecken. Unsere kleinen Konkurrenzkämpfe waren okay, solange er Oberwasser behielt, wenn nicht, machte er sich aus dem Staub. Der Beginn meiner Karriere bedeutete das Ende unserer Freundschaft. Ich habe mich immer gefragt, inwieweit mein eigener Ehrgeiz daran schuld war, später wurde mir klar, dass viel von Jim ausging. Er hatte zwei sehr erfolgreiche Brüder – der eine war Finanzfachmann an der Wall Street, der andere ein einflussreicher Anwalt in Boston –, und mit beiden hat er über Jahre kein Wort gesprochen.

Während ich über die Konkurrenzsituation zwischen mir und Jim nachdachte, fiel mir Anne ein, die allmählich erkannte, wie sehr die Konkurrenz zu ihren Schwestern sie belastete. Einige Monate lang besprachen wir ihr Bedürfnis, Aufmerksamkeit zu bekommen, indem sie entweder das Baby war oder eines bekam. Ihr wurde klar, dass sie die ablehnende Haltung, was eine Heirat betraf, aus reinem Selbstschutz gegen die Angst, Gordon wollte sie gar nicht haben, einnahm.

Doch mit Annes wachsender Selbstsicherheit verbesserte sich die Beziehung der beiden, und Gordon machte ihr einen Antrag. Wie ich erwartet hatte, sagte Anne begeistert Ja. Er sagte ihr, dass er sie liebe, ob sie nun eigene Kinder haben könnten oder nicht, und sie dachten inzwischen ernsthaft über eine Adoption nach.

Ich hatte Anne über einen Monat nicht gesehen, weil sie die Flitterwochen mit Gordon in Europa verbracht hatte. Braun gebrannt kam sie in mein Büro, trug eine weiße Tunika und dazu eine Halskette aus Türkisen. Ihre großen Augen funkelten, und sie hatte ein paar Pfunde zugelegt.

»Dr. Small, ich freue mich sehr, Sie zu sehen. Gordon und ich hatten eine wundervolle Zeit in Griechenland. Das Meer dort ist so blau und klar.«

»Freut mich, Anne, Sie haben die Auszeit wirklich gebraucht.«

Sie setzte sich auf das Sofa und grinste. »Wissen Sie, keine meiner Schwestern hat ihre Flitterwochen in Europa verbracht. Ich glaube, keine der beiden ist je über den Nordosten der USA hinausgekommen, höchstens ein, zwei Mal bis Florida.«

»Wirklich«, sagte ich.

»Und Gordon und ich sind uns so nah gekommen, wir sind wie enge Freunde und Verliebte. So eine Beziehung haben meine Schwestern bestimmt nicht zu ihren Männern.«

»Anne, das ist das alte Thema, wir haben vor Ihrer Hochzeit lange darüber gesprochen.«

»Wirklich? Welches?«, fragte sie.

»Ihre Konkurrenzgefühle gegenüber Ihren Schwestern. Jetzt verlagern sie sich auf Beziehungen und Flitterwochen statt auf Babys.«

»Babys. Das Beste habe ich noch gar nicht erzählt!«

»Und das wäre?«, fragte ich.

»Ich bin schwanger!«

Ach du liebe Zeit, dachte ich. Hatte sie einen totalen Rückfall? Ich musste vorsichtig vorgehen. Zögernd sagte ich: »Das ist schön.«

»Schön? Machen Sie Witze? Es ist fantastisch«, sagte sie. »Warum freuen Sie sich nicht für mich?«

»Wann haben Sie es gemerkt?«

Sie lachte und sagte: »Ich habe heute morgen drei Schwangerschaftstests aus der Apotheke geholt, und die waren alle positiv. Schauen Sie meinen Bauch an!« Sie hob die Tunika hoch, ihr braungebrannter Bauch wölbte sich wie in ihrer früheren Scheinschwangerschaft. Sie redete weiter. »Sie wissen ja, wie das mit den Paaren ist, die nicht schwanger werden. Kaum haben sie beschlossen, ein Kind zu adoptieren, werden sie es. Also, tada!!!« Sie stieß den Arm in die Höhe als Siegeszeichen.

»Sie sind natürlich aufgeregt, Anne, aber waren Sie schon beim Gynäkologen?«

»Was ist mit Ihnen los, Dr. Small? Ich dachte, Sie freuen sich für mich. Vor sieben Monaten war ich noch so weit, dass ich Gordon verlassen hätte, und dank Ihnen bin ich jetzt glücklich verheiratet und bekomme ein Kind.«

Es konnte natürlich sein, dass Anne schwanger war, doch die erneut aufgetretenen Konkurrenzgefühle gegenüber den Schwestern deuteten auf eine Regression hin, und ich wusste, dass Pseudocyesis oft wiederholt auftritt. Je eher Annes Schwangerschaft mit einem echten Laborergebnis bestätigt oder widerlegt wurde, desto besser für ihre psychische Gesundheit. Schon in der Weigerung, über den Besuch beim Gynäkologen auch nur zu reden, sah ich ein Anzeichen neuerlichen Verleugnens. Während der Monate der Therapie hatte ich den Eindruck gewonnen, dass sie einsichtig und mit mir als Therapeut eine Allianz eingegangen war. Wenn ich Anne stärker drängte, sich der Realität zu stellen oder wenigstens einen zuverlässigen Bluttest machen zu lassen, konnte ich ihre Verdrängung vielleicht durchbrechen.

»Anne, ich hoffe sehr, dass Sie schwanger sind, aber es kann genauso gut sein, dass Ihnen Ihr Unterbewusstsein wieder einen Streich spielt. Wann wollen Sie einen Bluttest machen lassen?«

»Wovon reden Sie? Wollen Sie behaupten, ich wäre eigentlich gar nicht schwanger?«, fragte sie.

»Das habe ich nicht gesagt, Anne. Aber es kommt mir gerade so vor, als wäre es für Sie vor allem wichtig, dass ich von Ihrer Schwangerschaft begeistert bin, so wie Ihre Familie sich über Babys freut. Wir haben in den letzten Monaten darüber gesprochen, wie wichtig das bisher für Ihr Selbstwertgefühl war.«

»Ich verstehe, was Sie sagen, Dr. Small. Ich verstehe es, aber es ist mir egal. Ich bin schwanger, das weiß ich. Meine Brüste sind geschwollen und tun weh, ich übergebe mich jeden Morgen. Ich brauche dieses negative Gerede nicht. Und ich brauche keine Therapie mehr.«

Trotz meiner Bemühungen konnte ich Anne nicht überzeugen, sie blieb dabei, dankte mir für meine Hilfe und versprach, mich auf dem Laufenden zu halten. Jetzt wo sie wirklich schwanger sei, wolle sie nichts Negatives hören, sie wolle nur die positive Seite sehen. Als ich sagte, das klänge nach Verdrängung, lachte sie nur und sagte: »Genau das meine ich.«

Rückblickend betrachtet hätte ich Anne vielleicht nicht so zusetzen dürfen, hätte ihr mehr Unterstützung geben müssen. Als Patientin hatte ich sie ja auch mit dem Tipp gewonnen, sie solle eine zweite Meinung einholen. Außerdem wollte sie die Therapie vermutlich sowieso beenden.

Die meisten Patienten müssen motiviert werden, die psychotherapeutische Arbeit durchzuziehen. Anne hatte nicht den Eindruck, dass sie Probleme hatte, an denen sie arbeiten müsste. In Zeiten, in denen die Patienten keinen akuten Leidensdruck und keine Krise haben, ist es jedoch viel einfacher und effektiver, therapeutisch in die Tiefe zu gehen. Denn dann hat der Patient die Gelassenheit und Einsicht, um die eigene psychologische Welt zu erkunden.

In der Folge erhielt ich mehrere Nachrichten von Anne, wie wunderbar die Schwangerschaft verlaufe, sie streiche mit Gordon das Kinderzimmer, und ihre Schwestern planten eine riesige Geschenkeparty für das Kind. Sie sprach mir all das auf den Anrufbeantworter, weil sie sich immer erst nach der Sprechzeit meldete. Sie wollte mich wahrscheinlich gar nicht persönlich erreichen, und ich landete bei meinen Rückrufen auch jedes Mal auf ihrem Anrufbeantworter.

Ich las mich weiter in Pseudocyesis ein und entwickelte das Grundgerüst für einen Aufsatz, den ich darüber schreiben wollte.[2] Dabei stieß ich auf Fälle von Scheinschwangerschaft, die bis zu acht Monate dauerten. Ich machte mir Sorgen um Anne, hoffentlich gehörte sie nicht dazu.

Irgendwann rief sie nicht mehr an, sechs Monate später bekam ich einen Brief von ihr. Zwei Fotos lagen bei – eine grisselige Schwarz-Weiß-Aufnahme von einem Fötus im Uterus, offenbar ein Junge. Ich ließ mich zu dem Gedanken hinreißen, ob Anne inzwischen psychotische Wahnvorstellungen hatte und Fotos aus Geburtskliniken stahl, um eine Mutterschaft vorzutäuschen. Doch das zweite Bild zerstreute meine Ängste. Es zeigte Anne und einen Mann Mitte dreißig, vermutlich Gordon, mit einem hübschen Baby. Der Junge hatte große, durchdringende haselnussbraune Augen. In dem beiliegenden Brief schrieb Anne, sie würde mir die Abzüge schicken, damit ich die beiden ersten

Bilder ihres Sohnes zu sehen bekäme. Ich freute mich für sie und schämte mich gleichzeitig ein bisschen. Ich hatte es nicht glauben wollen.

Abends auf dem Heimweg dachte ich wieder an Anne. Es war schon erstaunlich, dass sie sich wegen der Neidgefühle gegenüber ihren Schwestern in eine Scheinschwangerschaft hatte hineinsteigern können. Aber ihre Geschwisterrivalität war auch der Spiegel meiner Konkurrenzkämpfe mit Jim. Hatten meine eigenen Probleme meine Fähigkeit, Anne zu helfen, beeinträchtigt? Oder hatten sie mich sensibilisiert und mein Einfühlungsvermögen gesteigert?

Wann überschreitet gesunde Konkurrenz die Grenze zu einer ungesunden Rivalität, die Menschen zu psychotischen Verhaltensweisen treibt? Meine Patientin kämpfte zeitlebens damit, und ich fragte mich, ob ihr Kind die Dämonen besänftigen oder im Gegenteil erneut aufscheuchen würde.

Ich schaltete den Fernseher ein. Die Celtics spielten wieder gegen die Lakers. Zum Glück waren keine Celtics-Fans in der Nähe, ich konnte hemmungslos für die Lakers mitfiebern. Ich holte mir ein Bier aus dem Kühlschrank und sah, wie Kareem Abdul-Jabbar Larry Bird austrickste und den Ball im Korb versenkte. Dabei wurde er gefoult und ging zu Boden. Larry machte kehrt und half Kareem beim Aufstehen. Die beiden beherrschten die Kunst des friedlichen Wettbewerbs.

6. KAPITEL

SCHWEIGEBEHANDLUNG

Herbst 1984

Ich platzierte meinen Kaffeebecher in der dafür vorgesehenen Ablage und suchte nach einem Radiosender, der mir gefiel, während ich auf die Abfahrt zum Freeway 405 Richtung Süden zufuhr. Es war sieben Uhr, und wie fast täglich stand ich auf dem Weg zur Arbeit im morgendlichen Pendlerstau. Kurz bevor es hinter der Überführung beim Mulholland Drive wieder bergab ging, schaute ich in den Rückspiegel und sah das San Fernando Valley hinter mir. Die Santa-Ana-Winde hatten den üblichen Smog weggeblasen, die Sicht war so grandios, wie ich es aus meiner Kindheit kannte – nur dass es jetzt weniger Felder, aber dafür mehr Häuser zu sehen gab.

Ich freute mich, nach meiner Zeit in Boston wieder in Los Angeles zu sein. Das Auffrischen alter Kontakte zu Freunden und zur Familie tat gut. Ich hatte eine Stelle in der geriatrischen Psychiatrie an meiner alten Universität gefunden, der University of California Los Angeles, kurz UCLA. Die Abteilung für Psychiatrie für alte Menschen befand sich dort gerade im Aufbau, es herrschte großer Bedarf, wie ich fand. Nicht viele Berufseinsteiger interessierten sich jedoch für die Arbeit mit oft verwirrten und vernachlässigten Senioren, deren Fälle aufgrund der vielschichtigen Krankheitsbilder in der Regel kompliziert waren.[1]

Ich vertiefte mich in die klinische Forschung im Bereich Geriatrie und baute gleichzeitig Schritt für Schritt meine Privatpraxis auf, doch der Übergang lief nicht so glatt, wie ich gedacht hatte. Während meiner drei Jahre in Harvard gehörte ich zu einer Elite, einer handverlesenen Schar von Bewerbern, die sich aus allen Ecken der USA für die Ausbildung gemeldet hatten. Dort hatte ich mich etabliert und mir im Lauf der Jahre einen guten Ruf erarbeitet. Auch die UCLA war eine renommierte Universität, aber viel größer, und nun war ich wieder ein kleines Rädchen im Getriebe, ein kleiner Fisch in einem riesigen Becken. Es dauerte eine Weile, bis ich die neuen Kollegen kannte und ihr Vertrauen gewann.

Im UCLA Medical Center ging es genauso geschäftig zu wie im Massachusetts General in Boston, doch wie Los Angeles insgesamt erstreckte es sich über eine wesentlich größere Fläche. Errichtet 1953, galt es als Meilenstein der modernen Architektur. Das elfstöckige Backsteingebäude des zentralen Lehrkrankenhauses bildete mit dem halben Dutzend Seitenflügeln ein Zickzackmuster. Waagerechte Blenden aus rostfreiem Stahl schützten uns vor Hitze und direkter Sonneneinstrahlung, aber von innen wirkten diese wie Gitter und gaben einem je nach Sonnenstand das Gefühl, in einem Gefängnis zu arbeiten.

Ich saß im Schwesternzimmer im vierten Stock und erledigte die Notizen zu den gerade von mir besuchten Patienten, als ich hörte, wie sich eine plärrende Stimme über den langen Ost-West-Flur näherte. Dann war das schmetternde Geräusch direkt vor meinem Zimmer, ich sah hoch und erblickte eine Gruppe angehender Neurologen mit ihrem Ausbilder, Oberarzt Dr. Ralph Porter, bei der Visite auf dem Weg zwischen zwei Krankenzimmern. Porter schwadronierte über den Gehirnschlag eines Patienten und dessen Hämatome. Ich konnte mich nur noch schwer konzentrieren. Porter gehörte zu den großmäuligen Besserwissern, die ihre Studenten gern mit Fragen demütigen, von denen sie genau wissen, dass sie sie noch nicht beantworten können.

Die Gruppe stand nun direkt neben dem Schwesternzimmer, und Porter forderte eine schüchterne Ärztin im ersten Jahr ihrer Ausbildung zum Facharzt auf, sie solle die nächste Patientin auf ihrer Runde vorstellen. Die junge Frau zögerte, ihre Unsicherheit war nicht zu übersehen – das perfekte Opfer für Porters Lust, sich jemanden herauszupicken, um dann auf ihm herumzutrampeln.

Die Ärztin beschrieb den Fall von Heather Phillips aus Venice, dem lebhaften Künstlerstädtchen im Süden von Los Angeles. Heather war vor einem Monat von ihrer Schwester mit einem Schnupfen ins Stadtkrankenhaus gebracht worden, seither hatte die junge Malerin kein Wort geredet und war nicht ansprechbar. Eine Lumbalpunktion hatte ergeben, dass sich weiße Blutkörperchen in der Gehirn-Rückenmark-Flüssigkeit befanden, dem Liquor cerebrospinalis, was auf Meningitis, Enzephalitis oder eine andere Infektion des Gehirns hindeuten konnte. Heather wurden daraufhin intravenös Antibiotika verabreicht, doch die Symptome klangen nicht ab, also gingen die Ärzte davon aus, es handele sich um eine Virusinfektion. Ihr Zustand besserte sich nicht, Heather wurde ins UCLA verlegt. Die neurologische Untersuchung ergab nichts Auffälliges, außer dass die Patientin weder verbal noch körperlich auf Fragen oder Anweisungen reagierte.

Irgendetwas an diesem Fall ließ mich stutzig werden. Wenn die Patientin eine Infektion hatte, warum war sie dann so plötzlich verstummt, warum dauerte es so lange? Warum delirierte sie nicht mit klaren oder verwirrten Phasen dazwischen? Und warum zeigte der neurologische

Befund ansonsten keine Auffälligkeiten? Meningitis-Patienten haben zudem in der Regel einen steifen Nacken.

Als die Gruppe durch den Flur zu Heathers Raum ging, folgte ich Dr. Porter und fragte, ob ich mich anschließen dürfe. Er schielte auf mein Namensschild und grinste dämlich. »Psychiater? Klar. Vielleicht können Sie uns das frühkindliche Trauma verraten, das zu der Ansteckung mit Enzephalitis geführt hat.«

Ich ignorierte seinen Sarkasmus. »Ich gebe mein Bestes, Dr. Porter.«

Wir betraten Heathers Zimmer. Sie lag im Bett am Fenster, den Kopf mit Kissen gestützt, das zweite Bett im Zimmer war leer. Schlank, blass, brünett, vermutlich Anfang dreißig, ausdrucksloser Blick. Porter baute sich neben Heathers Bett auf und stellte sich ihr vor. Er fragte sie nach ihrem Namen und bekam keine Antwort. Ob sie wisse, wer sie sei? Wieder keine Reaktion. Nachdem er noch eine Reihe ähnlicher Fragen gestellt hatte, begann er mit einer flüchtigen neurologischen Untersuchung.

Er nahm einen kleinen Hammer aus seiner Kitteltasche und prüfte die Reflexe, sie waren prompt und symmetrisch. Er hielt ihren Oberarm und bewegte den Unterarm, um den Bewegungsradius zu testen. Dann wandte er sich an seine Schützlinge und bat um eine Zusammenfassung des Falls. Während ein nervöser angehender Neurologe mit der Differentialdiagnose Enzephalitis begann, fiel mir etwas Merkwürdiges auf: Heathers Arm war immer noch in der Luft, dort wo Porter ihn losgelassen hatte. Außer mir schien das niemand zu merken. Während sich der junge Mann redlich Mühe gab, Porter zu imponieren, beobachtete ich, wie Heathers Arm ganz, ganz langsam, fast unmerklich zurück auf die Bettdecke glitt.

Litt ich an Halluzinationen? Warum war es niemandem aufgefallen? Wenn ich jetzt darauf aufmerksam machen würde, würden sie mich für verrückt halten? Plötzlich wandte sich Porter an mich. »Dr. Small, der Vortrag scheint Sie zu verzücken. Können Sie uns vielleicht etwas über die unbewusste Motivation der Patientin sagen, sich so zu verhalten?«

Der Kerl konnte Psychiater nicht ausstehen, das stand fest. Ich fragte mich, welche persönlichen Probleme er versuchte zu verbergen. Ich sagte: »Noch nicht, Doktor. Aber ich würde die Patientin gern selbst untersuchen, wenn Sie nichts dagegen haben.«

Porter lachte. »Sie sind mein Gast. Vielleicht sollten wir noch einen Zahnarzt hinzuziehen und um seine Meinung bitten.« Einige in der Gruppe kicherten, und ich wurde rot. Ich hasste es, wenn ich rot wurde.

Porter stand mit seiner Anti-Haltung nicht allein. Anfang der Achtzigerjahre hielten die meisten Internisten und Chirurgen nichts von Psychiatrie. Sie verstanden nichts davon, und die Patienten hatten Angst, als Irre abgestempelt zu werden. Schon als Student hatte ich mir so manchen Spott von Professoren oder Kommilitonen anhören müssen, der darauf anspielte, die Fachrichtung sei mehr Spekulation als Wissenschaft.

Während der praktischen Ausbildung lernte ich viel über die Gründe für diese Vorurteile. Der schottische Psychiater R. D. Laing[2] stellte infrage, ob Krankheiten der Psyche überhaupt als Krankheiten angesehen werden dürfen, da sie keine nachweisbaren physischen Ursachen hätten. Seiner Meinung nach resultierte der Begriff des Wahnsinns aus politischen und zwischenmenschlichen Einflüssen.

1973 veröffentlichte der Stanford-Psychologe David Rosenhan seine Studie »On Being Sane in Insane Places«[3], was so viel wie »Gesunde Menschen im Irrenhaus« heißt. Er beschreibt darin, wie sich geistig gesunde Studenten mit gespielten Psychosen Eintritt in die Psychiatrie verschafften. Einmal dort aufgenommen, benahmen sich die Pseudopatienten wieder ganz normal, aber das Krankenhauspersonal deutete ihr Verhalten als Anzeichen für eine Psychose. Interessanterweise ließen sich die wirklich kranken Insassen nicht täuschen.

Nach dem Zweiten Weltkrieg beherrschte die Psychoanalyse – eine Theorie, die Seele zu erforschen und zu behandeln – die Psychiatrie der meisten Universitäten. Bei Freuds Psychoanalyse sollen die Patienten dem Analytiker ihre Assoziationen, Fantasien und Träume erzählen, der daraus auf unbewusste Konflikte schließt, von denen er annimmt, dass sie die Symptome oder Probleme des Patienten auslösen. Konfrontiert mit der Interpretation des Analysten, bessern sich die Symptome der Leidenden oft, aber es kann Jahre dauern und fast tägliche Sitzungen erfordern – das ist teuer und zeitraubend.

Die Psychoanalyse hat vielen Menschen geholfen, Neurosen und persönliche Probleme zu überwinden, aber es lässt sich schwer feststellen, ob sie effektiver ist als das Gespräch mit Freunden, die gut zuhören können.[4] Allerdings ergaben systematische Studien, dass ein ähnlicher Behandlungsansatz, die psychodynamische Psychotherapie, nachweislich funktioniert. Psychoanalyse ist aber nicht für jeden geeignet, vor allem nicht für Patienten mit schweren Depressionen oder Psychosen. Seit der Entwicklung von Medikamenten gegen beide Störungen lassen sich die Symptome oft sehr rasch lindern, und das steigerte die Akzeptanz der Psychiatrie innerhalb der Ärzteschaft. Viele Psychiater wandten sich von der reinen psychoanalytischen Lehre ab und fahren seither zweigleisig: Sie kombinieren die medikamentöse Behandlung mit der Gesprächstherapie. Die stärkere Einbindung der Psychiatrie in die Medizin stärkte das Vertrauen in die Fachrichtung und ihr Ansehen bei anderen medizinischen Disziplinen; trotzdem ließen sich nicht alle Vorbehalte aus dem Weg räumen und vor allem von älteren Ärzten wurde die Psychiatrie weiterhin rundheraus abgelehnt.

Bei zahlreichen Ärzten werden die Vorurteile genau wie bei Laien auch von Ängsten geschürt. Manchmal verdrängen Menschen eigene Konflikte und meiden deswegen Psychiater bzw. attackieren sie aus Angst, ihre geheimen psychologischen Probleme könnten entdeckt werden – als würden Psychiater über magische Kräfte verfügen.

Aber Ralph Porters Verhalten war wie ein Schlag unter die Gürtellinie. Ich stand noch ganz am Anfang und wollte ernst genommen werden. Ihm gelang es, mir ein Gefühl permanenter Unsicherheit zu geben. Seine spitzen Bemerkungen ließen mich für einen Moment sogar an meiner Berufswahl zweifeln. Zum Glück überwog mein Ärger über diesen Affen und wischte die Unsicherheit weg, spornte mich vielmehr an, es ihm zu zeigen. Öffentliche Demütigungen können ihr Gutes haben – wenn sie Menschen dazu motivieren, das Gegenteil zu beweisen.

Am nächsten Morgen ging ich zu Heather, um sie ganz offiziell noch einmal zu untersuchen. Der Fernseher lief, die Patientin starrte ausdruckslos auf den Bildschirm. Ich stellte mich vor und setzte mich neben ihr Bett auf einen Stuhl. Sie ließ sich nicht anmerken, ob sie mich registrierte, sie zuckte nur mit den Lidern, als ich vor ihrem Gesicht in die Hände klatschte.

Ich prüfte die Reflexe, sie glichen denen vom Vortag. Ich hob sanft ihren Kopf vom Kissen und beugte den Nacken – er war kein bisschen steif. Schließlich tat ich, weshalb ich im Grunde gekommen war: Ich hob ihren Arm in die Senkrechte und ließ ihn los. Er blieb etwa fünf Sekunden in der Luft stehen, dann bewegte ich ihn sacht in eine horizontale

Position und ließ wieder los, wieder blieb er einfach stehen. Erst nach rund dreißig Sekunden sank er ganz langsam auf die Bettdecke.

Ich probierte dasselbe mit dem anderen Arm und erhielt dieselben Ergebnisse. Ich fühlte mich wie einer dieser Hypnotiseure in Las Vegas, die Freiwillige aus dem Publikum in Trance versetzen und in verrückten Haltungen stehen lassen. Die ganze Zeit starrte Heather auf den Fernseher. Es war unheimlich.

Ich hatte noch nie Fälle von Flexibilitas cerea mit eigenen Augen gesehen, aber von der »wächsernen« Erhöhung des Muskeltonus während meines Studiums gelesen. Definiert wird sie als verminderte Körperreaktion auf Stimuli und die Tendenz, reglos in einer Haltung zu verharren. Wenn man den Arm einer Person in einer solchen Verfassung bewegt, verbleibt der Arm in der Position, in der man ihn loslässt. Die Extremität reagiert, anders ausgedrückt, als wäre sie aus Wachs – daher die lateinische Bezeichnung, die wörtlich übersetzt so viel wie wächserne Biegsamkeit bedeutet. Zum ersten Mal wurde sie an Patienten mit katatoner Schizophrenie beobachtet, die ihre motorischen Fähigkeiten in hohem Maß verlieren und sich manchmal stundenlang nicht bewegen. In seltenen, unbehandelten Fällen wurde vom Tod der Betroffenen berichtet, sie starben an Erschöpfung.

Ich wollte gerade Heathers Puls kontrollieren, als die Tür aufging. »Entschuldigung, sind Sie ein echter Doktor oder noch so ein Medizinstudent?«

Ich drehte mich um und erblickte eine etwas ältere Version von Heather.

Sie redete weiter. »Ich habe dieses Lehrkrankenhaus so satt. Sind Sie überhaupt schon volljährig?«

Damals hatte ich noch keine grauen Haare, und auch wenn ich auf die dreißig zuging, sah ich für mein Alter sehr jung aus. Ich stand auf und streckte ihr die Hand entgegen: »Ich bin Dr. Small. Ich bin Psychiater und untersuche Heather gerade.« Sie ergriff meine Hand nicht, also ließ ich sie fallen.

»Na wunderbar, ein Seelenklempner«, sagte sie. »Was wird das? Eine Schweigebehandlung? Ist Ihnen aufgefallen, dass meine Schwester nicht spricht?« Sie legte ihre Handtasche und den Mantel auf das Nachbarbett und fing an aufzuräumen.

»Ich weiß, dass die Ärzte eine Enzephalitis diagnostiziert haben«, erklärte ich. »Aber manchmal kann ein Psychiater helfen, wenn ein Patient nicht mehr redet und nicht reagiert.«

Sie seufzte, holte eine Bürste aus ihrer Handtasche und kämmte Heathers Haare. Ihre Wut verrauchte und wurde von Resignation abgelöst. »Ein Psychiater, warum nicht? So langsam haben wir alle Fachrichtungen in diesem Krankenhaus durch.«

»Wie heißen Sie?«, fragte ich.

»Andrea. Ich bin Heathers ältere Schwester und könnte eine Therapie gebrauchen. Die ganze Geschichte mit Heather ist ein einziger Albtraum.«

»Das glaube ich Ihnen sofort, es muss sehr hart für Sie sein«, sagte ich.

»Es ist unfassbar, wie schnell es so weit gekommen ist. Heather hatte einen Schnupfen und dann das.«

»Ist Ihnen in den letzten Monaten eine Verbesserung aufgefallen?«

»Nein, eigentlich nicht«, meinte Andrea. »An manchen Tagen scheint sie etwas präsenter zu sein, scheint es beispielsweise zu genießen, wenn ich ihr die Haare bürste, aber meistens ist sie völlig weggetreten.«

Selbst wenn Heather nicht auf unsere Unterhaltung zu achten schien, war nicht auszuschließen, dass sie zuhörte.

Ich bat Andrea um ein Gespräch unter vier Augen. Wir gingen den Gang hinunter zu einer Sitzgruppe und nahmen Platz.

»Wie war Heather, bevor sie krank wurde?«, wollte ich wissen.

»Sie ist eine unglaubliche Künstlerin. Mom hat immer gesagt, sie hat das Talent abgekriegt und ich den Verstand.« Sie lachte bitter.

Normalerweise hätte ich bei einem Einstieg wie diesem Richtung Geschwisterkonkurrenz weitergefragt, aber diesmal entschied ich mich dagegen. Ich musste mehr über Heather erfahren.

»Sie soll Malerin sein, habe ich gehört. Welche Art Bilder malt sie?«, fragte ich.

»Das hängt von ihrer Stimmung ab«, erzählte Andrea. »Wenn sie richtig Energie hat, macht sie wochenlang unglaublich farbenfrohe, abstrakte Bilder, eins nach dem andern, riesige Leinwände. Ich weiß nicht, wie sie so produktiv sein kann und wann sie dann überhaupt noch schläft.«

»Aha«, sagte ich.

Andrea fuhr fort: »Aber es gibt Phasen, da schließt sie sich tagelang in ihrem Atelier ein und malt düstere, dunkle Selbstporträts. Es ist, als würde dann eine andere Person malen.«

Das klang nach einer klassischen manisch-depressiven Erkrankung, auch bipolare Störung genannt. Daran leidet rund ein Prozent der Bevölkerung:[5] Manische Phasen werden von depressiven Phasen abgelöst. Sind sie in Hochstimmung, brauchen die Patienten kaum Schlaf, sind produktiv, energiegeladen und oft so euphorisch, dass sie alle mitreißen. Leider kann die Manie auch so eskalieren, dass sich die Betroffenen durch Selbstüberschätzung in problematische Situationen bringen. Weitere Begleiterscheinungen können überstürztes Sprechen, Halluzinationen, Wahnvorstellungen und aggressives Verhalten sein.

Schlägt das Pendel in die Gegenrichtung, sind die Patienten für gewöhnlich lethargisch und könnten den ganzen Tag schlafen. Manche Menschen haben eine milde Form dieser Störung, sie entwickeln keine voll ausgeprägte Manie, sondern eine Hypomanie, sie sind euphorisch und extrem produktiv, aber weder besonders reizbar noch psychotisch. Auch die Depressionen sind bei ihnen weniger schwerwiegend oder kaum spürbar. Weil es ihnen während der hypomanischen Phasen sehr gut geht, »vergessen« viele bipolare Patienten, Lithium zu schlucken, ein Medikament, dass die Stimmung stabilisiert und die Häufigkeit und Intensität der Stimmungsschwankungen reduziert.

In hypomanischen oder manischen Phasen sind bipolar gestörte Menschen oft unglaublich kreativ. Es überrascht nicht, dass die meisten berühmten Künstler, Schriftsteller und Komponisten zu den Manisch-Depressiven gehörten: Vincent van Gogh, Paul Gaugin, Jackson Pollock, Mark Twain, Ernest Hemingway, William Faulkner, Ludwig van Beethoven, Robert Schumann, Brian Wilson und andere mehr.

»Heather hat also offenbar Stimmungsschwankungen. War sie je bei einem Arzt oder Therapeuten, um sich deshalb helfen zu lassen?«, fragte ich.

»Wozu? Jeder hat Stimmungsschwankungen. Und Heather ist Künstlerin. Es ist ihre Art, sich auszudrücken«, antwortete Andrea abwehrend.

»Hat noch jemand in Ihrer Familie solche Stimmungsschwankungen?«

Sie schüttelte den Kopf.

»Wissen Sie von Verwandten, die einen Psychiater aufgesucht oder Lithium genommen haben?«, fragte ich.

Andrea dachte nach. »Unsere Eltern starben bei einem

Verkehrsunfall, als wir auf dem College waren. Aber meine Oma hat mir mal von einer ihrer Schwestern erzählt, die über Jahre in einer Irrenanstalt an der Ostküste war. Was die genau hatte, weiß ich nicht, auch nicht, ob sie Medikamente genommen hat.«

Vielleicht war diese Großtante manisch-depressiv gewesen. Früher waren Betroffene oft jahrelang in geschlossenen Einrichtungen untergebracht, ohne dass sie Medikamente bekamen. Lithium wurde in den USA erst 1969 für manisch Kranke von der obersten Gesundheitsbehörde zugelassen. Davor behandelte man die betroffenen Patienten ausschließlich mit Psychoanalyse und Insulinschocks. Da sich die bipolare Störung oft in der Familie weitervererbt, stützte der Hinweis auf die Großtante meine Vermutung, Heather könnte an einer undiagnostizierten manisch-depressiven Erkrankung leiden.

»Andrea, sind Ihnen irgendwelche Verwandte bekannt, die Probleme mit Alkohol oder Drogen hatten?« Bipolare Patienten versuchen sich oft selbst zu kurieren und bedienen sich dafür, oft bis zum Missbrauch, stimmungsbeeinflussender Stoffe – in erster Linie Alkohol.

»Wissen Sie, Dr. Small, Sie suchen offenbar nach einer psychischen Erklärung für die Enzephalitis meiner Schwester. Sie braucht einen Spezialisten für Infektionskrankheiten, keinen Seelenklempner, okay?«

»Ja, der Beitrag von Kollegen, die sich auf Infektionen spezialisiert haben, ist wichtig. Aber Heather hat bisher auf keinen Behandlungsansatz reagiert, also sollten wir nichts ausschließen und für andere Möglichkeiten offen bleiben.«

Andrea sank im Stuhl zusammen. »Wahrscheinlich. Sie ist meine ganze Familie.« Plötzlich war sie sehr traurig. Hatte sie am Ende ebenfalls manisch-depressive Tendenzen? Die Phasenwechsel können binnen Sekunden eintreten.

»Es muss sehr schmerzhaft für Sie sein, Heather in diesem Zustand zu sehen«, sagte ich.

Sie hatte Tränen in den Augen. »Mit Heather ist es immer schmerzhaft. Ich liebe sie, aber ich weiß nie, wie sie drauf ist – abweisend und düster oder redselig und kreativ. Und jetzt das.«

»Ich spüre, wie weh es Ihnen tut«, versuchte ich sie zu trösten.

»Ja«, sagte Andrea. »Aber es geht nicht um mich, es geht um meine Schwester. Sie muss einfach wieder gesund werden.«

Andrea war offensichtlich nicht bereit, sich über ihre eigenen Gefühle Gedanken zu machen, und ich wollte meine These zu Heathers Erkrankung auf eine festere Basis stellen. »Geben wir den Spezialisten Zeit, die einzelnen Befunde zusammenzutragen«, schlug ich vor. »Ich bringe Sie zurück zu Ihrer Schwester und werde mit den anderen Ärzten sprechen, die sie behandelt haben. Ich hoffe, wir setzen uns danach noch einmal zusammen.«

Einen Tag später klopfte ich im siebten Stock an die Tür von Dr. Porters Büro.

»Herein«, knurrte er.

Ich betrat das geräumige Zimmer mit Blick auf den Freeway 405, standardmäßig eingerichtet mit Schreibtisch und Aktenschränken aus Stahlblech. Die Wände waren mit Diplomen und Auszeichnungen tapeziert – den Stützen seines übersteigerten Egos. Er schaute von den Dias hoch, die er gerade sortierte: »Was gibt's, Small? Ich habe zu tun.«

Ich hatte mich mit Artikeln und Argumenten präpariert, aber von einem Moment auf den anderen fühlte ich mich wie ein kompletter Idiot. Zum Glück hatte ich gelernt, wie ich mit solchen Demütigungen umzugehen hatte.

Ohne weitere Erklärungen trug ich ihm meine These

vor. »Ich konnte die stumme Patientin auf der vierten Etage untersuchen, und ich denke, die Enzephalitis wird von einem katatonischen Syndrom verkompliziert, das auf einer manisch-depressiven Störung beruht.«

Porter sah mich an und lachte: »Ach wirklich? Hat Sie den Mund aufgemacht und Ihnen das alles erzählt?«

Ich wurde wütend und hielt dagegen. »Die Schwester der Patientin hat mir einiges zum familiären Hintergrund erzählt. Heather Phillips litt vor ihrer Erkrankung eindeutig unter extremen Stimmungsschwankungen, und sie hat eine Großtante, die vermutlich wegen einer bipolaren Störung behandelt wurde. Außerdem zeigte sich bei der körperlichen Untersuchung die klassische wächserne Flexibilität …«

Porter fiel mir ins Wort. »Wächserne was? Die Frau hat eine Virusentzündung im Gehirn, verdammt noch mal, haben Sie sich nicht die Laborergebnisse angesehen? Der Wert für die Leukozyten im Liquor cerebrospinalis ist viel zu hoch. Das einzig Klare an diesem Fall ist Ihre naive Überzeugung, dass noch was Psychomäßiges dahintersteckt. Können Sie jetzt bitte gehen?«

Ich kochte. Die Patientin musste wegen der bipolaren Störung behandelt werden, und dieser arrogante Schnösel mit seinen Vorurteilen gegenüber Psychiatern verhinderte das. Ich hätte am liebsten eine der Preisplaketten von der Wand gerissen und ihm über den Schädel gezogen.

»Dr. Porter, ich habe nicht behauptet, sie hätte keine Enzephalitis, aber ich denke, sie sollte auch wegen der bipolaren Störung behandelt werden.«

»Das ist doch Quatsch«, erwiderte er. »Wie wollen Sie das überhaupt machen? Mit Lithium zwangsernähren?«

»Nein, im aktuellen Stadium wäre eine EKT das sicherste und wirksamste Instrument, also eine Elektrokonvulsionstherapie«, antwortete ich.

»Small, ich werde ganz bestimmt keinen Patienten mit Elektroschocks traktieren, solange er eine Gehirnentzündung hat.«

»Sehen Sie sich doch bitte mal die Aufsätze an, die ich Ihnen kopiert habe«, bat ich.

»Legen Sie sie auf den Tisch da. Ich muss in zehn Minuten eine Vorlesung halten und dafür Dias zusammenstellen.« Er wandte sich dem runden Dia-Magazin zu und behandelte mich wie Luft. Ich ließ die Blätter auf den besagten Tisch fallen und verließ das Büro.

Unter anderem hatte ich ihm den zur Standardliteratur gehörenden Aufsatz von Alan Gelenberg kopiert, »The catatonic syndrome«[6], in dem die Flexibilitas cerea und die psychiatrische Differentialdiagnose der Katatonie beschrieben werden. Gelenberg hat gezeigt, dass Manien häufiger als jedes andere psychiatrische Leiden zur Katatonie führen, häufiger sogar als die Schizophrenie. Die anderen Artikel bezogen sich auf die Unschädlichkeit und die Vorteile der EKT, eine moderne Weiterentwicklung der Elektroschocks, deren negatives Bild sich hartnäckig in den Medien und in Filmen wie *Einer flog übers Kuckucksnest* hält und die eher als Strafmaßnahme, nicht als Heilmittel gesehen werden.[7]

Nach dem Ausflug zu Dr. Porter zog ich mich in mein Kabuff zurück. Mein Büro hatte auch Fenster, aber da durch hätte man auf die Mülltonnen hinter dem Krankenhaus geschaut. Zum Glück waren die Scheiben mit blickdichter Folie verklebt.

Es war frustrierend. Ich war Juniorprofessor und wurde von Typen wie Porter trotzdem nicht ernst genommen. Ignoriert zu werden war schlimmer als verspottet zu werden. Vielleicht würde Porter einen Blick auf die kopierten Artikel werfen, aber er würde sich bestimmt nicht meiner Sichtweise anschließen. Ich musste mir Verbündete auf seiner

Hierarchieebene oder darüber suchen. Ich wusste auch schon, wen ich ansprechen konnte.

Dr. Larry Klein ist eine Koryphäe der US-Psychiatrie, ich hatte ihn direkt nach meiner Einstellung in der UCLA zum Mentor erkoren. Er war nur ein Meter siebenundsechzig groß, aber mit seiner klangvollen Stimme, überragender Intelligenz und taktischem Geschick zog er die Aufmerksamkeit unweigerlich auf sich. Während ich in seinem Büro auf ihn wartete, studierte ich die berüchtigte Tafel und versuchte, das unverständliche Gekrakel zu entziffern. Entweder war was dort stand genial oder völlig durchgeknallt, eine Beschreibung, die auch erklärte, was den Charme dieses Mannes ausmachte.

Die Tür flog auf, und Larry fegte herein. Er ließ sich sofort in seinen Stuhl fallen, zündete sich eine Zigarre an und legte die Füße auf den Schreibtisch. »Gary, der neue Haarschnitt steht dir gut, sehr Steve McQueen.«

»Danke, Larry«, sagte ich. »Wie ich sehe, ziehst du immer noch eine Fliege dem Schlips vor.«

»Immer, Gary, man kann gar nicht korrekt genug sein«, meinte er. »Also was ist das für eine dringende Sache, die nicht warten kann?«

Ich erklärte ihm Heathers Fall und Porters Weigerung, meine Diagnose und Behandlungsempfehlung ernst zu nehmen. Larry hörte, Zigarre paffend, zu. Er war nicht nur ein weltbekannter Fachmann für Psychopharmaka, sondern auch ein Psychoanalytiker, der zu allem und jedem Diagnosen stellte.

»Die Typen kenne ich«, sagte Larry. »Porter ist unsicher und zwanghaft und kompensiert damit wahrscheinlich eine dominante Mutter. Aber ich weiß, wie man so einem Schwachkopf beikommt. Übrigens scheint deine Diagnose den Nagel auf den Kopf zu treffen, alle Achtung.«

Mich überkam eine Welle von Stolz – lobte doch der von

mir wie ein Vater Vergötterte meine Arbeit. Mein eigener Vater hätte gefragt, warum ich nicht früher darauf gekommen war. Ich wusste, Larry würde Porter in die Schranken weisen, aber irgendwie kam ich mir auch wie im Kindergarten vor. An diesem Punkt meiner Karriere hätte ich solch einen Fall gern allein gelöst. Aber wenigstens bekam die Patientin die richtige Behandlung.

Larry legte seine Zigarre in den riesigen Aschenbecher. »Ich knöpfe mir den Idioten gleich mal vor.« Er brüllte ins Vorzimmer: »Janet, kannst du bitte Dr. Ralph Porter anfunken?«

Wir verloren keine Zeit und liefen über die Treppen zu Heather Phillips Zimmer. Larry untersuchte sie gerade neurologisch, als Ralph Porter eintrat. Larry drehte sich um und sagte: »Ralph, das Vorwort, das du für die *Archives* geschrieben hast, ist brillant.« Ich war von Larrys taktischem Geschick beeindruckt.

Ralph strahlte. »Danke, Larry. Und danke, Dr. Small, dass Sie Dr. Klein auf meinen interessantesten Fall angesprochen haben.«

Was für ein Schleimer, dachte ich. »Ist mir ein Vergnügen«, sagte ich.

Ich demonstrierte die Flexibilitas cerea, woraufhin Larry sich einschaltete: »Faszinierend, nicht wahr, Ralph?«

»Ja. Es passt zu meiner Anfangsvermutung, dass neben der Enzephalitis noch etwas anderes im Spiel sein muss«, kommentierte Ralph Larrys Äußerung. Wie weit würde er noch gehen?

Larry lächelte mir vielsagend zu. »Wir sind uns also einig, dass ein katatonisches Syndrom die Enzephalitis verkompliziert?«

Ich nickte, Ralph sagte: »Ich denke schon.«

Larry fuhr fort: »Wenn ich es richtig sehe, haben wir nichts zu verlieren, wenn wir sie ein bisschen mit Strom kitzeln. Gary, wie schnell kriegen wir sie auf die Liste für eine EKT?«

»Wenn ihre Schwester die Einverständniserklärung heute noch unterschreibt, kann ich einen Termin für morgen früh besorgen.«

»Du meinst, das wäre das beste Vorgehen in diesem Fall, Larry?«, fragte Porter.

»Unbedingt. Die Krankengeschichte deutet stark darauf hin, dass es sich um eine bipolare Störung handelt, und wenn wir nach einigen EKT-Versuchen keine Reaktion haben, hören wir eben wieder auf und lassen der Infektion ihren Lauf. Die EKT hat darauf keinen Einfluss.«

»Unter diesen Umständen bin ich natürlich einverstanden«, erklärte Ralph höchst offiziell. Es war wirklich lächerlich.

»Gut«, sagte Larry. »Gary kümmert sich um die Angelegenheit.«

Auch wenn ich wie ein kleiner Schuljunge daneben stand, befriedigte es mich unheimlich, zu sehen, wie Porter vor dem berühmten Kollegen zu Kreuze kroch.

Im Gehen zwinkerte mir Larry zu und sagte: »Übrigens, Ralph, ich habe mal gelesen, dass ein bis zwei Prozent der Bevölkerung einen erhöhten Anteil an Leukozyten im Liquor haben, ohne irgendwelche Symptome zu zeigen. Könntest du dir nicht vorstellen, dass ihr mit der Enzephalitis aufs falsche Pferd gesetzt habt?«

Ralph fiel die Kinnlade herunter, dann stammelte er: »Alles ist möglich, Larry.« Ich weiß nicht, ob Larry es überhaupt noch gehört hatte, er war schon fast wieder bei der Treppe.

Die EKT-Abteilung war in einem großen, umgebauten Seminarraum im ersten Stock untergebracht. Vier voneinander durch Vorhänge getrennte Untersuchungsliegen befanden sich an einer Wand, gegenüber stand alles Nötige für eine eventuelle Reanimation, zwei EKT-Apparate mit Elektroden und ein Elektrokardiograph, Medikamentenvorräte und alles, was für eine Anästhesie erforderlich war. Der zuständige Arzt, Tom Reynolds, war ein stämmiger Muskelprotz, über den das Gerücht umging, er steigere die Wirkung seines intensiven Fitnesstrainings, dem er sich in seiner Freizeit exzessiv widmete, mit Steroiden.

Die echte EKT ist nicht mit den Elektroschockbehandlungen mit vor Schmerz schreienden, auf Bahren geschnallten und mit Elektroden in Zuckungen versetzten Patienten zu vergleichen, wie man sie aus Filmen kennt. Die heilsame Wirkung einer EKT geht nicht von den Muskelkrämpfen aus, die nur Folge der Nervenreizung sind. Um Verletzungen zu verhindern, bekommen die unter Vollnarkose behandelten Patienten außerdem Suxamethonium gespritzt, das eine vorübergehende Muskellähmung bewirkt.

Heather wurde für die Behandlung vorbereitet, ich assistierte, soweit ich konnte, und beobachtete die Abläufe. Nach Injizierung eines kurzfristig wirksamen Anästhetikums in den linken Arm pumpte Tom die Manschette des Blutdruckmessgeräts am rechten Oberarm auf, um die Durchblutung im Unterarm zu vermindern. So gelangte das Suxamethonium nicht in diesen Bereich, und wir konnten anhand der Muskelzuckungen im linken Unterarm kontrollieren, ob die nervliche Aktivierung im übrigen Körper stattfand.

Er befestigte eine Elektrode an Heathers Stirn und die andere an der rechten Schläfe. Die Krankenschwester setzte dann den elektrischen Impuls, der nur eine Sekunde anhielt, und Tom zog die Elektroden wieder herunter. Wir beobachteten, wie Heathers linker Unterarm und die Hand ungefähr dreißig Sekunden lang zuckten. Tom nahm die Druckmanschette ab, und wir schoben die Untersuchungsliege auf die andere Seite des Raums. Ich zog den Vorhang vor und wartete, bis die Narkosewirkung nachließ. Unterdessen notierte ich alles Wichtige in Heathers Akte, Tom beschäftigte sich bereits mit dem nächsten Patienten.

Ich war mit meinen Aufzeichnungen fast fertig, da hörte ich eine Stimme: »Was geht hier vor?«

Ich steckte den Kopf durch den Vorhang. Brauchte draußen etwa jemand Hilfe?

»Wo bin ich? Wer sind Sie?«

Ich drehte mich um: Heather hatte sich aufgesetzt, als sei sie von den Toten auferstanden. Zum ersten Mal sah sie mich tatsächlich an.

»Sie sind im Krankenhaus, Heather«, erklärte ich ihr. »Im UCLA.«

Sie legte sich wieder hin, geschwächt von den Strapazen. »Ich habe furchtbaren Durst.«

Ich war begeistert. »Ich hole Ihnen ein paar Eiswürfel.«

Eine halbe Stunde lang war Heather relativ klar und ansprechbar. Während der Zeit im Aufwachraum konnte ich ihr einiges von dem erzählen, was ihr in den letzten Monaten widerfahren und wie sie ins Krankenhaus gekommen war. Sie wollte ihre Schwester sehen, schlief dann aber ein. Als sie wieder auf ihrem Zimmer war, befand sie sich in demselben apathischen, katatonischen Zustand wie zuvor.

Mit jeder weiteren EKT blieb Heather länger bei Bewusstsein, nach sechs Behandlungen war die Katatonie Vergangenheit. Dass sie so gut auf die EKT ansprach, bestätigte die Annahme, dass nicht die Enzephalitis, sondern akute Manie ihren apathischen Zustand verursacht hatte. Sie wurde von der Station für Inneres in die geschlossene Psychiatrie verlegt. Wir begannen mit der Lithium-Behandlung, um ihre Stimmungslage zu stabilisieren, und hörten nach zwölf Terminen mit den EKTs auf.

Ich machte eine niedergelassene Kollegin in Santa Monica ausfindig, die Heather nach ihrer Entlassung therapeutisch begleiten und die Medikamenteneinnahme überwachen konnte.

An dem Morgen, als Heather aus dem Krankenhaus entlassen werden sollte, lief ich die Treppe hoch zur zweiten Etage des Südflügels, um mich zu verabschieden. Dort lagen die gering gefährdeten und nur leicht beeinträchtigten Patienten. Auf dem Weg dorthin kam ich auf dem Flur am Aufenthaltsraum vorbei, in dem einige Patienten Karten spielten oder fernsahen. Ich ging weiter und sah, dass Heathers Tür offen stand. Ihre Schwester war da und half ihr beim Packen. Ich klopfte an und begrüßte die beiden.

Andrea drehte sich zu mir um. »Dr. Small, Sie sind unser Held. Sie haben mir meine Schwester zurückgebracht.« Bevor ich etwas erwidern konnte, hatte sie ihre Arme um mich geschlungen und drückte mich ganz fest.

Heather lachte. »Wow, Leute, sucht euch ein freies Zimmer!« Ich merkte, dass ich rot wurde – wie gesagt, das hasse ich wirklich an mir.

Andrea fuhr fort: »Wirklich, ohne Sie würden die ihr doch immer noch Antibiotika einflößen und hoffen, dass sich die Gehirnentzündung verzieht.«

Am liebsten hätte ich auf meine Schuhspitzen geguckt und »ach wo« gesagt, stattdessen meinte ich: »Freut mich, dass es Ihnen gut geht. Außer mir haben sich aber ja auch noch ganz viele andere Ärzte um Sie gekümmert.«

Andrea lachte. »Na, Doktor, für Komplimente sind Sie wohl nicht so zu haben. Vielleicht sollten Sie mal mit einem Fachmann darüber reden!«

Ich grinste und sagte: »Vielleicht.«

Auf dem Rückweg in mein Büro dachte ich darüber nach. Meine Gefühle bezüglich des Falls und der Art, wie ich damit umgegangen war, waren durchwachsen. Zum Teil war ich sehr zufrieden mit mir, weil ich die richtige Diagnose gestellt hatte. Aber ich wusste auch, dass ich es ohne

Larry Klein nicht geschafft hätte, mir das nötige Gehör zu verschaffen. Und ich fühlte mich schuldig, weil es nicht zuletzt meine Wut auf Porter gewesen war, weshalb ich mich so ins Zeug gelegt hatte. Was mir damals nicht klar war: Selbst erfahrene Kliniker wissen, wann sie einen Larry Klein einschalten müssen. Immerhin habe ich damals gelernt, wann ich Hilfe von Kollegen holen und zu wem ich dafür gehen muss. Es brauchte nur noch eine Weile, bis ich mich damit wohl fühlte und die Hilfe annehmen konnte.

7. KAPITEL

SCHRUMPFPENIS

Frühjahr 1985

Ich kaufte gerade in dem kleinen Laden bei mir zu Hause um die Ecke in Sherman Oaks ein, eine halbe Autostunde durch die hügelige Landschaft vom UCLA entfernt. Seit vier Jahren war ich zurück in Los Angeles und ganz und gar mit dem Aufbau meiner Praxis und meiner wissenschaftlichen Forschung beschäftigt, ich kam selten vor acht, neun Uhr abends zum Einkaufen. Ich stand beim Obst und suchte nach der reifsten, süßesten, wohlriechendsten Honigmelone, als ich den vertrauten Klang der Südstaaten hörte:»Hallöchen, Dr. Small, was haben wir denn hier im Valley einzukaufen?«

Im nächsten Moment stand mein Kollege, Dr. Pete Carter, mit seinem Einkaufswagen neben mir.

»Wenn das man nicht Pete Carter ist«, sagte ich und äffte dabei seinen Akzent nach.

Pete grinste breit, während er seine zwei Meter vor mir aufbaute. Der Internist von der Tulane University war mit seiner Familie in den Westen gezogen, weil er an der UCLA eine Assistenzprofessur bekommen hatte.»An dem Akzent musst du noch arbeiten, Gary.« Er langte zwischen die Melonen und fischte wahllos eine heraus.»Weißt du, ich bin froh, dass ich dich hier treffe. Dann muss ich dich nämlich nicht anrufen. Es gibt da ein Paar, das ich an dich weiterempfehlen möchte.«

»Gern. Um was für ein Problem geht es?«, fragte ich, während wir mit unseren Einkaufswagen wie tratschende Hausfrauen durch die Gänge schlenderten.

Pete senkte die Stimme. »Der Mann ist mein Patient, er ist Rechtsanwalt bei einer dieser großen Kanzleien in der Stadt. Sie haben drei kleine Kinder, und er ist total gestresst, weil er Partner werden will. Die Frau hat die Faxen dicke, und die Ehe droht zu scheitern.«

Ich sah die Windeln und Froot Loops in Petes Einkaufswagen und verstand, warum er sich so gut in diese Art von Problemen einfühlen konnte. »Warum ist er bei dir in Behandlung?«, fragte ich.

»Nichts Besonderes, ganz normale Vorsorge. Unsere Praxisgemeinschaft ist mit der medizinischen Versorgung der gesamten Kanzlei beauftragt.«

»Ich habe noch Termine frei. Sie sollen mich anrufen«, schlug ich vor, während wir uns in Richtung Kasse bewegten.

Pete schaute auf seinen Einkaufszettel. »Mist, ich habe die Erdnussbutter vergessen.« Er sah in meinen Wagen und lachte. »Mann, waren das noch Zeiten, als ich außer ein paar Bananen und ein bisschen Mineralwasser sonst fast nichts brauchte.«

Zu Hause angekommen, war es dunkel. Normalerweise bin ich gern allein, aber an jenem Abend fühlte ich mich einsam. Ich war im selben Alter wie Pete, aber er war schon verheiratet und hatte Kinder. Ich hatte zwar seit einigen Monaten eine Freundin, aber weder ihr noch mir war es sonderlich ernst. Ob ich mit Linda zusammenkommen würde, stand in den Sternen, und Windeln und Babybrei lockten mich auch nicht sonderlich, aber für jemanden da zu sein, jemanden zu haben, der mir wichtig war, das wäre schon schön gewesen. Ich räumte meine Einkäufe an ihren Platz und merkte, dass mich Pete bei meiner Honigmelonensuche abgelenkt hatte – dieses Exemplar war ziemlich unreif. Ich ließ es auf der Arbeitsfläche liegen.

Zwei Tage später hatte ich eine Nachricht von Petes Patient auf dem AB. »Hallo, hier ist Steve Ackerman, Dr. Carter schlug mir vor, Sie anzurufen.« Er klang schroff und sehr geschäftlich. Nachdem wir mehrfach über unsere Anrufbeantworter kommuniziert hatten, vereinbarten wir einen Termin, zu dem er gemeinsam mit seiner Frau Sharon in meine Praxis käme.

Inzwischen war ich so lange am UCLA, dass ich mich dort zu Hause fühlte. Wenn ich meine Ausbildungszeit dazurechnete, kamen ein Dutzend Jahre psychiatrische Erfahrung zusammen. Ich war in ein etwas größeres Büro umgezogen mit Blick auf die Jules-Stein-Augenklinik, in meinem Zimmer standen neben dem Schreibtisch und einigen Büroschränken drei Stühle, ein kleines grünes Sofa und ein Couchtisch.

Ich sah gerade einige Fachzeitschriften durch, als die Ackermans an die offene Tür klopften. »Sind Sie Dr. Small?«, fragte Sharon.

Sie war um die vierzig, schlank, drahtig und mit braunen Locken; sie trug ausgeblichene Jeans und ein T-Shirt. Steve schien ungefähr gleich alt zu sein und kam im Nadelstreifenanzug. Seine Körpersprache, wie er da so im Türrahmen stand, ließ darauf schließen, dass er es eilig hatte und die Sitzung so schnell wie möglich hinter sich bringen wollte. Ich nahm an, dass er schnell zwischendurch aus dem Büro herübergeeilt war und wenig Lust auf die Therapie hatte.

»Sie sind bestimmt Sharon und Steve«, begrüßte ich sie. »Kommen Sie doch herein und setzen Sie sich.« Ich erhob mich und schloss die Tür, während die beiden sich auf dem kleinen Sofa so weit wie möglich auseinander setzten.

Ich saß noch nicht auf meinem Stuhl, da sprudelte es schon aus Sharon heraus: »Es war total schwer, Ihr Büro zu finden, Dr. Small. Die Uniklinik ist so was von unübersichtlich, man geht einen langen Gang entlang und biegt um die Ecke, und plötzlich wechselt die Nummerierung der Zimmer. Irgendwann haben wir dann kapiert, dass das C für das Stockwerk steht, aber davon steht nichts im Fahrstuhl, und deshalb sind wir mehrere Male zur Information im Erdgeschoss zurück und …«

Steve schnitt ihr das Wort ab. »Das spielt doch jetzt keine Rolle, Sharon. Lass uns zur Sache kommen. Der Mann rechnet stundenweise ab, wie ich.« Ich war überrascht, dass sich Sharon diesen herablassenden Ton gefallen ließ.

Ihre Gegenwart machte mich beklommen, was ein Zeichen dafür war, dass es den beiden genauso ging. Sharons hastiges Plappern hatte manische Züge, aber was sie sagte, war logisch nachvollziehbar. Steve arbeitete offenbar hart daran, sein ungutes Gefühl in Schach zu halten, und seine Ungeduld verriet eine untergründige Wut. Es war, als würde er innerlich kochen und könnte jeden Moment explodieren.

»Wie kann ich Ihnen helfen?«, fragte ich.

Sharon legte los. »Ich habe als Apothekerin gearbeitet, bevor die Kinder kamen, Steve ist Rechtsanwalt, er hat die University of Southern California als Jahrgangsbester abgeschlossen. Wir haben drei Kinder, Lisa ist sechs und war geplant, aber die dreijährigen Zwillinge, Jackson und Robby, kamen ziemlich überraschend. Sie sind der Grund, warum ich nicht wieder arbeiten gegangen bin.« Sharon redete weiterhin in einem irrsinnigen Tempo, Steve schaute genervt und gleichzeitig gelangweilt aus dem Fenster. »Wir wohnen in Benedict Canyon, das ist durch die Manson-Morde Mitte der Siebziger bekannt geworden.«

Steve ging dazwischen: »Sharon, das reicht. Es ist unglaublich, wie viel du in so kurzer Zeit reden kannst.«

»Schatz, ich liefere ihm nur ein bisschen Background. Als Nächstes wollte ich auf den Stress zu sprechen kommen, unter dem du stehst, seit du Partner in der Kanzlei werden willst. Du schläfst ja kaum noch und bist die ganze Zeit schlecht gelaunt, mein Süßer.«

Sie blieb trotz der bissigen Bemerkungen ihres Gatten gelassen. Ich konnte seinen Ärger über ihren Redefluss nachvollziehen und wandte mich an ihn: »Erzählen Sie mir von Ihrem Stress, Steve.«

»Da muss man eben durch. Ich arbeite achtzig Stunden die Woche, aber das ist nicht weiter schlimm. Sharon ist es, die damit nicht klarkommt.«

»Das stimmt nicht, Liebling. Ich komme damit klar, ich habe nur Angst um dich«, schaltete sie sich wieder ein.

Ich unterbrach. »Nur damit ich es richtig verstanden habe: Steve, Sie wollen Teilhaber in der Kanzlei werden und arbeiten sehr viel. Sharon, Sie haben Angst, dass Steves Laune darunter leidet und er unter der Belastung zusammenbricht. Aber Sie, Steve, sagen, die viele Arbeit ist für Sie kein Problem. Das klingt jetzt für mich, als wären Sie sich nicht darüber einig, ob es überhaupt ein Problem gibt.«

»O doch, es gibt ein Problem«, widersprach Steve. »Ich will für die Familie sorgen, ich schufte, damit wir eine gute Zukunft haben, aber sie meckert ständig an mir herum, weil ich zu Hause nicht genug tue.«

Damit provozierte er Sharon. Ihre Anspannung stieg, die Tonlage auch: »Ich verlange nicht viel, Steve. Ich will nur, dass du manchmal für die Kinder da bist. Haushalt und Garten mache ich allein, während du arbeitest oder deinen Erfolg genießt. Für mich will ich nichts.«

Steve redete betont langsam, er versuchte, seine Wut zu unterdrücken. »Ich habe dir schon Millionen Mal gesagt, Sharon, wir können uns ein Kindermädchen und eine Putzfrau leisten. Du kannst dir die Zeit für dein Pilates oder Yoga oder was du da machst nehmen.« Er schüttelte den Kopf und wandte sich an mich. »Sie muss alles im Griff haben und duldet niemanden, der im Haus oder mit den Kindern hilft.«

Steves lange Bürotage hielten ihn von den Kindern fern, und es schien ihm nichts auszumachen, dass er auch seine Frau nur selten sah. Ein angenehmer Zeitgenosse war er nicht, Sharon musste seine ständige Kritik schwer zu schaffen machen. Langsam begriff ich, was Pete Carter mit »Faxen dicke« haben und »gefährdeter Ehe« meinte.

Obwohl ich immer wieder versuchte, schlichtend einzugreifen, stritten sie während der gesamten Sitzung. Sharons ungehemmter Redefluss strapazierte meine Geduld, Steves Verbalattacken weckten meinen Beschützerinstinkt ihr gegenüber. Sie waren eine Herausforderung, so viel stand fest. Manchmal schien Steve komplett auf Durchzug zu schalten, wenn Sharon redete, und hing seinen eigenen Gedanken nach. Je schweigsamer und abweisender er wurde, desto schneller plapperte sie.

Ich versuchte, mehr über die Vergangenheit ihrer Beziehung herauszufinden. »Haben Sie sich in der Highschool ineinander verliebt?«

Steve verdrehte die Augen, Sharon spielte den Ball zurück: »Ja, Steve war in der Baseballmannschaft und ich Cheerleader. Im College sind wir zusammengezogen und haben im letzten Jahr geheiratet. Ich habe Pharmazie studiert und Steve Jura. Aber seit die Zwillinge da sind, arbeite ich nicht mehr.«

Es gab keine Geisteskrankheiten in den jeweiligen Familien der beiden, sie waren weder depressiv, noch hatten sie je einen Psychologen aufgesucht. Ihr Alkoholkonsum beschränkte sich auf gesellschaftliche Anlässe am Wochenende, in ihrer College-Zeit hatten sie ein bisschen mit Haschisch und Marihuana herumexperimentiert.

Wir hatten noch zwanzig Minuten, und ich wollte über

das übliche Vorgeplänkel hinauskommen. In einer der seltenen Pausen von Sharons Redestrom fragte ich: »Und wie läuft es bei Ihnen im Bett?«

Sie antworteten gleichzeitig.

»Gut«, sagte er.

»Könnte besser sein«, sagte sie.

Steve warf Sharon einen bösen Blick zu, sie zuckte die Achseln.

Unvermittelt stand Steve auf. »Wisst ihr was, ich komme zu spät zu einem Meeting. Ihr könnt reden, worüber ihr wollt.«

Bevor ich etwas sagen konnte, war er schon durch die Tür. Sex gehörte offenbar nicht zu seinen Lieblingsthemen.

Sharon brach in Tränen aus. Ich reichte ihr die Kleenex-Box. »Geht's?«

Sie putzte sich die Nase und nickte.

»Sie sind sich also über Ihr Sexleben nicht einig?«

»Wir haben keins. Das ist das Problem. Wir haben seit fast einem Jahr keinen richtigen Sex mehr gehabt.«

»Was meinen Sie mit richtigem Sex?«, fragte ich.

»Geschlechtsverkehr«, stellte sie klar. »Eine Zeit lang haben wir noch ein bisschen herumgefummelt, aber er ließ sich nicht mehr anfassen – da unten. Er hätte sich im Sportstudio einen Ausschlag im Schritt geholt, meinte er, ich sollte mich nicht damit anstecken. Aber wie lang soll das denn noch dauern? Bis der Tod uns scheidet? Ich glaube, er hat eine Affäre.«

»Warum glauben Sie das?«, fragte ich.

»Keine Ahnung, wenn ich ihn darauf anspreche, wechselt er das Thema«, sagte sie. »Letzte Woche kam er aus der Dusche, und ich wollte den Ausschlag sehen, da ist er total ausgeflippt, richtig paranoid, als wolle ich ihm das Handtuch von der Hüfte reißen. Dann ist er im Nebenzimmer verschwunden und kam angezogen wieder raus.«

»Bevor die Sache mit dem Ausschlag dazwischenkam, wie war es da um Ihr Liebesleben bestellt?«

»Toll«, antwortete sie. »Wir konnten nicht die Finger voneinanderlassen. Jetzt hat er dauernd andere Entschuldigungen, warum er nicht will, zu viel Arbeit, zu müde, zu gestresst, oder er hat gerade Salbe auf den Ausschlag geschmiert. Immer was anderes.«

»Salbe?«, wunderte ich mich laut.

»Ja, er hat so eine Creme von Dr. Carter bekommen, als das mit dem Ausschlag losging.« Sie schwieg eine Weile und sagte dann: »Ich weiß nicht, wie lange ich das noch aushalte, Dr. Small.«

Ich musste Pete wegen Steves Ausschlag und der Salbe fragen. »Sharon, danke für Ihre Offenheit. Wir sollten weiter darüber sprechen, aber jetzt ist die Zeit um. Wir können uns nächste Woche zur selben Zeit wieder zu dritt zusammensetzen.«

Später an diesem Samstag fuhren Linda und ich nach einem Kinobesuch zu mir. Sie wollte bei mir übernachten, ich hatte schon Snacks und Sachen fürs Frühstück eingekauft.

Als wir ins Bett gingen, beugte ich mich zu ihr, um ihr einen Kuss zu geben, sie ließ mich umgehend wissen, dass sie ihre Tage und keine Lust auf Sex hätte. Ich bemühte mich, meine Enttäuschung nicht zu zeigen und küsste sie auf die Stirn. Sie drehte sich auf die Seite und wollte schlafen. Ich tröstete mich mit einem Roman von Ken Follett.

Doch meine Gedanken wanderten von *Die Nadel* zu Lindas vorsorglicher Zurückweisung. Dann fiel mir Steves und Sharons sexlose Ehe ein. In ihrem Fall verweigerte sich Steve, und sein Ausschlag schien nicht mehr als eine faule Ausrede zu sein. Warum hatte er so heftig reagiert, als seine Frau den mal sehen wollte? Und was versteckte er unter seinem Handtuch? Wie schlimm war der Schambereich entstellt? Warum zog sich die Sache über ein Jahr hin?

Steves Probleme hatten vermutlich eine tiefere Ursache, als Sharon wusste. Der Typ war bis zum Anschlag geladen, wie eine Sprungfeder, die jeden Moment auseinanderschnellen konnte. Er mochte sich als Zwangsneurotiker entpuppen oder als aufgebrachter Depressiver; hinter der Geschichte mit dem Handtuch konnte aber auch weit Schlimmeres stecken. Ich fragte mich, was in ihm vorgegangen war, als er aus der Sitzung stürmte. Kaum kam die Sprache auf Sex, ergriff er die Flucht.

Probleme mit dem Sex sind für viele Menschen der Grund, einen Therapeuten aufzusuchen. Freud sah Sexualität als wichtigste soziale Triebfeder an, seine Definition davon ging weit über den bloßen Geschlechtsverkehr hinaus. Sex kann zum Machtsymbol werden, viele mächtige Menschen – Milliardäre, Politiker, Stars – gelten als sexy, auch wenn sie körperlich nicht sehr anziehend sind.[1] In einer Liebesbeziehung ist Sex auch ein Ausdruck dieser Liebe, selbst wenn einer oder beide Partner Fantasien haben, erniedrigt oder gefesselt zu werden oder an Fetische oder Seitensprünge denken.

Es gibt viele Gründe, warum es im Bett langjähriger Paare irgendwann nicht mehr klappt: Stress auf der Arbeit oder finanzielle Sorgen, Kinder und familiäre Verpflichtungen oder gesundheitliche Probleme können die Libido dämpfen, manche Ehepartner richten sich dann eben in einer Zweisamkeit ohne Sex ein. Auch Depressionen senken das sexuelle Verlangen, und viele Antidepressiva steigern es – nur leider vermindern sie die Fähigkeit, zum Orgasmus zu kommen.

Ich wusste noch nicht, was mit Sharon und Steve los war, aber ich wollte es herausfinden und den beiden helfen. Ich schaute zu meiner Freundin hinüber, die doch tatsächlich schnarchte und mir damit durchaus half, das eigene Verlangen in Schach zu halten. Ich nahm das Buch wieder auf, döste aber weg und knipste schließlich das Licht aus.

Den halben Montag spielten Pete und ich das Anrufbeantworterspiel, bis wir uns am Nachmittag endlich persönlich erreichten. Angesprochen auf Steves Ausschlag und Salbe, war Pete überrascht. »Was, die benutzt er immer noch? Das ist doch fast ein Jahr her.«

»Erinnerst du dich an Einzelheiten?«, fragte ich.

»Klar«, Pete verfiel in seinen Dialekt, »er hatte Tinea cruris, eine Pilzinfektion am Hodensack. Ich habe ihm ein Antimykotikum für den Schambereich verschrieben und eine Cortisonsalbe, um kurzfristig den Juckreiz zu unterdrücken.«

»Offenbar benutzt er die immer noch«, berichtete ich.

»Das ist nicht gut«, sagte Pete. »Es ist zwar selten, kann aber dazu führen, dass er so viele Steroide im Blut hat, dass der Blutzuckerspiegel in die Höhe schießt. Und wenn er es oft benutzt, verschlimmert er den Juckreiz und den Ausschlag.«

»Danke für die Auskunft, Pete. Sie haben Ende der Woche einen Termin bei mir.«

»Gut«, antwortete Pete. »Ich sollte auch einen Termin mit ihm vereinbaren und mir die Leistengegend genauer anschauen.«

»Ja, wäre mir auch lieber, wenn du das übernimmst«, stimmte ich zu und verabschiedete mich. Dermatologie war noch nie mein Fall. Davor habe ich mich schon immer gedrückt, ich kann keine Hautausschläge sehen.

Am Donnerstagnachmittag stand Steve Punkt zwei Uhr vor meiner Tür. Noch bevor ich Guten Tag sagen konnte, setzte er sich und sagte: »Sie kommt zu spät, was? Typisch.«

»Wir können schon anfangen«, schlug ich vor.

Ohne darauf einzugehen, schimpfte er weiter. »Sharon hat den ganzen Tag nichts zu tun, sie muss nur die Kinder zu meiner Mutter bringen und hierherfahren, und trotzdem kommt sie zu spät. Das ist immer so.«

»Ja, das ist ärgerlich, aber das gibt uns die Möglichkeit, unter vier Augen zu reden, und ich wollte Sie etwas fragen.« Endlich drang ich zu ihm durch.

»Aha, was denn?«

»Nachdem Sie letzte Woche gegangen sind, habe ich mit Sharon über Ihre Krankengeschichte gesprochen. Sie erwähnte, dass Sie eine Salbe gegen einen Ausschlag verwenden.«

»Ja, und?«, sagte er ausweichend.

»Benutzen Sie die immer noch?«, fragte ich.

»Ab und zu, wenn es nötig ist«, gestand er. »Ich meine, Sie gehen doch auch ins Fitnessstudio? Jeder holt sich früher oder später einen Pilz. Das kann passieren. Wieso?«

»Sharon hat den Eindruck, dass es sich auf Ihr Sexualleben auswirkt«, sagte ich zögernd und hoffte, er würde nicht wieder bei dem bloßen Wort aus dem Zimmer stürzen.

»Sex, immer nur Sex. Sharon redet ständig über Sex. Ich höre schon nichts anderes mehr, ich höre Stimmen, die über Sex reden.« Er redete sich in Rage, gerade als wäre eine dritte Person im Raum.

»Stimmen?«, fragte ich und überlegte, ob Steve unter Psychosen litt, ob er vielleicht Halluzinationen hatte.

Er antwortete nicht. Geistesabwesend starrte er aus dem Fenster.

Ich hob meine Stimme. »Steve! Sie sagten, Sie hören Stimmen?«

Er fuhr zusammen. »Hä? Was haben Sie gesagt?«

»Stimmen … hören Sie Stimmen in Ihrem Kopf?« fragte ich.

»Na ja … nicht richtige Stimmen. Sie wissen, was ich

meine, sie hält einfach nie die Klappe.« Er sah wieder aus dem Fenster. Ich erinnerte mich an Sharons Bemerkung, er habe paranoid auf sie gewirkt, als sie ihn im Badezimmer mit dem Handtuch um die Hüften gesehen hatte und den Ausschlag begutachten wollte. Und jetzt gab er ganz nebenbei zu, dass er Stimmen hörte, die von Sex redeten, und er sah aus, als würde er gerade in diesem Moment vor mir halluzinieren. Wenn er psychotische Schübe hatte, dann kompensierte er die ziemlich gut, denn die meiste Zeit wirkte er wie ein zwanghafter, wütender, intelligenter Rechtsanwalt – ich kannte etliche Juristen, die ganz ähnlich auftraten.

Wieder versuchte ich ihn zu erreichen. »Wo schauen Sie hin, Steve?«

»Hä? Nichts«, sagte er. »Ich habe nichts gesehen, meine ich …«

Sharon kam ins Zimmer gestolpert. »Entschuldigen Sie, dass ich zu spät komme, aber bei Wilshire war ein Wahnsinnsverkehr. Irgendeine Demo beim Federal Building, und dann habe ich hier keinen Parkplatz gefunden, es ist total verrückt! Am Ende habe ich zwei Kilometer entfernt einen gekriegt und bin zurückgerannt …«

Sharons unablässiges Geschnatter schien Steve aus seiner eigenen Welt zu reißen, er konnte seine geballte Wut auf sie lenken. »Das reicht, Sharon, du bist sowieso schon zu spät. Lass uns die verbleibende Zeit nutzen.«

Sharon wirkte gekränkt. »Ich habe mich entschuldigt, Steve.« Sie brach in Tränen aus. »Ich tue, was ich kann, ich schaffe es einfach nicht.«

Die Tränen schienen Steve zu besänftigen. »Es tut mir leid, Sharon. Ich bin nur so beschäftigt und gestresst, da rutscht mir so was manchmal einfach raus.« Er rückte näher an sie heran und legte tröstend den Arm um sie.

Trotz der vorherigen Meckerei gefiel mir die Richtung, die die Dinge nahmen. Ich wollte ihnen helfen, über die

Streitereien der ersten Sitzung hinauszukommen, und herausfinden, was wirklich zwischen ihnen los war.

»Sharon, wie fühlen Sie sich, wenn Steve Sie tröstet?«, fragte ich.

Sie schniefte. »Gut ... ich bin ihm näher.«

»Und Sie, Steve?«

»Ich falle immer wieder auf ihr Geheul rein«, sagte er. »Und wenn wir uns im Arm halten, denke ich nicht so viel.«

Sie lächelte. »Weißt du, Liebling, es erinnert mich an früher, wenn wir in Löffelchen-Stellung eingeschlafen sind.«

»Aha?« Steve rückte von ihr ab.

Sie redete weiter. »Das haben wir schon lange nicht mehr gemacht.«

»Und warum, was meinst du?«, fragte er.

»Weil du nicht mehr schläfst«, schoss sie zurück. »Entweder arbeitest du in deinem Zimmer, oder du liest Akten im Bett. Und wenn du endlich das Licht ausschaltest, wälzt du dich die ganze Nacht von einer Seite zur anderen, und wir haben nie Sex.«

»Weißt du, Sharon, ich habe im Moment viel um die Ohren. Ich brauche nicht viel Schlaf, und ich brauche definitiv nicht dein Genöle wegen Sex.«

Ich versuchte, dem Gespräch eine andere Richtung zu geben. »Wie viele Stunden schlafen Sie im Schnitt, Steve?«

»Weiß ich nicht genau, vier oder fünf«, murmelte er.

Das war nicht genug für einen Mann in seinem Alter. Was immer ihn nachts wach hielt – es konnte eine Depression sein, Stress und einiges andere mehr –, sein Verhalten deutete auf eine Psychose hin. Wie viele psychotische Charaktere konnte er sich nicht öffnen und einfach sagen, was in seinem Kopf vorging.

Psychosen werden als Realitätsverlust definiert.[2] Psychotische Menschen können halluzinieren, also Stimmen hören oder Dinge sehen, die es gar nicht gibt. Manche erleiden Wahnvorstellungen oder haben fixe Ideen, die sehr unterschiedlich ausfallen können, von einem Verfolgungswahn, dass Marsmenschen ihre Gedanken belauschen, bis hin zu Größenwahn, indem sie sich für einen Rockstar oder Jesus Christus halten.

Vieles kann eine Psychose auslösen. Ein Psychiater schließt immer zuerst körperliche Ursachen aus und geht dann verschiedene psychiatrische Leiden durch: akute manische Schübe, psychotische Depressionen, Schizophrenie. Die Art der Wahnvorstellungen zu definieren, die ein Patient hat, hilft bei der genauen Diagnose: Depressive Menschen neigen zu somatischen Wahnvorstellungen, sie halten sich für krank, missgestaltet oder unnormal. Manchmal plagen sie übertriebene Reuegefühle, als hätten sie schreckliche Verbrechen begangen und müssten schwer bestraft werden. Schizophrene haben sehr bizarre Erlebnisse, sie glauben unter Umständen, dass ihre Gedanken im Radio übertragen werden, und manchmal lauschen sie in ihrem Kopf einer Unterhaltung zwischen zwei oder mehr Menschen, die gar nicht da sind.

Wenn Steve sich im Anfangsstadium einer Psychose befand, dann konnte ich eine physische Ursache eigentlich ausschließen, Pete Carter war ein gewissenhafter Internist. Da Steve Anfang vierzig war, kam eine Schizophrenie weniger infrage, weil sie in der Regel in jüngeren Jahren beginnt, meist bei Jugendlichen, spätestens Mitte zwanzig. Steves Schlafmangel sprach für manische Schübe, aber er zeigte nicht die gehetzte Sprechweise und die Euphorie, die für bipolare Patienten in ihren manischen Phasen typisch sind. Er war reizbar, wütend und häufig in sich gekehrt, was auf Depression hindeutete. Gleichzeitig erinnerten die Paranoia und sein merkwürdiges Verhalten zu Beginn der Sitzung an jemanden, der auf der Grenze zur Schizophrenie stand. Ich musste noch genauer wissen, was Steve erlebte und dachte, um die Diagnose zu stellen.

Oft hilft die versuchsweise Gabe von Neuroleptika, um die Abwehrhaltungen, Paranoia und Halluzinationen einer Psychose aufzulösen. Manche finden so wieder in einen ruhigen Schlaf. Somit boten Steves Schlafstörungen für mich einen willkommenen Anlass, ihm ein entsprechendes Mittel zu verschreiben, das seine Symptome lindern und ihn hoffentlich für eine Therapie zugänglicher machen würde.

»Steve«, sagte ich. »Ein Mann in Ihrem Alter sollte mindestens sieben Stunden pro Nacht schlafen. Ich werde Ihnen ein niedrig dosiertes Medikament verschreiben, mit dem Sie besser schlafen können. Dann werden Sie wahrscheinlich auch am Tag leistungsfähiger und weniger gestresst sein.«

Ich schrieb ihm ein Rezept für Haldol-Tabletten aus. »Nehmen Sie davon eine ungefähr eine halbe Stunde vor dem Schlafengehen. Wenn Sie nicht einschlafen, nehmen Sie eine zweite Tablette.«

Als ich ihm das Rezept reichte, sagte Sharon: »Er hasst Pillen.«

»Es ist ganz niedrig dosiert, und man wird davon nicht abhängig«, versicherte ich ihnen. »Außerdem hilft es, Stress abzubauen.«

»Ist schon gut, Sharon«, sagte Steve. »Ich versuch's.«

»Gut«, antwortete ich. »Rufen Sie mich in ein paar Tagen an und erzählen Sie, wie Sie damit zurechtkommen.«

Im Lauf der nächsten Woche hörte ich nichts von Steve; entweder ging es ihm gut, oder er hatte das Rezept gar nicht cingelöst. Hoffentlich würde ich nach unserer nächsten Sitzung mehr wissen.

Das Telefon klingelte, Steve war am anderen Ende der Leitung. Er sagte, sie könnten den Termin nicht wahrnehmen, weil die Zwillinge Fieber hätten und Sharon sie in diesem Zustand nicht bei seiner Mutter abgeben wollte.

»Das tut mir leid«, sagte ich. »Warum kommen Sie nicht allein, Steve? Wir haben uns die Stunde doch beide freigehalten, wir könnten einiges klären.«

Er dachte kurz nach. »Einverstanden, warum nicht?« Ich war von seinem gut gelaunten Tonfall überrascht.

»Eins noch, wie vertragen Sie das Medikament?«

»Nicht schlecht, ich kann besser schlafen.«

»Und tagsüber? Fällt Ihnen etwas auf?«, fragte ich.

»Ich bin nicht mehr so müde, und Sharon sagt, meine Laune hätte sich gebessert.« Oft fallen die ersten Veränderungen durch psychiatrische Medikamente den Menschen im Umfeld des Patienten früher auf als ihm selbst. Das Haldol schien zu wirken.

»Sehr gut, Steve. Ach übrigens, ich habe ein Mitarbeitertreffen direkt vor unserem Termin, falls ich mich verspäte, kann es sich nur um ein paar Minuten handeln. Gehen Sie dann einfach schon mal in mein Büro und setzen sich.«

»Kein Problem«, sagte er.

Auf dem Weg zum Fahrstuhl fing ich an, mir um Steve Sorgen zu machen. Er klang zwar besser, aber ich wusste, dass das niedrig dosierte Haldol ihn nicht über Nacht kurieren würde. Wenigstens war er kooperativ, und dass er so flexibel war, auch allein zu kommen, ließ mich hoffen.

Wie erwartet, zog sich das Mitarbeitertreffen in die Länge, ich kam zehn Minuten zu spät. Zu ungeduldig, um auf den Aufzug zu warten, rannte ich die Treppen zu meinem Büro hinauf. Auf dem Weg über den langen Flur dachte ich darüber nach, ob ich nicht eine höhere Dosis Haldol hätte verschreiben sollen. Vielleicht brauchte er zusätzlich Antidepressiva. Ich fragte mich, ob seine Psychose wieder hochkommen würde, wenn ich zu viele Fragen stellte.

Ich erreichte mein Büro, öffnete die Tür und war schockiert. Auf diesen Anblick war ich nicht vorbereitet: Steve saß auf dem Sofa, die Hose hing ihm auf den Fußknöcheln, mit der einen Hand hielt er seinen Penis, mit der anderen rieb er ihn mit einer Creme ein. Zwischen die Knie hatte er einen Spiegel geklemmt, damit er besser sah, was er tat. Ein aufgerissenes Kondompäckchen lag auf dem Sofa. Er war so mit der Prozedur beschäftigt, dass er mein Eintreten nicht bemerkte. Onanierte er? Am Ende war er Exhibitionist, und ich lag mit meiner Diagnose komplett daneben. Oder war es eine Art psychotisches Ritual? Oder gab es eine andere kaum vorstellbare, aber logische Erklärung für sein bizarres Verhalten? Ich war ratlos und wusste nicht recht, wie ich reagieren sollte.

Schließlich platzte es unvermittelt aus mir heraus:»Was zum Teufel tun Sie da, Steve? Ich warte draußen, bis Sie wieder angezogen sind.«

Überrascht und beschämt sagte Steve:»Oh, Dr. Small, drehen Sie sich nur kurz um, ich bin fast fertig mit meiner Behandlung.«

Beklommen folgte ich seiner Anweisung. Ich hörte, wie er den Gummi überstreifte und den Reißverschluss hochzog.

»Ich bin so weit«, sagte er.

Ich drehte mich wieder um und sah, wie Steve Creme und Spiegel in der Aktentasche verstaute. Ich stolperte zu meinem Platz und versuchte, wieder Fassung zu gewinnen. Ich war schon immer der Meinung, dass Therapiesitzungen erfolgreicher sind, wenn jeder seinen Penis in der Hose lässt.

»Steve, was ist los? Die Tür war nicht abgeschlossen, jeder hätte hier hereinplatzen können.«

Steve schaute verlegen auf den Boden.»Sie wissen ja von dem Ausschlag an meinem Hoden. Es juckte gerade so schrecklich, ich musste ihn eincremen.«

»Aber es sah eher so aus, als würden Sie den Penis eincremen.«

»Ja, ja«, sagte Steve abwehrend. »Der Ausschlag ist jetzt auch auf meinem Penis. Das ist seit Monaten so. Wenn ich die Salbe direkt auf den Ausschlag schmiere, halte ich es besser aus. Und das Kondom verhindert, dass die Salbe abgerieben wird.«

»Hat Dr. Carter das empfohlen?«, fragte ich.

»Er weiß von dem Ausschlag im Schambereich, aber ich habe ihm nicht gesagt, dass er jetzt auch auf dem Penis ist.«

Vermutlich hatte er es keinem gesagt und schon gar nicht Sharon. Das konnte erklären, warum er nicht wollte, dass sie ihn nackt sah oder dass sie beide Sex hatten. Vielleicht hatte das Haldol geholfen, dass er sich öffnen und sein Geheimnis mit mir teilen konnte. Vielleicht war es auch von Vorteil gewesen, dass ich ihn in flagranti erwischt hatte.

»Gibt es noch andere Sachen, über die Sie bisher noch mit niemandem gesprochen haben?«, fragte ich. »Ich möchte Ihnen helfen, Steve, aber das kann ich nur, wenn Sie ehrlich zu mir sind.«

Steve stand ganz langsam auf und ging zum Fenster. Er starrte auf das gegenüberliegende Gebäude, und ich hoffte, dass das Haldol seine Psychose genug gelindert hatte, dass er seine Gedanken so weit ordnen konnte, um mir einen Einblick in seine Welt zu geben.

Immer noch aus dem Fenster starrend, sagte er: »Ja, da gibt es etwas …« Ich wartete. Irgendwann redete er weiter. »Ich weiß, es klingt verrückt … Aber seit der Ausschlag auf den Penis übergegriffen hat, wird der kleiner.«

»Der Ausschlag?«, fragte ich.

»Nein, der Penis. Ich kann zusehen, wie er schrumpft.«

Ja, er gewährte mir Einblick in seine Welt, aber ich war nicht mehr sicher, ob ich das wirklich wollte.

Steve sagte noch: »Das Einzige, was meinen Pimmel vorm Verschwinden rettet, scheint diese Salbe zu sein.«

Beinahe hätte ich ihm gesagt, er soll den Spiegel doch

einfach umdrehen und die Seite nehmen, die alles vergrößert. Als mir dieser geschmacklose Witz in den Sinn kam, wusste ich: Hier waren meine eigenen Ängste vor der verzwickten Situation am Werk. Freud hielt Humor für einen Abwehrmechanismus, der Ängste zerstreuen und Aggressionen unterdrücken soll. Lachen verwandelt diese unangenehmen Gefühle gewissermaßen in angenehme. Unter Ärzten und Angehörigen anderer pflegerischer Berufe ist der Galgenhumor weit verbreitet, einfach um mit dem täglichen Elend klarzukommen.[3] Wenn weder Patienten noch deren Familienangehörige in Hörweite sind, halten die meisten Experten diese Art von Humor für harmlos und vor allem für ein wichtiges Ventil. Einmal Dampf abgelassen, können Mediziner wieder offen auf ihre Patienten zugehen.

Ich konnte gar nicht anders, als Steves Angst um seinen Schrumpfpenis symbolisch zu verstehen. Er wollte Teilhaber einer Kanzlei werden, eine fünfköpfige Familie ernähren und seine Frau im Bett befriedigen – seine Potenz und sein Selbstwertgefühl als Mann waren einer harten Belastungsprobe ausgesetzt. Unbewusst sehnte er sich nach einem gewaltigen Penis, nicht nach einem schrumpfenden, der von einem Ausschlag entstellt war.

»Steve«, sagte ich. »Ich weiß es sehr zu schätzen, dass Sie mir das anvertraut haben. Ich weiß, dass Sie davon überzeugt sind, dass das alles wirklich so ist. Ich werde mit Dr. Carter zusammenarbeiten, damit Sie diesen Ausschlag rasch loswerden und sich besser fühlen.«

»Aber können Sie ihn auch vorm Schrumpfen retten? Können Sie mir ein stärkeres Mittel dagegen verschreiben?«

Er dachte natürlich an eine stärkere Salbe, aber ich dachte an eine höhere Dosis Haldol. »Ich werde es mit Dr. Carter besprechen. In der Zwischenzeit würde ich die Haldol-Dosis verdoppeln, es hilft gegen den Juckreiz und lenkt Sie davon ab.«

Wir vereinbarten einen neuen Termin einige Tage später. Ich wollte mit Pete sprechen und musste mir überlegen, wie ich den Fall am besten anging. Steve versprach, das nächste Mal, wenn er während der Arbeitszeit das Bedürfnis nach Eincremen verspürte, die Tür abzuschließen.

Am Nachmittag erreichte ich Pete Carter telefonisch und erläuterte ihm Steves Lage. Er war erstaunt, wie »bekloppt« der scheinbar so normale Rechtsanwalt war. Den Ausschlag selbst musste er sich ansehen und einen Dermatologen hinzuziehen. Er vermutete, dass die langfristige Anwendung des Cortisons das Problem erst zum Problem gemacht hatte; die Creme irritierte und reizte die Haut und die Kondome hielten die Gegend dauernd feucht, sodass sie nicht trocknen und ausheilen konnte. Die meisten Menschen entwickeln bei einem ständigen Hautkontakt mit Kondomen, vor allem solchen aus Latex, eine Dermatitis. Was das Schrumpfen anging, sagte Pete, physiologisch sei das ganz ausgeschlossen, auf die Größe des Penis hätten weder der Ausschlag noch die Salben, noch die Kondome Einfluss.

Wenn medizinische Gründe wegfielen, blieb eine kurze Liste möglicher psychiatrischer Leiden. Die Art von Steves Wahnvorstellung passte zur Schizophrenie, in Ausnahmefällen können Patienten die ersten Symptome auch erst im höheren Lebensalter zeigen. Außerdem gab es Anzeichen für eine Depression – Schlafprobleme, Ängste, Grübeln.

Schizophrene sind meistens schlecht organisiert und nicht in der Lage, Arbeitsplätze und Beziehungen zu halten, aber es gibt Ausnahmen. Bei hoher Intelligenz helfen die überlegenen kognitiven Fähigkeiten Betroffenen, ihre psychotischen Gedanken unter Kontrolle zu halten, sodass sie die meiste Zeit ein scheinbar normales Leben führen. Zu den bekanntesten Beispielen gehört der Mathematiker John Nash, dessen Leben in dem Film *A Beautiful Mind – Genie und Wahnsinn* mit Russell Crowe in der Hauptrolle verfilmt wurde. Nashs überragende Intelligenz brachte ihn ans MIT und andere akademische Spitzeninstitute, 1994 erhielt er den Nobelpreis. Trotzdem hat er in den Klauen seiner paranoiden Schizophrenie und dazwischen liegender Depressionen lange Zeit in geschlossenen Anstalten verbracht. Wie Nash war Steve Ackerman äußerst erfolgreich in seinem Beruf und litt trotzdem unter Depression und Psychose. Viele Patienten mit affektiven oder psychotischen Symptomen fallen unter die Klassifizierung »schizoaffektive Störung«,[4] und sie haben in der Regel eine bessere Prognose als Patienten ohne affektive Symptome. Doch unabhängig von der Bezeichnung – Steve brauchte Neuroleptika und Antidepressiva. Außerdem würde er sehr davon profitieren, wenn er neben den Sitzungen mit seiner Frau eine eigene Psychotherapie beginnen würde.

Einige Tage später kam Steve zu mir. Die höhere Haldol-Dosis schlug an – er wirkte präsenter, weniger zerstreut, war offenbar auch weniger von seinem Penis besessen. Ich verschrieb ihm zusätzlich das Antidepressivum Doxepin, das seinen Schlaf weiter verbesserte.

In den folgenden Monaten sah ich Steve wöchentlich in Einzelsitzungen und das Ehepaar gemeinsam alle vierzehn Tage. Als die Medikamente ihre volle Wirkung entfalteten, besserte sich auch ihr Umgang miteinander. Pete Carter unterstützte Steve, seine Salben aufzugeben, der Ausschlag heilte dann schnell ab und ebenso verschwand Steves Wahnvorstellung, sein Penis würde kleiner. Mit Steves nachlassender psychotischer Symptomatik wurde auch Sharon ruhiger. Ich hätte sie immer noch in die Kategorie der Schnellredner gesteckt, aber es war auszuhalten. Und sie hatten wieder Sex miteinander.

Steve wurde schließlich Partner, und kurz danach wechselte er in die Niederlassung nach Chicago, die Familie musste umziehen. Ich gab ihm eine Liste mehrerer guter Psychiater mit auf den Weg, weil Schizophrenien oft nach einiger Zeit wieder auftreten.

Von ihm hörte ich nie wieder etwas, aber Sharon rief mich alle paar Monate an und brachte mich auf den neuesten Stand. Steve nahm die Medikamente und konsultierte regelmäßig einen der Psychiater von meiner Liste. Sharon akzeptierte eine Kinderfrau und ging wieder halbtags arbeiten. Mittlerweile redete sie auch nicht mehr in diesem Hochgeschwindigkeitsmodus, der mich so angestrengt hatte. Ich hatte das Gefühl, dass meine Paartherapie mit den beiden ein Erfolg war. Wenigstens überwanden sie die Symptome, die ihrer Ehe am härtesten zugesetzt hatten: ihre Art, viel zu schnell zu reden, und sein schrumpfender Penis.

8. Kapitel

KRANK VOR SORGE

Frühjahr 1988

Inzwischen war ich rund sieben Jahre am UCLA und befand mich im Auswahlverfahren für eine Professur auf Lebenszeit, aber die war noch nicht sicher. Zuerst musste ich eine Ad-hoc-Kommission davon überzeugen, dass meine bisherige Forschungsarbeit inhaltlich schlüssig und innovativ war. Außerdem musste ich beweisen, dass ich mich geistig von den Standpunkten meiner Mentoren gelöst hatte. Langsam wurde mir klar, dass Wissenschaft allein für eine akademische Karriere nicht ausreichend war, jetzt galt es außerdem clever zu taktieren. Ich musste mir gut überlegen, wen ich um Gutachten bat, ich musste meine wissenschaftlichen Ergebnisse so präsentieren, dass sie Eindruck hinterließen. Gleichzeitig lief meine Praxis immer besser, Kollegen gewannen Vertrauen in meine klinischen Fähigkeiten, regelmäßig wurden Patienten an mich weiterempfohlen.

An einem warmen Sonntagnachmittag lag ich faul am Pool und entspannte. Das Leben war schön. Um mich herum lag alles, was an so einem Wochenende nicht fehlen durfte: Eistee, Kreuzworträtsel, schnurloses Telefon – das war damals der neueste Schrei. Ich wählte die Nummer einer jungen Frau namens Gigi, die ich auf einer Party kennengelernt hatte, erreichte aber wieder nur den Anrufbeantworter einer Talentagentur und hinterließ zum zweiten

Mal eine Nachricht, bevor ich auflegte. Es war frustrierend – sie hatte auf meine Nachricht vor einer Woche nicht reagiert. Ich wollte unbedingt mit ihr ausgehen, sie war attraktiv, lustig und klug, und vor allem hatte ich das Gefühl gehabt, dass sie sich auch für mich interessierte.

Aber Gigi rief nicht zurück. Vielleicht war sie doch nicht so interessiert gewesen, vielleicht hatte mir meine Schwester die falsche Nummer gegeben. Ich hatte sie gebeten, ihre Freundin anzurufen, die die Party ausgerichtet hatte, die wiederum die Freundin anrief, die Gigi zu der Party mitgebracht hatte, die ihrerseits Gigi anrief, ob sie die Nummer weitergeben dürfe. Ziemlich viel Aufwand für ein Date.

Ich sprang in den Pool und schwamm ein paar Bahnen, machte es mir anschließend wieder auf meiner Liege bequem und ließ mich von der Sonne trocknen. Ich war fast eingeschlafen, da klingelte das Telefon. Es war nicht Gigi, sondern merkwürdigerweise mein Ex-Analyst, Charles Reidel. Dass er mich an einem Sonntag zu Hause anrief, war nicht normal. Meine obligatorische Psychoanalyse hatte ich vor Jahren abgeschlossen. Konnte er nicht loslassen?

Wie sich herausstellte, betreute Reidel seit Kurzem angehende Ärzte im Rahmen eines neuen Gesundheitsprogramms und wollte mir eine Patientin schicken, die Mutter eines Studenten, dessen Schlaflosigkeit und Angstsymptomatik seiner Meinung nach von deren herrschsüchtigem und geradezu aufdringlichem Verhalten gefördert wurde.

»Ich habe mit ihr gesprochen, sie ist bereit, sich mit Ihnen zu unterhalten«, sagte Reidel. »Sie scheint sogar geradezu erpicht darauf.«

»Gut. Sie soll mich nächste Woche anrufen. Ich habe ein paar Termine frei«, antwortete ich.

Nach einer unangenehmen Pause fragte er: »Und wie geht es Ihnen, Gary?«

Die schlichte Frage katapultierte mich zurück auf seine

Couch, auf der ich jahrelang im Zuge der Vorbereitung auf meine eigene Praxis meine Lehranalyse absolviert hatte. Zu den Grundpfeilern jeder einsichtsorientierten Therapieform, insbesondere der Psychoanalyse, gehört die Übertragung: Der Klient transferiert Gefühle, die er früher wichtigen Personen in seinem Leben – meistens den Eltern – entgegenbrachte, auf den Therapeuten.[1] Die Einsicht in diese Gefühle ist es, die ihn weiterbringt und diese Gefühle überwinden hilft. Aber Übertragungen betreffen starke Gefühle und können einem ein Leben lang nachhängen. Wenn man nach der Therapie zufällig seinen Therapeuten trifft, kann das genauso unangenehm sein wie die Gefühle, die eventuell während der Behandlung hochkamen.

Meine Reaktion auf Reidels Frage konnte Ausdruck für ungelöste Probleme sein. Unterbewusst dürfte ich ihn immer noch als mächtig und allwissend erlebt haben, und jetzt schickte er mir eine Patientin. Wie cool war das?

Ich riss mich zusammen und beantwortete seine Frage ziemlich knapp:»Großartig, danke. Und danke auch für die Empfehlung.«

Irgendwann in der folgenden Woche meldete sich meine Assistentin Jackie und sagte, sie hätte eine Mrs. Carol Wilson für mich in der Leitung. Sie rufe auf Empfehlung von Dr. Reidel an. Ich wollte in Kürze an einer Telefonkonferenz teilnehmen und bat Jackie deshalb, Mrs. Wilson nach ihrer Telefonnummer zu fragen, damit ich sie später zurückrufen könnte. Sie läge im Krankenhaus, erklärte Jackie, Zimmer 632.

»Wirklich«, sagte ich überrascht.»Ich rufe sie zurück, aber finden Sie doch heraus, wer der behandelnde Arzt ist und warum sie eingeliefert wurde.«

Kurz danach erhielt ich von Jackie die Information, Dr. Lisa Chung hätte Mrs. Wilson am Vortag wegen Rücken-

171

beschwerden an die Klinik überwiesen. Im Anschluss an meine Termine machte ich mich auf zu Zimmer 632.

Ich blickte durch die offene Tür in ein Vierbettzimmer und beobachtete eine auffällige rothaarige Frau, die offenbar Hof hielt, so wie die anderen drei Frauen ihr zuhörten. Nach einem kurzen Blick auf die Namensschilder neben der Tür wartete ich noch einen Augenblick und hörte zu.

Die Rothaarige war Carol Wilson.»Shirley« – das war die Patientin im Bett gegenüber –, dozierte Carol,»Ihr Arzt hat bestimmt recht, aber ich sage Ihnen, die Symptome sprechen dafür, dass es sich um mehr als eine schlichte Arthritis handelt. Es könnte zusätzlich ein Lupus sein. Wurde die BSR gecheckt?« Sie meinte die Senkungsgeschwindigkeit der roten Blutkörperchen, die unspezifisch auf entzündliche Geschehen im Körper hinweist und bei der Ermittlung und Kontrolle einer ganzen Reihe von Krankheiten von der Tuberkulose bis hin zu Autoimmunerkrankungen hilfreich sein kann.

Shirley wusste nicht, was sie sagen sollte, und ich ging hinein.»Guten Morgen, meine Damen. Entschuldigen Sie, dass ich hier so hereinplatze. Ich bin Dr. Small, und ich möchte zu Carol Wilson.«

Carol zwitscherte:»Das bin ich, Herr Doktor. Ich habe Sie angerufen.«

Ich rückte einen Stuhl an Carols Bett und zog den Vorhang zu, um den Anschein von Privatsphäre zu wahren.

»Ich bin so froh, dass Sie gekommen sind, Dr. Small«, sagte sie.»Sie sind viel jünger, als ich dachte. Sie erinnern mich an meinen Sohn, Michael. Er studiert hier an der UCLA Medizin.« Sie hob beide Hände, als wolle sie meine Glückwünsche abwehren, noch bevor ich sie geäußert hatte. »Ich weiß, ich bin sehr stolz auf mein kleines Genie. Er ist mein Leben.«

Sie trank einen Schluck Wasser und gab einen Schmerzlaut von sich, beugte sich vor, verzog das Gesicht und presste die Handflächen auf ihren Rücken. »Bitte rufen Sie die Krankenschwester. Ich brauche ein Schmerzmittel.«

Auf mich wirkte sie reichlich theatralisch, ich war nicht sicher, inwieweit der Schmerz gespielt war. Vielleicht war sie schmerzmittelsüchtig und wollte aufgrund dieser Show Medikamente verschrieben bekommen. Ich holte die Schwester und riet Carol, langsam und tief zu atmen. Nach einer Spritze in die Hüfte wurde Carol ruhiger und schien sich wieder wohl zu fühlen.

»Das war aber plötzlich, Mrs. Wilson«, sagte ich.

»Ja, das stimmt. Es ist ein Nierenstein«, erklärte sie, »aber Dr. Chung glaubt es mir nicht. Dabei habe ich Blut im Urin, und die Stelle, an der der Schmerz auftritt, passt auch zu meiner Diagnose.«

»Sie wissen viel über Medizin«, sagte ich. »Sind Sie Ärztin?«

Sie lachte. »Ach, Sie sind ja charmant, nein, ich habe zwar einen Doktortitel, aber in Sprachwissenschaft, und ich lese sehr viel. Haben Sie übrigens den Artikel im JAMA gelesen, der den Epstein-Barr-Virus mit dem Chronischen Fatigue-Syndrom in Verbindung bringt? Vielleicht habe ich das auch im *New Yorker* gelesen. Manchmal lese ich so viel, dass ich vergesse, wo ich was herhabe.«

Ich schaffte es nur mit Mühe, wenigstens die Zusammenfassungen in meinen medizinischen Fachzeitschriften zu überfliegen, und konnte mich nicht mehr daran erinnern, wann ich zum letzten Mal den *New Yorker* in der Hand gehabt hatte. »Nein, der ist mir entgangen. Aber wir sollten über Sie reden. Dr. Reidel meint, ich könnte Ihnen vielleicht helfen.«

»Ich hoffe es«, sagte sie gedämpft. »Es geht um meinen Sohn. Ich mache mir Sorgen, dass er von der ganzen Konkurrenz und dem Leistungsdruck an der Uni überfordert ist. An Intelligenz fehlt es ihm nicht, aber er ist so sensibel und will mir nicht erzählen, was so los ist in seinem Leben.«

»Hat er das früher getan?«, fragte ich.

»Wir waren die besten Freunde. Sein Vater starb, als er fünf war, ich wurde seine Vertraute. Ich habe immer gespürt, wenn ihn etwas bedrückte, und ihn beraten. Aber jetzt ist er so beschäftigt, dass ich ihn kaum noch sehe.«

»Das erste Studienjahr kann schon ziemlich stressig sein«, gab ich zu bedenken.

»Ich weiß, aber jetzt hat er diese Kopfschmerzen, sie sind so schlimm, dass ihm übel wird, und er schafft es nicht einmal am Wochenende, mich zu besuchen. Ich mache mir wirklich Sorgen.«

Dr. Reidels Vermutung, dass die Mutter übergriffig war, schien sich zu bestätigen. Carol war klug und gebildet, aber scheinbar wollte sie die Botschaft, die ihr Sohn ihr schickte, nicht verstehen: dass er einfach mehr Raum für sich brauchte. Offenbar handelte es sich um den klassischen Fall einer viel zu engen Mutter-Sohn-Beziehung. Carol hatte gesagt, ihr Sohn sei ihr Leben, aber vielleicht wollte Michael sein eigenes Leben leben.

Zu den Herausforderungen der Konsiliarpsychiatrie gehört der Mangel an Privatsphäre in einem Krankenhaus. Ich wollte nicht allzu sehr in Carols persönliche Probleme vordringen, und sie schien über ihren Sohn reden zu wollen, also ließ ich mich darauf ein.

»Warum bereiten Ihnen Michaels Kopfschmerzen solche Sorgen?«, fragte ich.

Sie flüsterte: »Ich glaube, er verschweigt mir was. Er spielt die Symptome herunter, seine Sehfähigkeit ist offenbar auch davon beeinträchtigt. In letzter Zeit hat er bei jedem Besuch eine dunkle Sonnenbrille auf.« Sie starrte auf die Bettdecke und schwieg.

»Was ist?«, fragte ich.

»Ich habe es dem behandelnden Arzt noch nicht gesagt, aber ich tippe auf einen Gehirntumor.« Sie beugte sich vor: »Einen bösartigen.«

Ich schaffte es nur mit Mühe, nicht laut loszulachen. Seit wann erlaubte das Tragen von Sonnenbrillen in Kombination mit Kopfschmerzen die Diagnose Gehirntumor? »Wirklich? Wie kommen Sie auf diese Idee?«

»Hoffentlich habe ich nicht recht, aber alle Symptome sprechen dafür.«

»Carol«, sagte ich, »viele Menschen haben Kopfschmerzen und tragen Sonnenbrillen.«

»Aber Michael hat das sonst nicht gemacht. Das ist neu für ihn. Lichtempfindlichkeit, Kopfschmerzen – beides können Anzeichen für Ödeme infolge eines Tumors sein. Meines Wissens könnte ein Glioblastom an seinem Sehnerv sitzen.«

Junge, Junge, die Frau kannte sich aus mit dem medizinischen Fachjargon und warf gern damit um sich. Man hätte meinen können, dass *sie* die Medizinstudentin war. Bevor ich ihr versichern konnte, das Glioblastome praktisch nie bei Menschen unter fünfunddreißig beobachtet werden, schaute Michael durch den Vorhang: schwarze Jeans, graues T-Shirt, Sonnenbrille.

»Michael!«, rief Carol. »Schön, dass du vorbeikommst. Das ist Dr. Small, von dem du mir erzählt hast.« Sie klopfte auf das Bett als Einladung an ihren Sohn, sich zu setzen.

»Sehr erfreut, Dr. Small. Ich fand Ihren Geriatrie-Vortrag vor ein paar Wochen sehr lehrreich«, sagte er und schob die Sonnenbrille hoch. »Wie ich sehe, haben Sie meine Mutter bereits kennengelernt.«

»Ja«, antwortete ich. »Wir lernen uns zwar gerade erst kennen …«

Carol redete dazwischen: »Es ist so schön, dich zu sehen, mein Liebling. Ich habe Dr. Small gerade erzählt, was für ein Genie du bist.«

Verärgert erhob sich Michael von der Bettkante. »Mutter, ich wollte nur kurz vorbeischauen und Hallo sagen, aber ich kann nicht bleiben, ich muss zu einer Übung.« Das war meine Chance, mit dem Jungen ein paar Worte unter vier Augen zu wechseln.

»Ich muss leider auch gehen«, sagte ich. »Ich komme später noch mal vorbei, Carol. Michael, ich begleite Sie ein Stück.«

Carol antwortete: »Wunderbar, ihr zwei Jungs lernt euch kennen. Tata!« Wir hatten das Krankenzimmer noch nicht verlassen, schon fuhr Carol mit ihrer Ansprache fort: »Also, Shirley, mit einem Lupus ist nicht zu spaßen ...«

Als wir die Treppe in die sonnendurchflutete Eingangshalle hinunterliefen, gestand Michael: »Ich habe jetzt keine Übung, Dr. Small, ich bin nur nicht in der Stimmung, eine Stunde mit meiner Mutter zu verbringen, während sie jede Bewegung von mir diagnostiziert.« Er nahm die Sonnenbrille ab, um sie zu putzen, und fuhr fort: »Sie bombardiert mich mit Fragen: Wie hast du geschlafen? Was hast du gefrühstückt? Gehst du noch mit dieser Mia?«

»Sie ist recht fordernd«, sagte ich.

Er lachte. »Das ist die Untertreibung des Jahres.«

»Ihre Mutter ist offenbar sehr klug, aber auch sehr anstrengend. Es ist bestimmt nicht leicht, ihr Lebensmittelpunkt zu sein«, sagte ich.

»Sie hat viel zu viel Zeit, und in der konzentriert sie sich auf mich«, sagte Michael. »Wenn ich ein Sandwich will, kocht sie ein Thanksgiving-Menü. Wenn ich huste, glaubt sie, ich hätte eine Lungenentzündung. Und es wird immer schlimmer.«

Wir kauften uns einen Kaffee und setzten uns an einen Tisch im Hof. »Warum?«, fragte ich.

»Sie verkraftet es nicht, dass ich mit meiner Freundin zusammengezogen bin. Während ich aufs College ging, habe ich zu Hause gewohnt, aber mit dem Wechsel an die Uni habe ich mir zusammen mit Mia eine Wohnung gesucht. Anfangs tat Mom so, als würde sie sich sehr für mich freuen, aber was dann kam, war schon seltsam. Sie hat unser Haus in Encino verkauft und sich eine Eigentumswohnung in der Nähe der Uni gesucht, angeblich, weil das Haus für sie allein zu groß war. In Wirklichkeit will sie nur näher bei mir sein.«

»Klingt nach einem schwierigen Abnabelungsprozess«, sagte ich.

»Finden Sie? Mia sagt dauernd, ich müsse meiner Mutter klare Grenzen setzen, aber das ist schwer. Sie kann Mia nicht leiden, obwohl sie ihr nie eine echte Chance gegeben hat. Keine Frau ist für ihr kleines Genie gut genug, wissen Sie. Mia ist toll, und ich will sie nicht verlieren, aber ich will meine Mutter auch nicht verletzen.«

»Sie haben Dr. Reidel aufgesucht«, sagte ich. »Machen Sie bei ihm eine Therapie?«

»Wir haben nächste Woche einen Termin, und glauben Sie mir, ich kann ihn gut gebrauchen. Ich komme mit den ganzen Schuldzuweisungen meiner Mutter einfach nicht mehr klar: Ich würde sie zu selten besuchen, ich würde nicht oft genug anrufen, ich sei zu dünn … Ich kann nachts schon nicht mehr schlafen. Es verfolgt mich.«

»Da kann Ihnen Dr. Reidel bestimmt helfen, aber Ihre Mutter kann sicher auch Hilfe brauchen«, vermutete ich.

»Ja, er hatte gehofft, dass Sie das übernehmen können.«

Auf dem Rückweg in mein Büro dachte ich über Michaels Versuche nach, sich aus den Klauen seiner Mutter zu befreien. Vermutlich hatte Carol den Verlust ihres Gatten nicht verwunden und klammerte sich deshalb an ihren Sohn, um die Lücke zu schließen. Eine emotional reife, liebevolle Mutter könnte ihre Liebe auf eine Weise leben, die ihrem Sohn genug Raum ließe, um seine eigenen Fehler zu machen, sich zu entwickeln und schließlich selbstständig zu werden. Carol liebte ihren Sohn und wollte sicher das Beste für ihn, hatte aber Schwierigkeiten loszulassen.

Einen Tag später wollte ich Carol erneut einen Besuch abstatten, aber ihr Bett war leer. Die Schwester sagte mir, sie sei in ein Einzelzimmer verlegt worden. Ich funkte Dr. Lisa Chung an, um Näheres zur Krankengeschichte zu erfahren; wir trafen uns im Schwesternzimmer.

Lisa lächelte mich an: »Hallo, Gary, schön Sie zu sehen.«

»Sie sehen blendend aus, Lisa«, sagte ich. »Offenbar bekommt Ihnen der Wechsel auf die Innere.« Nach abgeschlossener Facharztausbildung in Psychiatrie hatte sie sich dafür entschieden und leitete die Abteilung für Innere Medizin inzwischen.

»Danke, es gefällt mir wirklich gut. Statt mir fünfzig Minuten lang das Gejammer eines Patienten anzuhören, wechseln sie im Zehn-Minuten-Takt.«

»Was hat diese Mrs. Wilson? Woran leidet sie?«, fragte ich.

»Sie klagt über akute Schmerzen im mittleren Bereich des Rückens und besteht darauf, es sei ein Nierenstein, der in den Harnleiter gewandert sei«, sagte Lisa. »Wir haben Blut im Urin festgestellt, aber das dürfte eher auf den Harnwegsinfekt zurückgehen, den sie außerdem hat.«

»Habt ihr ein Infusionsurogramm gemacht?«, fragte ich. Gemeint ist damit eine Röntgenaufnahme vom Unterleib eines Patienten, während dieser über eine Infusion ein jodhaltiges Kontrastmittel erhält, um Nierensteine sichtbar zu machen.

»Negativ«, sagte Lisa, »aber ich habe eine Idee, was mit ihr los sein könnte, zumindest physisch.«

»Und die wäre?«, fragte ich.

»Jedes Mal, wenn sie schluckt, werden die Rückenbeschwerden schlimmer. Ich nehme an, der Schmerz kommt aus dem oberen Verdauungstrakt. Sie hat über Monate hoch dosiertes Ibuprofen auf nüchternen Magen genommen. Davon dürfte sie sich eine Gastritis oder ein Magengeschwür zugezogen haben.«

»Sie vermuten also, dass der Schmerz im Rücken von der Speiseröhre oder vom Magen kommt«, sagte ich.

»Ja. Wir haben jetzt die Ibuprofen-Einnahme unterbunden. Heute Nachmittag lasse ich den oberen Verdauungstrakt untersuchen.«

»Und was halten Sie von ihrem angelesenen medizinischen Wissen?«

»Du meine Güte, nicht mal Chirurgen bilden sich so viel auf ihre diagnostischen Fähigkeiten ein wie sie«, sagte Lisa lachend. »Für einen Laien kennt sie sich überraschend gut aus, aber sie ist so von sich eingenommen, das ist kaum zu ertragen.«

»Haben Sie ihren Sohn kennengelernt?«, fragte ich.

»Ja, einmal. Er ist ähnlich anstrengend wie seine Mutter, scheint aber normal zu sein«, sagte sie. »Seine Mutter redet ständig über ihn und scheint sich große Sorgen zu machen.«

»Das könnte die Gastritis verschlimmern«, überlegte ich.

»Unbedingt. Die meisten Erkrankungen des oberen Verdauungstrakts haben letztlich psychische Ursachen, davon bin ich überzeugt.«

Dickdarmentzündungen und Reizdarm sind die klassischen Beispiele für psychosomatische Leiden – echte körperliche Störungen, die von psychologischen Faktoren beeinflusst oder verschlimmert werden. Viele Menschen glauben fälschlicherweise, die körperlichen Folgen von Stress bedeuteten nichts wirklich Ernstes. Aber Stress kann psychosomatische Krankheiten auslösen und körperliche Symptome bewirken, die genauso real und gegebenenfalls lebensbedrohlich sind wie Krankheiten, die physische Ursachen haben.

Das Wechselspiel zwischen psychologischen und physischen Komponenten psychosomatischer Erkrankungen des oberen Verdauungstrakts ist kompliziert. Jahrelang glaubte man, Koffein, entzündungshemmende Medikamente, Alkohol und Stress führten zu Magengeschwüren. Tatsächlich können Stress und eine falsche Ernährung zu Geschwüren beitragen, aber 2005 bekamen Barry Marshall und Robin Warren den Nobelpreis für Medizin für ihre Entdeckung, dass das Bakterium Helicobacter pylori Gastritis und Magengeschwüre auslösen kann.[2] Inzwischen behandelt man die Krankheit mit Antibiotika, statt Patienten mit langwierigen Diäten und anderen Maßnahmen zu traktieren und damit doch nur die Symptome zu kurieren.

Ende der Achtzigerjahre war man noch weit davon entfernt, ein Magengeschwür mit Antibiotika zu behandeln. Aber wir wussten bereits, dass entzündungshemmende Medikamente wie Ibuprofen oder Motrin die Magenschleimhaut angreifen und Blutungen und andere Beschwerden auslösen können.

»Faszinierend, wie die Seele den Körper krank machen kann«, sagte ich. »Sie können Ihr psychiatrisches Wissen hier offenbar ganz gut gebrauchen.«

»Fehlt nur noch, dass ich es auch doppelt berechnen kann«, sagte sie lächelnd. »Ich halte Sie auf dem Laufenden, was die Untersuchungen am Nachmittag ergeben.«

»Danke«, sagte ich. »Und warum wollte Mrs. Wilson ein Einzelzimmer?«

»Sie wollte das nicht. Aber ihre Zimmergenossinnen haben darauf bestanden.«

Carol Wilson, das ergaben die Untersuchungen, hatte ein Geschwür in der Speiseröhre. Sie bekam Säureblocker und eine säurearme Diät verordnet. Auch wenn sie einsehen musste, dass ihre Nierenstein-Theorie hinfällig war, war sie doch von der neuen, hochoffiziellen Diagnose begeistert – die musste Michael doch ernstnehmen. Wir vereinbarten einen Termin für die Zeit nach ihrer Entlassung.

Eine Woche später erschien sie im maßgeschneiderten Kostüm mit sorgfältig frisierten Haaren, eine Ausgabe der *New York Times* unter den Arm geklemmt, in meinem Büro. Sie nahm auf dem Sofa Platz und lächelte. »Dr. Small, es ist mir ein Vergnügen, Sie wiederzusehen.« Mit einem Blick durch das Zimmer fügte sie hinzu: »Ich liebe dieses Ambiente, es ist so UCLA.«

Ich lachte und sagte: »Ich freue mich, dass Sie hier sind, Carol. Wie geht es Ihnen?«

»Ich kann zum Glück berichten, dass das Magengeschwür vollständig ausgeheilt ist.« Sie beugte sich vor. »Erzählen Sie es nicht Dr. Chung, aber ich habe die eine oder andere Zigarette morgens zum Kaffee geraucht, und es hat kein bisschen weh getan.«

»Schön, dass es Ihnen besser geht, aber trinken Sie nicht zu viel Kaffee, und Sie müssen mit dem Rauchen aufhören. Nehmen Sie die Säureblocker?«, fragte ich.

»Natürlich. Sie hören sich an wie meine Mutter.« Sie nahm eine Rolle mit Tabletten gegen Sodbrennen aus ihrer Tasche, steckte sich eine in den Mund und bot mir auch eine an. Ich lehnte ab. Sie schlug die Beine übereinander und wimmerte vor Schmerzen.

»Geht es Ihnen gut?«, fragte ich.

Sie änderte die Position: »Ja, ich habe nur diese angebrochenen Lendenwirbel, L4 und L5. In der Mayo Clinic gibt es eine neue Behandlungsmethode, ich habe es mir überlegt, aber ich will kein Versuchskaninchen sein. Wenn die Probleme mit dem Rücken einmal anfangen … nein, das will ich nicht.«

181

Das Muster wurde deutlicher. Carol litt an jedem neuen Tag an einem neuen Symptom, einer Verletzung oder Krankheit, und jedes gesundheitliche Problem war vermutlich eine Botschaft an Michael. Vielleicht hatte sie das Münchhausen-Syndrom, bei dem Menschen Krankheiten erfinden beziehungsweise selbst hervorrufen, um Aufmerksamkeit zu bekommen. Auf jeden Fall hatte sie eine histrionische Persönlichkeit im geradezu klassischen Sinn: übertriebene Emotionalität und ein übermäßig gesteigertes Aufmerksamkeitsbedürfnis.

Sie setzte eine tapfere Miene auf, schien aber von Schmerzen abgelenkt. Ich wechselte das Thema: »Was ist seit Ihrer Entlassung aus dem Krankenhaus geschehen?«

»Ich mache mir große Sorgen um Michael. Anfangs dachte ich, er hätte etwas Ernstes wegen seiner Kopfschmerzen und der Übelkeit, jetzt bin ich nicht mehr sicher.«

»Was meinen Sie?«, fragte ich.

»Vielleicht ist es psychosomatisch«, antwortete sie.

Bevor sie sich ein Urteil über andere bildete, sollte sie sich erst einmal an die eigene Nase fassen, dachte ich bei mir und klang wie mein Vater. »Psychosomatisch?«, hakte ich noch einmal nach.

»Sie haben bestimmt von Morbus Medicus gehört«, erwiderte sie.

»Wenn Medizinstudenten meinen, sie hätten jede schreckliche Krankheit aus ihrem Lehrplan selbst?«, fragte ich.

»Ja. Sie werden ganz besessen von all den Krankheiten, die sie auswendig lernen müssen, und ich glaube, das passiert gerade mit Michael. Er war schon immer sehr sensibel und empfänglich für Suggestion.«

Morbus Medicus dürfte über die Hälfte aller angehenden Ärzte an irgendeinem Punkt ihres Studiums treffen.[3] Es handelt sich um eine Sonderform der Hypochondrie, der übermäßigen Sorge, an einer schweren Krankheit zu leiden. Dass die intensive Beschäftigung mit vielen tödlichen Krankheiten solche Ängste auslösen kann, verwundert nicht. Normalerweise geht das Phänomen schnell vorüber, aber manche Studenten geraten in einen Teufelskreis: Sie suchen ihren Körper nach Verletzungen oder Anzeichen für die Symptome ab, die in ihren Lehrbüchern beschrieben werden, sie klopfen jede noch so alltägliche physische Reaktion auf potenzielle Hinweise auf krankhafte Veränderungen ab. Aus einem Zwicken in der Leiste wird Hodenkrebs, übermäßiger Durst an heißen Tagen als Diabetes gedeutet, ein Krampf in der Hand vom vielen Schreiben als beginnende rheumatische Arthritis. Das jeweils im Mittelpunkt des Lernens stehende Organ wird zum Zentrum der Aufmerksamkeit des Lernenden und Gegenstand der hypochondrischen Befürchtungen. Je mehr Erfahrung und Wissen die angehenden Mediziner erwerben, desto mehr schwindet ihre Sorge, an allem Möglichen zu erkranken, die hypochondrischen Züge erledigen sich von selbst.

Michael war im ersten Studienjahr, er gehörte also zum gefährdeten Personenkreis. Er war wegen seiner Ängste zur studentischen Gesundheitsberatung gegangen, wirkte auf mich aber nicht übertrieben ängstlich. Und er hatte mir bei unserem kurzen Gespräch anvertraut, dass er die Symptome übertrieb, um sich bei seiner Mutter rar zu machen.

»Es ist möglich, dass Michael …«

»Es ist mehr als möglich«, unterbrach mich Carol, »es ist höchstwahrscheinlich. Ich glaube, es wäre sehr sinnvoll, wenn wir gemeinsam zu Ihnen kämen. Dann könnten wir den Dingen zusammen auf den Grund gehen.«

Es war ein recht durchsichtiges Ausweichmanöver: Carol scheute sich, in ihre eigenen Abgründe zu schauen, und wollte deshalb auch die Therapie auf ihren Sohn auslagern, trotzdem konnte es für mich nützlich sein, die Dynamik zwischen beiden genauer kennenzulernen. »Das lässt sich einrichten. Ich kann Ihnen einige Termine zur Auswahl anbieten, dann nehmen Sie den, der Ihnen beiden passt.«

»Warum kommen Sie nicht morgen gegen siebzehn Uhr zu mir? Michael hat versprochen, dass er nach dem Unterricht vorbeikommt und zum Abendessen bleibt. Ich wohne in Westwood, es sind nur ein paar Schritte die Straße hinunter. Ich würde es sehr zu schätzen wissen, wenn Sie einen Hausbesuch machen würden.«

Geriatrische Psychiater machen tatsächlich gelegentlich, anders als die meisten Ärzte, Hausbesuche, einfach weil ihre Patienten manchmal an die Wohnung gefesselt sind. Carol war zwar noch längst nicht so alt, aber ich war neugierig, wie sie sich auf eigenem Terrain verhalten würde, noch dazu, wenn ihr Sohn zu Besuch war. Menschen zeigen viel mehr von sich, wenn sie sich in der sicheren Umgebung ihres Zuhauses befinden, und die Art, wie sie sich einrichten, verrät auch einiges.

Ich sah kurz in meinen Terminkalender und sagte: »Gut, sagen Sie bitte Michael Bescheid, ich komme dann um halb sechs zu Ihnen.«

Carols Wohnung lag fünf Minuten von der UCLA entfernt am Wilshire Boulevard, der großen Ost-West-Achse, die sich durch Los Angeles zieht. Das Gebäude gehörte zu den Hochhäusern, die Blick auf das Meer, die Berge und die Skyline von Downtown Los Angeles boten, eine der beliebtesten Wohnlagen der Westküste.

Ich fuhr hinüber, ein Page kümmerte sich um mein Auto. Am Eingang des eleganten, großzügigen Foyers begrüßte mich ein Concierge und informierte Carol über mein Eintreffen. Danach erst ließ er mich zum Aufzug gehen.

Mir klingelten die Ohren, als ich hoch zum zweiundzwanzigsten Stock fuhr. Der Lift war mit goldplattierten Spiegeln verkleidet, ich prüfte mein Äußeres – nach einem vollen Arbeitstag sah ich ziemlich derangiert aus. Ich zog die Krawatte enger, steckte das Hemd in die Hose und fuhr mir mit den Fingern durch das Haar, um einen lockeren, aber professionellen Arzt-auf-Hausbesuch-Anschein zu erwecken.

Der Aufzug öffnete sich direkt in Carols Wohnung. Ich trat ein und war von der Aussicht auf West-Los Angeles und den Pazifischen Ozean beeindruckt. Carol kam mir mit einem Martini in der Hand entgegen, sie trug eine Halskrause. »Kommen Sie herein, Dr. Small. Was möchten Sie trinken?« Sie neigte sich zu mir und flüsterte: »Nehmen Sie einen Cocktail, ich werde es nicht verraten …«

»Perrier, bitte, ohne Eis«, erwiderte ich. »Was ist denn mit Ihrem Hals passiert?«

»Ach, so was Dummes, ich hatte diesen trockenen Husten, den ich immer wieder bekomme, und ich habe Dr. Chung gesagt, dass er der Beginn eines Emphysems sein kann, der Husten hat die C4-C5-Protrusion in der Halswirbelsäule durch das Schleudertrauma aktiviert.«

Das war so übertrieben, dass ich das Münchhausen-Syndrom innerlich von der Liste potenzieller Diagnosen strich, sie war wohl eher ein Hypochonder mit histrionischer Persönlichkeitsstörung. Ich beschloss, sie nicht auf den Martini anzusprechen, der wegen ihres Geschwürs nicht ratsam war, aber wenn sie eine Zigarette anzünden sollte, musste ich etwas sagen … wo sie noch dazu ein Emphysem diagnostiziert hatte.

»Michael ist noch nicht da«, erklärte sie. »Aber ich wollte sowieso ein paar Minuten mit Ihnen unter vier Augen reden. Ich glaube, wir sollten eine Paartherapie machen.«

»Wer?«, fragte ich.

»Michael und ich natürlich.«

»Carol, Paartherapien sind für Paare da, für Ehepaare und so.«

»Nicht, wenn man dem bedeutenden Familientherapeuten Salvador Minuchin folgt. Mit seiner Strukturellen Familientherapie lassen sich viele Eltern-Kind-Schwierigkeiten lösen.«

Carol hatte recht. Minuchin arbeitete oft mit Kernfamilien oder mehreren Familienmitgliedern, um ihnen das Fehlverhalten begreiflich zu machen, das ihren Umgang miteinander belastete.[4] Seine Methoden waren insbesondere bei eng verstrickten Beziehungen hilfreich, weil er den Betroffenen den Weg zu gesünderen Bindungen zeigen konnte. Seiner Überzeugung nach war eine Besserung nur möglich, wenn die Familienmitglieder das Muster durchschauten, nach dem ihre Beziehungen abliefen, und bereit waren, es zu verändern. Minuchins Ansatz konnte Carol und Michael helfen, aber ich vermutete hinter der Forderung einfach nur einen Trick, um mehr Zeit mit ihrem Sohn zu verbringen.

»Carol, eine Paartherapie muss von beiden Beteiligten gewünscht sein, und Michael ist kein Kind.«

»Nein, bin ich nicht«, sagte Michael, der eben aus dem Fahrstuhl trat. »Und was hast du da um den Hals, Mom? Das Schleudertrauma meldet sich zurück?«

»Nichts Ernstes, Liebling. Ich hole dir ein Glas von deinem Lieblings-Merlot, setzt euch doch schon mal ins Wohnzimmer.«

Auf dem Weg in die Küche rief Carol: »Luticia? Kannst du bitte eine Flasche Merlot öffnen und die Hors d'œuvres servieren?«

Michael und ich saßen einander gegenüber auf Carols weißen Sofas. »Ich wusste nicht, dass Ärzte heute noch Hausbesuche machen«, sagte Michael und schüttelte den Kopf. »Dazu hätte ich keine Lust.«

»Keine Angst, es ist nicht unbedingt üblich.« Luticia kam mit einer Platte warmer Vorspeisen herein. Ich nippte am Perrier und sah *Harrison's Principles of Internal Medicine* auf dem Beistelltisch. »Sie kommen also manchmal zum Lernen hierher?«

»Nein, nie.«

Carol kam herein, gab Michael ein Glas Wein und setzte sich neben ihn. »Mom, bist du in meiner Wohnung gewesen und hast dir meinen *Harrison's* geliehen?«, fragte er.

Sie lachte. »Ach was, Dummerchen, du weißt doch, wie gern ich Sachbücher lese. Dutton's hat es billig angeboten.«

»Aber das ist mehr als ein Sachbuch, Mom«, stellte er klar. »Das ist ein medizinisches Lehrbuch.«

»Ich finde es interessant«, beharrte sie. »Und ich möchte mich gern mit dir über dein Studium unterhalten können.«

Ich beobachtete die beiden, und mir fiel auf, wie Carol die Szene eingefädelt hatte. Ich saß den beiden gegenüber, die sich ein Sofa teilten – perfekt für eine Paartherapie.

»Darüber können wir später reden«, sagte Michael. »Ich würde gern wissen, worüber ihr gesprochen habt, als ich hereinkam.«

»Ich habe erzählt, dass ich mir in letzter Zeit große Sorgen um dich mache«, berichtete sie.

»Das ist doch nichts Neues, kaum schniefe ich mal, führst du dich auf, als würde ich sterben.«

»Das stimmt nicht!«, rief Carol. »Ich mache mir nur Sorgen, Liebling.«

»Worüber, Mom?«

»Dass du Morbus Medicus hast.«

Michael lachte und schüttelte den Kopf. »Hör am besten auf, den *Harrison's* zu lesen und bleib bei deinen Biografien.«

»Du kannst denken, was du willst, mein Lieber, aber Morbus Medicus ist unter den Erstsemestern in Medizin sehr verbreitet und kein Grund sich zu schämen.« Sie wimmerte schmerzerfüllt. »Autsch, wann immer mein Nacken Theater macht, kriege ich diese stechenden Kopfschmerzen.«

Michael nahm ihr die Morbus-Medicus-Diagnose nicht ab, und sie schaltete prompt auf ihre eigenen Gebrechen um.

»Mom, die häufigste Ursache von Kopfschmerzen sind Muskelverspannungen und Stress. Also fang jetzt nicht an zu denken, du hättest einen Gehirntumor.«

Carol brach in Tränen aus.

»Bist du okay, Mom?«

»Was ist los, Carol?«, fragte ich.

»Nichts, nur diese Kopfschmerzen.« Michael legte tröstend den Arm um seine Mutter. Carol bat: »Dr. Small, können Sie Luticia sagen, sie soll mir Paracetamol bringen?« Offenbar hatte Michaels sarkastische Bemerkung mit dem Gehirntumor die Tränen ausgelöst, aber sie hatte sich schnell wieder unter Kontrolle.

Ich ging zur Küche, Luticia war nicht dort, also ging ich den Flur hinunter zum Badezimmer, wo ich Paracetamol fand. Ich wollte zurückgehen, als ich in der Bibliothek einen ganzen Stapel Medizinbücher erblickte. Es war verblüffend – Carol besaß fast alle Bücher, die im ersten Semester des Medizinstudiums durchgenommen werden. Ich blätterte eines durch – passagenweise waren viele Stellen gelb markiert. Das ging über ein bloßes Lesen hinaus, Carol studierte die Bücher gründlich, so als würde sie Medizin studieren.

Zurück im Wohnzimmer gab ich Carol zwei Paracetamol. Sie spülte sie mit Martini hinunter.

»Bist du okay, Mom?«, fragte Michael.

»Ja, Liebling. Es ist so schön, wenn du zu Hause bist.«

»Ich bin froh, dass es Ihnen besser geht, Carol«, sagte ich. »Ich habe eben in Ihrer Bibliothek gesehen, dass Sie fast alle Bücher fürs erste Semester Medizin besitzen.«

Michael rückte von ihr ab. »Was? Was sagen Sie da?« Er sauste den Flur hinunter.

Carol seufzte. »Ich hätte nicht gedacht, dass Sie so ein Schnüffler sind.«

Michael brüllte aus der Bibliothek: »Ich glaub's einfach nicht! Jetzt bist du also eine Kommilitonin? Warum ziehst du nicht einfach bei mir und Mia ein?«

Ich brüllte zurück: »Michael, bitte kommen Sie zurück. Lassen Sie uns darüber reden.«

Michael kam mit einem Bücherstapel zurück, Carol starrte mich an und sagte: »Jetzt wird er nicht mehr mit mir reden.«

»Seien Sie sich da mal nicht so sicher«, widersprach ich.

Michael ließ die schweren Bücher auf den Beistelltisch fallen und setzte sich wieder hin. »Wer studiert hier Medizin, du oder ich?«

Carol antwortete verlegen: »Ich wollte dir nur nah sein.« Sie sah mich an. »Ist das so schlimm?«

»Aber ich will dich nicht so nah bei mir haben!«, brüllte Michael. »Ich will mein eigenes Leben leben.«

Ich musste schleunigst die Gesprächsführung an mich reißen, bevor die Situation total entgleiste. Ich stand auf. »Schalten wir einen Gang zurück. Was läuft hier gerade ab?« Sie sahen mich an, reagierten auf die Autorität in meiner Stimme. »Carol, es ist schwer für Sie, dass Ihr Sohn ausgezogen ist. Und Michael, Sie können es Ihrer Mutter nicht recht machen und wollen ein eigenes Leben haben. Sie beide müssen lernen, in Ihrer Beziehung Grenzen zu setzen.«

Carol sagte: »Ich habe kein Problem mit Grenzen. Aber er verdrängt, und diese Mia unterstützt das noch.«

»Immer sagst du *diese Mia*, als wäre sie ein Auto oder so. Sie ist meine Freundin, verdammt noch mal, und ich liebe sie. Warum kannst du das nicht akzeptieren? Warum kannst du mich nicht akzeptieren?«

Carol fing wieder an zu heulen. »Ich will doch nur, dass du glücklich bist, Michael. Ich weiß einfach nicht, ob sie die Richtige für dich ist.«

»Wie willst du es herausfinden, wenn du ihr gar keine Chance gibst?«, fragte Michael.

»Ich gebe ihr gern eine Chance, aber ich mache mir Sorgen, dass sie dich in deinem Morbus Medicus unterstützt.«

Ich setzte mich auf einen Stuhl neben ihnen. »Carol, schön, dass Sie Mia kennenlernen wollen, aber Sie sollten weniger auf Michaels und mehr auf Ihre eigenen Symptome schauen. Es tut mir leid, aber wenn hier jemand Morbus Medicus hat, dann sind Sie es.«

Sie starrten mich beide an. Hatte ich zu viel gesagt? Ich hatte das Gefühl, es konnte beiden nicht schaden, ihnen ein wenig reinen Wein einzuschenken.

Carol brach das Schweigen. »Wie kann ich Morbus Medicus haben? Ich studiere doch gar nicht Medizin.«

»Aber du liest die ganzen Lehrbücher, als würdest du mit mir studieren.«

»Ich weiß nicht, Michael, warum ich mir die alle gekauft habe. Ich wollte dir einfach nah sein.«

»Indem du meine Lehrbücher durchackerst?«, fragte er. »Kein Wunder, dass ich mir jedes Mal, wenn wir über mein Studium reden, vorkomme, als wären wir Konkurrenten.«

Ich unterbrach. »Carol, unabhängig von den Gründen, warum Sie diese Bücher lesen, sie nähren offenbar Ihre Sorgen um die eigene Gesundheit.« Ich wollte meine vorherige Aussage abschwächen.

»Ich wollte nur mitreden können, wenn es um Michaels Leben geht«, sagte sie.

»Mom, die Uni ist doch nicht mein ganzes Leben.«

»Ich weiß, vielleicht habe ich mich mitreißen lassen.«

»Schon okay, Mom«, sagte Michael. »Du siehst müde aus.«

Ich stand auf. »Es ist spät geworden. Wir können das nächste Mal darüber reden.« Ich verabschiedete mich, nahm den Aufzug nach unten und ließ mir vom Pagen mein Auto bringen.

Auf dem Weg nach Hause dachte ich über die beiden nach; sie hatten heute Abend Fortschritte gemacht, aber der Weg war noch weit. Carol musste begreifen, warum sie sich von Michaels Freundin so bedroht fühlte. Und es wäre beiden geholfen, wenn Michael zugab, dass er seine Kopfschmerzen übertrieb, um seine Mutter nicht besuchen zu müssen. Michael mochte seine Mutter, war aber verärgert über ihre hinterlistigen Versuche, ihm nahezukommen. Carols Manipulationen hatten genau das Gegenteil von dem bewirkt, was sie wollte, hatten Michael immer mehr Abstand nehmen lassen und eine neurotische Mutter-Sohn-Beziehung geschaffen, die von ihrer Hypochondrie und deren üblichen körperlichen Symptomen angefacht wurde. Ich war zuversichtlich, dass die Therapie ihnen diese Verquickung deutlich machen würde, sie einander wieder näher bringen und gleichzeitig mehr Autonomie zulassen würde.

Zu Hause blinkte mein Anrufbeantworter aufgeregt, ich hatte drei Anrufe. Der erste war von Ross, einem meiner Kumpel, der zweite von meiner Schwester und der dritte von Gigi – endlich. Ich öffnete eine Flasche Cabernet, schenkte mir ein Glas ein und rief sie zurück.

Nach drei Mal Klingeln meldete sie sich: »Hallo?«

»Hi, hier ist Gary von Nancys Memorial-Day-Party. Erinnerst du dich?«

»Klar, es ist ein paar Wochen her, und ich hatte schon gedacht, du meldest dich nicht mehr. Wie geht es dir?«

»Es tut mir wirklich leid, aber ich muss die falsche Nummer erwischt haben, ich habe zwei Nachrichten hinterlassen, aber das war so eine Agentur und ich …«

Sie lachte. »Ich weiß. Deine Schwester hat Nancy angeru-

191

fen, die hat Shelly angerufen, und die hat mich angerufen und mir erzählt, was passiert ist. Deswegen dachte ich, ich rufe dich an, bevor wir die ganze Reihe rückwärts behelligen.«

»Ah, es ist jedenfalls schön, endlich mit dir zu reden.« Eine peinliche Stille trat ein, die ich nur schwer ertragen konnte. »Du bist also Schauspielerin?«

»War ich. Inzwischen schreibe ich und habe gerade mein erstes Drehbuch fertig.«

»Klasse«, sagte ich. »Glückwunsch.«

»Danke. Und du bist Psychiater, habe ich gehört. Wie läuft's?«

Ich nippte am Cabernet. »Es läuft gut, ich weiß nur nicht warum.« Das war das erste von vielen Gesprächen in vielen Jahren mit Gigi.

Carol und Michael kamen noch mehrmals gemeinsam zu mir. Michaels Kampf um die Abnabelung und Carols Schwierigkeiten loszulassen unterschieden sich nicht so sehr von denen vieler anderer Eltern und ihrer Kinder. Ungewöhnlich war Carols Besessenheit, Teil von Michaels Leben zu bleiben, nur insofern, als sie darüber anstelle eines Münchhausen-Syndroms einen Morbus Medicus entwickelt hatte. Dass Eltern die Krankheit der Kinder provozieren, um Aufmerksamkeit zu bekommen, kommt nicht so selten vor.[5] Ein Stellvertreter-Morbus Medicus war mir neu.

Ich behandelte Carol weitere sechs Monate lang. Ihre Angst und ihre körperlichen Symptome ließen nach, teils wegen der Therapie, teils wegen niedrig dosierter Antidepressiva. Wenn Menschen eine Depression bekommen, sind die körperlichen Symptome oft ein Ausdruck der darunter versteckten affektiven Störungen. Während Carol Stück für Stück den Tod ihres Mannes aufarbeitete, musste sie sich nicht mehr an ihren Michael klammern und konnte auch die realen wie eingebildeten Krankheiten hinter sich lassen. Sie war immer noch hypochondrisch, doch ihre Gebrechen und Leiden waren nicht länger tödliche Krankheiten. Sie stiftete ihre medizinischen Lehrbücher der Unibibliothek und las wieder Biografien und Romane.

Carol freundete sich schließlich mit Mia an, und die Beziehung zu Michael wurde besser. Zwei Jahre nach Abschluss der Therapie bekam ich eine Karte: Carol heiratete einen in Los Angeles bekannten Internisten. Ich freute mich, dass sich in ihrem Leben etwas bewegte, und falls ihre Symptome wieder auftraten, hatte sie wenigstens jemanden im Haus, der sich rund um die Uhr um sie kümmern konnte.

9. KAPITEL

EYES WIDE SHUT

Winter 1989

Jason Riley betrat Punkt vierzehn Uhr meine Praxis. Mit Button-down-Hemd, gestreiftem Schlips und grauen Hosen erinnerte er eher an einen Buchhalter als an einen zweiundzwanzigjährigen Philosophiestudenten, der kurz vor einem Abschluss mit Auszeichnung an der UCLA stand. Er begann die Sitzung wie immer – indem er seine Hosentaschen leerte und Terminkalender, Portemonnaie, Brille, Schlüssel und Pfefferminzbonbons ordentlich aufgereiht auf den Tisch neben dem Sofa legte. Dann klopfte er Sitzfläche und Rückenkissen ab, bevor er sich setzte.

Mit seiner sanften Stimme sagte er: »Heute würde ich gern herausfinden, warum ich in Wahrheit hier bin.« Jason mochte gestelzt, zwanghaft und kontrollierend wirken, immerhin wusste er, was er von der Sitzung erwartete.

»Soweit ich mich erinnere, wollten Sie sich Klarheit verschaffen, was Sie nach Ihrem Abschluss tun wollen.«

Er rückte seinen Schlips zurecht und dachte nach. »Aber das ist nur ein Teil der Wahrheit.«

»Letzte Woche klang an, dass Ihr Vater Druck auf Sie ausübt, damit Sie seine Alma Mater besuchen und Jura an der Loyola University studieren.«

»Ja, aber für mich dürfte es das Beste sein, wenn ich meinen Ph.D. in Philosophie in Berkeley mache«, meinte er darauf.

»Wenn Sie davon überzeugt sind, Jason, warum denken Sie dann überhaupt darüber nach, Jura zu studieren?«

»Das ist ein ganz anderes Thema, Dr. Small. Heute möchte ich ein sehr tief greifendes Problem besprechen.« Er rückte seine Siebensachen auf dem Beistelltisch gerade. »Ich weiß nicht, ob Sie mit den Schriften von Wittgenstein vertraut sind.«

»Ich habe ein paar seiner Werke auf dem College gelesen.«

»Dann erinnern Sie sich vielleicht an sein Argument, dass viele unserer Probleme auf den Missbrauch von Sprache zurückzuführen sind. Wenn wir eine logische Analyse durchführen wollen, um mein Dilemma zu lösen, müssen wir zunächst eine viel grundsätzlichere Frage beantworten: Habe ich einen freien Willen, mit anderen Worten, liegt die Entscheidung überhaupt bei mir?«

Aus unerfindlichen Gründen musste ich ans Mittagessen denken, während Jason seinen Mini-Vortrag hielt. Normalerweise rede ich gern über Philosophie, aber dank Jasons Bedürfnis, alles und jeden zu kontrollieren, ähnelten die Sitzungen mit ihm eher einem Kräftemessen als der Erkundung seiner Seele. Ich kam mir wie in einer zum Gähnen langweiligen Vorlesung vor, aus der man am liebsten wegrennen würde. Im ersten Monat der Behandlung hatte ich Jason ein Antidepressivum vorgeschlagen, um seine Zwangsstörung zu lindern, aber er wollte nicht von Medikamenten kontrolliert werden.

»Wir alle haben einen freien Willen, Jason. Wir treffen täglich Entscheidungen.«

»Sie kennen meinen Vater nicht.«

Endlich eine Spur. »Erzählen Sie mir von ihm.«

»Als ich aufwuchs, gab es keinen freien Willen, nur den Willen meines Vaters. Und das ließ er uns ständig spüren. Freunde dich mit dem und dem an, besuch diesen Kurs, schling dein Essen nicht so hinunter, geh auf die UCLA – eine bessere staatliche Hochschule findest du nicht.«

»Klingt, als hätte Ihr Vater ein strenges Regiment geführt«, sagte ich. »Er muss Ihnen ganz schön auf den Sack gegangen sein.« Ich drückte mich bewusst leger aus, damit Jason etwas lockerer werden und seine Gefühle zugeben konnte.

»Dad hatte Prinzipien, und ich brachte ihm vermutlich eine gewisse Dosis Antipathie entgegen.« Du lieber Himmel, dachte ich, wenn das so weitergeht, muss ich mein Kreuzworträtsel aus der Schublade holen, um die Sitzung zu überstehen.

»Wie sind Sie mit dieser ständigen Bevormundung umgegangen?«

»Ich hörte Dad zu, sagte ja, und dann machte ich, was ich wollte.«

»Gehen Sie so mit allen Autoritätspersonen um?«

»Nein, ich glaube nicht«, sagte er. »Nur mit meinem Vater.«

»Wie schaffen Sie es, diesen dominanten Vater zu ignorieren?«

»Ich habe nicht gesagt, dass er dominant ist«, stellte Jason klar. »Es war nur sinnlos, solange ich jung war, mit ihm zu diskutieren. Er hat seine ganz eigenen Ansichten: Kalifornien ist der einzige Ort, an dem man anständig leben kann, wenn man von den Demokraten und den Immigranten absieht. Die zu studierende Fachrichtung versteht sich von selbst, und eine andere Möglichkeit, als als Rechtsanwalt in Vaters Firma einzutreten, gibt es nicht. Aber ich bin nicht hier, um das mit Ihnen zu besprechen, Dr. Small. Ich will den zugrunde liegenden Entscheidungsprozess verstehen, bevor ich weitergehe.«

»Vielleicht können Ihnen die Gefühle, die Sie Ihrem Vater gegenüber empfinden, bei der Entscheidung helfen.«

»Das ist eine interessante Hypothese, Dr. Small, beantwortet aber nicht meine Ausgangsfrage.«

Jason war in einem nach Freud klassischen Abwehrmechanismus gefangen, der Intellektualisierung – er wollte nicht über seine Gefühle sprechen. Freud glaubte, dass Erinnerungen immer bewusste und unbewusste Anteile haben, und wenn wir uns auf die bewussten Anteile konzentrieren, erlaubt uns die Intellektualisierung, Ereignisse logisch zu sezieren, ohne die Angst, Trauer oder andere unangenehme Gefühle, die damit verbunden sind, zulassen zu müssen. Indem wir uns auf die Tatsachen konzentrieren, können wir uns mit einer emotional aufgeladenen Situation befassen, als handele es sich lediglich um ein interessantes Problem. Wir betrachten es losgelöst von unseren Gefühlen.

Intellektualisierung unterscheidet sich von einem anderen Abwehrmechanismus, der Verdrängung, bei der das Problem selbst geleugnet wird. Intellektualisierung gibt dem Betroffenen das Gefühl, sich dem Problem zu stellen, aber weil er die zugrunde liegenden Gefühle abwehrt, kommt er nie an dessen Wurzel. Jason intellektualisierte seine Probleme offenbar schon so lange, dass er das Reaktionsmuster schon regelrecht verinnerlicht hatte.

Ich versuchte ihn im weiteren Verlauf der Sitzung immer wieder auf seine Gefühle zu stoßen, aber er wich auf seine theoretischen Vorträge und Problematisierungen aus. Exakt fünfzig Minuten nach seinem Eintreten verstaute Jason seine Siebensachen wieder in den Hosentaschen und verabschiedete sich. »Bis nächste Woche, Dr. Small.«

Ich sah ihm erleichtert nach. Es war anstrengend, mit seinen Theoriegespinsten mitzuhalten. Ich wusste, dass er mich damit in Schach halten wollte, um sich vor den eigenen Gefühlen zu schützen, aber er fing an, mich damit wirklich zu zermürben. Ich musste meine Strategie ändern, um

197

seine Verteidigungswälle zu durchbrechen. Mein Ziel war, ihn beim Durchleben seiner Gefühle zu unterstützen und die Entscheidung zu treffen, der er auswich.

Für den Abend war ich mit Gigi bei unserem Lieblingsitaliener verabredet. Wir hatten vor sechs Monaten geheiratet, und das Dinner im La Loggia war unser Donnerstagabend-Ritual. Als ich eintraf, wurde ich vom Maître herzlich begrüßt, Gigi hätte angerufen, sie würde sich ein paar Minuten verspäten, richtete er mir aus.

Ich legte meinen Pager auf den Tisch und musste an Jasons Marotte denke, wie er den Inhalt seiner Hosentaschen immer ordentlich aufgereiht auf den Tisch legte. Ich merkte, dass sein Fall mich ziemlich frustrierte – zwei Monate dauerte die Therapie nun schon, ohne sichtbaren Erfolg.

Der Kellner stellte mir Brot hin und fragte, was ich trinken wolle. Ich bestellte gerade zwei Cola light, als ich Gigis rote Locken sah. Sie lächelte, als sie hereinkam. Der Maître umarmte sie zur Begrüßung und wies auf mich.

»Tut mir leid, dass ich zu spät bin, Liebling«, sagte sie und gab mir einen Kuss.

»Kein Problem. Ich habe eine Cola light für dich mitbestellt.«

»Danke, ich bin halb am Verhungern«, sagte sie und fiel über den Brotkorb her. Nachdem sie die Speisekarte überflogen hatte, fragte sie: »Und? Wie war dein Tag?«

»Gut, mir geht nur ein Klient nicht aus dem Kopf, der heute bei mir war. Er steht kurz vor seinem College-Abschluss und weiß nicht, was er danach machen soll.«

Der Kellner brachte die Getränke und Bruschetta. »Welche Möglichkeiten hat er denn?«

»Er will seinen Doktor machen, aber sein Vater will, dass er in den Familienbetrieb einsteigt.«

»Vielleicht kann er ja seinen Doktor machen und in den Familienbetrieb einsteigen. Dann sind alle zufrieden«, schlug sie vor und schnappte mir das letzte Stück Bruschetta weg.

Ich sprach manchmal gern mit Gigi über meine Fälle, gerade weil sie nicht vom Fach war, hatte sie oft gute Ideen und einen fantastischen Riecher. Natürlich nannte ich nie Namen oder Details, aus denen sie auf die Identität der Betroffenen schließen konnte.

»Und was denkst du, wird dein Klient tun?«, fragte Gigi.

»Keine Ahnung, aber ich habe Angst, dass er die falsche Entscheidung trifft, weil er keinen Zugang zu seinen Gefühlen hat und ich es nicht schaffe, zu ihm durchzudringen.«

Gigi nahm einen Schluck von der Cola. »Erinnerst du dich an den Supervisor in Boston, von dem du mir erzählt hast? Wie habt ihr ihn genannt ... das Monster von Loch Ness?«

Ich lachte. »Wie könnte ich den vergessen.«

»Du hast mir erzählt, er sei von frühkindlichen Verlusten und Traumata besessen gewesen. Hat er nicht gesagt, man muss in die Kindheit zurückgehen, um den Problemen eines Menschen auf den Grund zu kommen?«

»Der Bruder ist sehr jung gestorben, aber jedes Mal, wenn ich danach frage, wechselt er das Thema. Vielleicht sollte ich da wirklich noch mal nachbohren.«

»Klingt gut«, sagte sie und winkte dem Kellner. »Können wir bitte noch etwas Brot bekommen?«

Am nächsten Donnerstag sah ich Jason, der wie immer pünktlich eingetroffen war, wie er seine Siebensachen in gewohnter Manier auf dem Beistelltisch ablegte, das Sofa abklopfte und sich setzte. Er wirkte angespannter als sonst, aber ich hütete mich, irgendetwas zu sagen, bevor er anfing.

»Dr. Small, wir müssen die grundsätzliche Frage, die ich beim letzten Mal stellte, verschieben, weil ich die Entscheidung über mein künftiges Studium morgen treffen muss.«

Er hatte sowohl von Berkeley als auch von Loyola eine Zusage bekommen.

Das war gut – Termindruck konnte Fortschritte bringen. Vielleicht ließ sich das übliche intellektuelle Geplänkel umgehen, und wir konnten gleich zum Kern einer wichtigen Frage vordringen.

»Ich wusste nicht, dass die Entscheidung so bald ansteht.«

Er klang ärgerlich. »Wenn ich mich richtig erinnere, habe ich den Termin mehrmals im Lauf des letzten Monats erwähnt. Sie wollten es vermutlich nicht wahrhaben.«

Die Möglichkeit, dass ich ihn ignorierte, schien Jason aufzuregen. Vielleicht war es ein wunder Punkt, weil seine wichtigste psychologische Abwehr, die Intellektualisierung, im Ignorieren seines Seelenlebens bestand. Falls sich die Gelegenheit ergab, würde ich ihn mit dieser Interpretation konfrontieren, aber die heutige Sitzung wollte ich nicht mit Dingen gefährden, die er als semantische Details abtun könnte. Ich erinnerte mich an Gigis Rat und beschloss, ihn nach seiner Vergangenheit zu befragen. »Jason, ich halte es für wichtig, dass wir noch einmal kurz auf Ihre Kindheit zu sprechen kommen.«

»Das haben wir doch abgehakt, Dr. Small. Ich sehe keine Relevanz«, widersprach er.

»Ich frage mich, ob es für Sie zu schmerzhaft ist, darüber zu reden oder auch nur daran zu denken«, versuchte ich es weiter.

»Das ist es nicht«, sagte Jason. »Aber es hat doch keine Bedeutung für mein Problem.«

»Glauben Sie mir, es kann uns auf die Spur bringen, warum Ihnen die Entscheidung so schwer fällt.«

»Also gut. Was wollen Sie wissen?«

»Sie erwähnten, Ihr älterer Bruder sei gestorben, als Sie noch klein waren. Wie hieß er?«, fragte ich.

»Robert«, antwortete er, nahm sich ein Pfefferminzbonbon aus der Rolle, steckte es in den Mund und legte die Rolle wieder akkurat ausgerichtet auf den Tisch zurück.

»Erinnern Sie sich an ihn?«

»Er war fünf Jahre älter und sehr klug. Robert war genau so, wie mein Vater sich seinen Sohn wünschte.«

»Was meinen Sie damit?«

Voller Verachtung sagte Jason: »Robert konnte es gar nicht erwarten, Rechtsanwalt zu werden. Ich war zehn, er muss also fünfzehn gewesen sein, es war in dem Jahr vor seinem Tod, da ging er am Wochenende mit Dad in die Kanzlei. Wenn er wieder zu Hause war, spielten wir Gericht in unserem Zimmer. Ich war immer der Bösewicht, und Robert war mein Anwalt, der mich vor dem Gefängnis bewahrte.«

»Hat er Sie auch in anderer Hinsicht verteidigt oder beschützt?«

»Wie gesagt, Dad hat Prinzipien, er hat ein bösartiges Naturell. Er hat uns nie geschlagen, aber wenn er richtig böse wurde, also auf mich böse wurde, konnte ihn Robert immer beruhigen.«

»Offenbar hat Robert Ihnen den Rücken frei gehalten.«

Jason zuckte die Achseln.

»Sie haben, glaube ich, nicht erzählt, wie er gestorben ist«, sagte ich vorsichtig.

Jason sah mich ausdruckslos an. »Dad hat ihm zu seinem sechzehnten Geburtstag ein Auto gekauft, und ein betrunkener Fahrer hat ihn umgebracht.«

»Das muss furchtbar für die Familie gewesen sein«, sagte ich.

»Ja, vor allem für meine Eltern, sie verloren ihren perfekten Sohn. Ich bin nur der Ersatzmann.«

Mit Robert hatte Jason seine wohlwollende Vaterfigur verloren, die ihn vor seinem leiblichen Vater beschützte, einem fordernden, cholerischen Kontrollfreak, den Jason nie zufrieden stellen konnte. Die ganze Aufmerksamkeit, die Robert bekam, musste Jason das Gefühl vermittelt haben, überflüssig zu sein, und so war es für ihn schwer, die Trauer der Eltern um ihren Sohn auszuhalten. Jasons Ambivalenz dem Bruder gegenüber erschwerte es ihm zudem, die eigene Trauer zuzulassen.

»Es war sicher schwer für Sie, in diesem Alter Ihren Bruder zu verlieren«, vermutete ich.

Jason schwieg und senkte den Blick.

»Haben Ihre Eltern Sie getröstet?«, fragte ich.

»Ich wurde kaum beachtet. Dad hielt eine richtige Ansprache, ich müsse jetzt in die Fußstapfen meines Bruders treten und seine Pflichten übernehmen.«

»Zum Beispiel Anwalt zu werden?«

Jason war irritiert. »Wir verschwenden doch nur Zeit mit diesem Gerede über die Vergangenheit. Sie gehen nicht darauf ein, dass ich Hilfe bei meiner großen Entscheidung brauche.«

»Ich denke, Sie haben sich bereits für die Philosophie entschieden, aber Sie haben Angst, es Ihrem Dad mitzuteilen«, sagte ich.

»Da liegen Sie falsch. Ich habe mich nicht entschieden. Natürlich will ich Philosophie studieren, aber vieles spricht für Jura.«

»Jason, ich glaube, Sie haben gelernt zu überleben, indem Sie Ihre Gefühle ignorieren. Ich glaube, Sie haben nie den Tod Ihres Bruders betrauert oder sich Ihre Angst eingestanden, den Vater zu enttäuschen. Bevor Sie diese Gefühle nicht verstehen, wird Ihnen jede Entscheidung schwer fallen.«

»Ich habe keine Angst vor meinem Vater, Dr. Small, und ich weiß mehr über meine Gefühle, als Sie denken. Ich glaube, ich habe mich in diesem Moment entschieden. Ich werde Philosophie studieren, und dieses ganze Gerede über die Vergangenheit hat dabei kein bisschen geholfen.«

Er verstaute seine Sachen in den Hosentaschen. »Unsere Zeit ist für heute um«, sagte er und verließ fluchtartig die Praxis. Da war ich wohl etwas zu forsch vorgegangen.

Kurz vor Mitternacht wurde ich vom Klingeln des Telefons geweckt. Gigi schlief weiter, wie immer in die Decke gewühlt.

»Dr. Small? Telefonzentrale der UCLA. Ich stelle Sie zum Tarzana Medical Center durch.«

»In Ordnung«, sagte ich leise, um die Prinzessin neben mir nicht zu wecken.

»Hi, hier ist John Peterson, ich habe heute in der Notaufnahme Dienst. Wir haben einen Ihrer Patienten hier, Jason Riley, er wurde heute Abend wegen einer plötzlichen Erblindung eingeliefert. Wir machen gleich ein CT, und er will Sie sehen. Die Eltern sind hier, die ganze Familie ist ziemlich hysterisch.«

Das Tarzana Medical Center war nicht weit weg von Sherman Oaks. »Ich bin in einer halben Stunde da.«

Seit meiner Bostoner Zeit war ich nicht mehr mitten in der Nacht aus dem Schlaf gerissen worden, um in die Notaufnahme zu hetzen. Vermisst hatte ich das nicht. Ich sprang in Jeans und T-Shirt, schnappte mir einen weißen Kittel und hinterließ Gigi eine Nachricht.

Ich fuhr den verwaisten Ventura Boulevard entlang und machte mir Sorgen um Jason. Heute Nachmittag war er gesund gewesen, und jetzt auf einmal blind? Für einen Hirnschlag war er zu jung, es konnte jedoch eine beidseitige Netzhaut-Ablösung sein. Dass Jason nach mir fragte, wunderte mich, so wie unsere Sitzung heute geendet hatte. Ich stellte das Auto auf dem Krankenhausparkplatz ab und lief in die Ambulanz.

Im Wartezimmer sah ich ein älteres Paar, einen Mann im Rollstuhl, dessen rechte Seite offensichtlich gelähmt war, vielleicht durch einen Schlaganfall. Seine Frau hielt ihm etwas zu trinken hin. Eine andere Familie versuchte, ihr schreiendes kleines Mädchen zu beruhigen. Weiter hinten erblickte ich ein streitendes Paar mittleren Alters. Der Mann sah wie eine ältere Version von Jason aus, die Frau war brünett und zierlich, sie weinte und rieb sich die Augen mit einem Taschentuch.

Ich ging über den Flur direkt zum Schwesternzimmer. Dr. Peterson kam mir entgegen. Er war jung, wahrscheinlich noch in der Ausbildung, und verdiente sich mit den Nachtschichten im kommunalen Krankenhaus etwas dazu. »Danke fürs Kommen. Ihr Patient ist sehr aufgebracht, aber seiner Mutter geht es noch schlechter«, sagte er. »Ich glaube, es hätte nicht viel gefehlt und sie hätte hyperventiliert, deswegen habe ich ihr fünf Milligramm Valium gegeben, damit sie ruhiger wird.«

»Wie geht es Jason?«

»Wir können keine organische Ursache für die Erblindung finden, also gehen wir mal davon aus, dass es psychische Gründe hat. Er liegt im Zimmer am Ende des Flurs.« Peterson gab mir die Akte und wandte sich Richtung Wartezimmer, um den nächsten Patienten aufzurufen.

Ich überflog die Akte auf dem Weg zu Jasons Zimmer. Alle Testergebnisse waren negativ. Als ich die wenigen Vermerke las, fand ich es erstaunlich, wie wenig Ärzte in der Notaufnahme über ihre Patienten wissen, und doch retten sie ihnen oft genug das Leben.

Jason lag auf einer Untersuchungsliege und trug Krankenhauskleidung. Seine Augen waren geschlossen.

»Jason, ich bin's, Dr. Small.«

»Gott sei Dank!«, sagte er. »Endlich jemand, der mir glauben wird. Ich kann nichts sehen, und keiner sagt mir warum. Von einer Minute auf die andere konnte ich nichts mehr sehen.«

»Jason, warum haben Sie die Augen geschlossen?«

»Das spielt keine Rolle, offen oder geschlossen, ich sehe nichts.«

»Lassen Sie mich etwas ausprobieren«, bat ich. »Holen Sie tief Luft und entspannen Sie sich. Ich will nur Ihre Augenlider hochziehen.« Ich legte meine Daumen auf die Augenbrauen und zog sanft an den Lidern. Er presste die Lider so fest zu, dass sein ganzes Gesicht verkrampfte.

Es war seltsam. Je mehr ich versuchte, seine Augen zu öffnen, desto fester kniff er sie zusammen. Peterson hatte wohl recht – Jasons plötzliche Erblindung hatte keine organische Ursache. Warum sonst wehrte er sich gegen meine Bemühungen, die Augen zu öffnen?

»Jason, erinnern Sie sich, was kurz vor Ihrer Erblindung passiert ist?«

»Ja, ich sagte Dad, ich hätte beschlossen, in Berkeley Philosophie zu studieren. Sehen Sie, ich hatte keine Angst vor der Konfrontation.«

»Was hat er gesagt?«

»Ich weiß es nicht mehr genau. Ich weiß nur, dass ich plötzlich nicht mehr sehen konnte und in Panik geriet. Dann schrien alle. Dad beschimpfte mich als Simulanten, Mom bestand darauf, mich ins Krankenhaus zu bringen.«

»Und wie geht es Ihnen jetzt?«

»Ich habe Angst. Ich kann nichts sehen. Die Ärzte finden nichts, und ich glaube, Dr. Peterson glaubt mir nicht. Sie glauben mir doch, Dr. Small, oder?«

»Jason, ich glaube Ihnen, dass Sie nichts sehen, und ich werde Ihnen helfen. Ich rede kurz mit dem Arzt und Ihren Eltern und komme dann wieder, okay?«

Ich ging ins Wartezimmer, in dem nur noch ein sichtbar angespanntes Paar saß. »Mr. und Mrs. Riley?«

Sie sahen erwartungsvoll zu mir auf. »Ja?«, fragte Mrs. Riley.

»Ich bin Dr. Small, der Psychiater Ihres Sohnes.«

Mr. Riley stand auf und gab mir die Hand. »Danke, dass Sie gekommen sind. Ich wusste vom ersten Moment an, dass es eine Sache des Kopfes ist.«

»Woher willst du das wissen?«, fragte Ruth Riley.

Er wandte sich ihr zu. »Er macht die Augen zu, zum Kuckuck. Er simuliert.«

»Alan, wie kannst du dir da so sicher sein?«, fragte Ruth.

»Nimm ihn nicht in Schutz, Ruth. Hören wir, was sein Psychiater meint.«

»Ich kann noch nichts Genaues sagen«, erklärte ich. »Aber es würde mir helfen, wenn ich wüsste, was kurz bevor er das Augenlicht verlor geschah.«

Alan Riley setzte sich. »Jason kam in mein Arbeitszimmer und wollte mit mir reden. Es entwickelte sich eine hitzige Debatte über seine Zukunft.«

»Wie hitzig?«, fragte ich.

»Jason fing eine Diskussion an: Er plusterte sich auf und meinte, er hätte einen Entschluss gefasst, was er nach dem College machen würde. Seit wann ist das seine Entscheidung? Bezahlt er das etwa? Abgesehen davon war doch längst ausgemacht, dass er an der Loyola Jura studiert.«

Ruth redete sehr langsam. »Alan, es ist seine Entscheidung. Du kannst nicht sein ganzes Leben bestimmen. Er ist nicht Robert.«

Alan schlug mit der Hand auf die Stuhllehne. »Warum bringst du Robert ins Spiel? Er hat nichts damit zu tun ...«

Ich unterbrach. »Für mich wäre hilfreich, wenn Sie mir sagen würden, was direkt vor Jasons Erblindung geschah.«

Alan holte tief Luft und krallte sich an der Lehne fest. »Ich habe ihm gesagt, dass ich ihn nicht an so eine Hippie-Uni schicken und Philosophie studieren lassen würde, damit er sich hinterher für vierzigtausend Dollar pro Jahr den Hintern wund sitzt und unterrichtet.« Trotz seiner Bemühungen, ruhig zu bleiben, wurde Alan immer lauter und bekam ein hochrotes Gesicht.

Ruth streichelte ihm über den Arm. »Alan, beruhige dich, das ist nicht gut für dein Herz.« Zu mir sagte sie: »Doktor, sie haben sich so gestritten, dass ich von der Küche hingerannt bin. So ärgerlich habe ich meinen Sohn noch nicht erlebt. Er hatte die Fäuste erhoben und hätte seinem Vater fast einen Kinnhaken verpasst. Dann hat er plötzlich die Hände aufs Gesicht gelegt und brüllte los, er könne nichts sehen.«

»Das klingt fürchterlich. Alan, haben Sie es auch so in Erinnerung?«, fragte ich.

»Ja, schon, aber das sage ich Ihnen, wenn mich der Lump wirklich angegriffen hätte, hätte ich ihm einen Tritt in seinen mickrigen Hintern verpasst.«

»Mach dich nicht lächerlich, Alan, er ist stärker als du. Und du hast ihn nie geschlagen und wirst es auch niemals tun.«

Während ich Jasons Eltern zuhörte, entwickelte ich meine eigene Theorie, warum die Rileys in diese Lage geraten waren. Über die Jahre hatte Jasons zwanghaftes Kontrollbedürfnis ihm geholfen, die Wut zu unterdrücken, vor allem die Aggressionen gegenüber dem Vater. Die Entscheidung für die Philosophie war nicht nur eine Wahl, sondern auch ein Akt der Rebellion, mit dem er seine Wut auf den Vater zum Ausdruck brachte, der sein Leben lang versucht hatte, über Jason zu bestimmen.

Zwanghafte, kontrollbesessene Menschen können ihre Wut oft nicht direkt ausdrücken, weil es ihnen zu gefährlich erscheint und zu einer Explosion führen könnte. Vermutlich hatte es Jason so empfunden, als der Streit mit seinem Vater eskalierte. Als Jason diesem endlich widersprach und seinen aufgestauten Ärger entlud, stand er kurz vor einer physischen Abrechnung, was – zumindest für sein Unterbewusstsein – nicht hinnehmbar war. Um sich selbst zu bremsen, gaukelte ihm sein Gehirn vor, er sei blind. So konnte er den Vater nicht schlagen.

Meiner Meinung nach litt Jason an hysterischer Erblindung, eine sogenannte Konversion, bei der unerträgliche oder nicht annehmbare Gefühle unterdrückt und in körperliche Symptome umgewandelt werden.[1] Die körperlichen Symptome bringen primär wie sekundär Vorteile: Primär wird das Gefühl vermieden beziehungsweise der Konflikt ausgesetzt. Jason hielt sich davon ab, den Vater zu schlagen und mit den Konsequenzen einer solchen Handlung leben zu müssen. Der sekundäre Vorteil besteht in der Aufmerksamkeit und dem Getröstetwerden, das der Patient infolge seiner hysterischen Erkrankung genießt. Der doppelte Gewinn durch die Konversion verstärkt wiederum die körperlichen Symptome und lässt sie dauerhaft werden, manchmal für Jahre. Wie bei den meisten Krankheiten, die sehr plötzlich auftreten, seien sie nun psychischer oder physischer Natur, ist es in der Regel am wirksamsten, wenn man schnell eingreift, bevor die Probleme chronisch werden können.

Wenn meine Theorie zutraf, musste ich Jason helfen, sich seine Wut auf den Vater einzugestehen und sie ohne körperliche Gewalt zum Ausdruck bringen zu können. Wenn er seine Wut ausdrücken konnte, würde sie entschärft, weniger gefährlich und den primären Vorteil der hysterischen Blindheit eliminieren. Ich hielt es für das Beste, die Rileys zusammenzubringen und bei der Austragung ihrer Konflikte zu unterstützen. Ein Uhr in der Nacht war eine ungewöhnliche Zeit für eine Familientherapie, aber die Beteiligten waren anwesend und die Angelegenheit dringend.

Wir rückten Stühle zu Jasons Untersuchungsliege, ich half ihm, sich für unsere Behelfssitzung aufzurichten.

»Wir sind alle müde«, fing ich an, »aber wir müssen darüber reden, warum Jason das Augenlicht verloren hat.«

»Die Untersuchungen belegen es also!«, sagte Jason.

Ruth flötete dazwischen: »Siehst du, Alan? Die Dinge sind nicht immer so, wie sie zu sein scheinen.«

»Da stimme ich Ihnen grundsätzlich zu, Mrs. Riley«, sagte ich. »Aber die Untersuchungen haben nichts ergeben.«

»Was meinen Sie?«, fragte Ruth.

»Jason kann nichts sehen, das ist richtig, aber es gibt keine körperliche Ursache, sondern eine unbewusste Reaktion.«

Alan frohlockte. »Es ist alles in seinem Kopf, das war doch klar. Hör endlich auf, mach einfach die Augen wieder auf!«

»So einfach ist das nicht, Mr. Riley«, sagte ich. »Der Schlüssel zu Jasons Erblindung ist der Grund, warum ihm das Gehirn diesen Streich spielt.«

»Das verstehe ich nicht«, sagte Alan.

Ich wollte Jason in das Gespräch einbeziehen, deswegen formulierte ich die nächste Frage so, dass er sich angesprochen fühlen würde. »Welchen Zweck erfüllt das körperliche Symptom für Jason?«

Wie gehofft reagierte Jason. »Ich glaube, ich weiß, worauf Sie hinauswollen, Dr. Small. Was ist Ihre Theorie?«

Meine Strategie war, dass Jason seine Wut auf den Vater sicher formulieren konnte. Er musste nicht unbedingt verstehen, warum er blind geworden war, aber auf diese Weise waren wir bereits ein gutes Stück vorangekommen und es sprach seine intellektuelle Abwehr an.

»Jason, Sie sind seit Langem wütend auf Ihren Vater und konnten das nie zum Ausdruck bringen. Ihnen gefällt die Art und Weise, wie er versucht, über Sie zu bestimmen, ganz und gar nicht.«

»Das ist doch lächerlich!«, brach es aus Alan heraus.

»Sei still, Alan«, sagte Ruth. »Lass den Doktor ausreden.«

Also redete ich weiter. »Ich glaube, dass Ihr Vater Sie liebt und das Beste für Sie will, dass Sie beide aber völlig unterschiedliche Sichtweisen haben. Und das große Problem ist, dass Sie beide nicht über Ihre Gefühle sprechen. Wenn Sie darüber reden würden, hätten Sie nicht das Bedürfnis, zuzuschlagen, und es wäre nicht mehr so schrecklich.«

»Das ist eine interessante Hypothese, Dr. Small, aber wie wollen Sie das beweisen?«

Bevor ich antworten konnte, ging Alan dazwischen: »Mach einfach deine verdammten Augen auf, dann hast du den Beweis.«

Ich ignorierte Alans Bemerkung. »Jason, lassen Sie uns Folgendes versuchen. Sagen Sie Ihrem Vater, wie wütend Sie auf ihn sind. Keiner wird verletzt, ich bin dabei und sorge dafür.«

Jason lachte. »Ich soll also sagen, dass ich mein Leben lang missachtet und fremdbestimmt worden bin und dann auch noch die Stelle meines toten Bruders einnehmen sollte.«

»Jason, wie kannst du so etwas sagen?«, schimpfte Ruth.

»Weil es stimmt, Mom, und Dad weiß das auch.«

»Ich weiß nur«, brüllte Alan, »dass du im Vergleich zu Robert eine Memme bist.«

»Da hören Sie es, Dr. Small, genau darüber rede ich«, sagte Jason.

Alan schüttelte den Kopf. »Erzähl deinem Seelenklempner doch, was du willst, ich habe immer nur das Beste für dich gewollt.«

»Das glaube ich Ihnen sofort, Mr. Riley«, sagte ich. »Aber bevor Sie zu Jason eine echte Beziehung aufbauen können, müssen Sie Roberts Tod verarbeiten.«

»Erzählen Sie mir nichts von Trauer. Ich habe mit dem Jungen meine Zukunft verloren.«

»Aber Sie haben noch einen Sohn, noch eine Zukunft«, sagte ich.

»Ich weiß, aber Robert war etwas Besonderes, wir hatten einen direkten Draht zueinander. Er war wie ich, als ich jung war. Er ist an den Wochenenden mit mir in die Kanzlei gefahren, wir haben über die Fälle diskutiert. Er wäre ein besserer Anwalt geworden, als ich es je sein werde.« Er schwieg, versunken in Erinnerungen. Er war nicht mehr wütend, nur noch traurig. »Ich habe alles für ihn getan, ich habe ihm alles gegeben. Warum musste ich ihm diesen verdammten Sportwagen kaufen?«

»Alan, fühlen Sie sich für Roberts Tod verantwortlich?«, fragte ich.

Alan ließ den Kopf hängen und legte die Hände über die Augen. Ruth schluchzte.

»Moment mal«, sagte Jason. »Ich dachte, Robert wäre von einem Besoffenen über den Haufen gefahren worden.«

Ruth sagte: »Das haben wir nur erfunden, um ihn zu schützen.«

»Wovon redet ihr?«, fragte Jason.

Sein Vater starrte auf den Boden. »Robert war betrunken, er ist gegen einen Baum gefahren.«

Jason richtete sich kerzengerade auf der Untersuchungsliege auf und starrte den Vater an. »Ihr habt mich all die Jahre angelogen?«

»Wir wollten nicht, dass du deinen Bruder hasst.«

»Nein, lieber willst du, dass ich er bin und dich ewig hasse.«

»Das ist nicht fair«, sagte Ruth. »Wir lieben dich. Du kannst deinen Vater nicht hassen. Das glaube ich nicht.«

Jason wurde rot vor Wut, und seine Augen waren weit aufgerissen. Offenbar sah er wieder ganz gut. »Jason, kannst du deinen Dad sehen?«, fragte ich.

Er sah mich an. »Ja, endlich.« Er wandte sich ihm wieder zu. »Aber ich bin immer noch total wütend.«

»Du kannst sehen, Liebling«, japste Ruth. »Gott sei

211

Dank. Das ist das Einzige, was wichtig ist. Liebling, sei nicht mehr böse.«

»Lass ihn, Ruth, er hat ja recht. Wir hätten ihn nicht anlügen dürfen, und wenn ich Robert nicht so hart angegangen wäre und so viel Druck auf ihn ausgeübt hätte, könnte er vielleicht noch leben.«

Als Jason seine Wut auf den Vater in Worte fassen konnte, fiel die psychologische Notwendigkeit für die Blindheit weg. Diese Notfall-Familientherapie war wie eine Wunderheilung, aber direkt danach klappte Jason die Augen wieder zu und konnte erneut nichts mehr sehen. Ich ließ ihn stationär in die UCLA-Psychiatrie verlegen, und wir setzten die Familientherapie über zwei Wochen im Krankenhaus fort. Jasons Vater rang sich schließlich dazu durch, jede Berufswahl seines Sohnes zu unterstützen. Allmählich legte sich Jasons psychosomatische Erblindung.

Nach der Entlassung setzte er die wöchentliche Therapie bei mir fort. Einige Monate nach der Erblindung kam er mit leichter Verspätung zu einem Termin, was ich als Fortschritt interpretierte. Er entschuldigte sich und legte seine Siebensachen so peinlich genau geordnet wie eh und je auf den Tisch.

»Wie läuft es zu Hause, Jason?«, fragte ich.

»Dad meint immer noch, jede Unterhaltung bestimmen zu müssen, und ich ignoriere ihn immer noch. Das alte Dilemma der Condicio humana.«

Ich hob die Augenbrauen. »Condicio humana? Jason, lassen Sie den verkopften Kram und reden Sie über Ihre Gefühle.«

Jason lachte. »Ach, genau, er ist mir gestern Abend mit seinem Plädoyer für die Republikaner gewaltig auf die Nerven gegangen.«

Jason war immer noch zwanghaft, aber nicht mehr so schlimm wie früher, die Therapie zeigte Erfolge. Er merkte inzwischen häufiger, wenn er auf die intellektuelle Ebene floh, um seinen Gefühlen auszuweichen. Die Beziehung zu seinen Eltern verbesserte sich, er konnte auf seiner Meinung beharren, seine Gefühle ausdrücken und musste sie nicht aktiv ausleben. Schließlich vertraute er mir so weit, dass er ein Antidepressivum gegen die Zwangsstörung nahm.

»Fällt es Ihnen inzwischen leichter, mit Ihrem Vater zu reden, wenn Sie sich über ihn ärgern?«

»Ich glaube schon.«

»Was hat sich Ihrer Meinung nach verändert?«, fragte ich.

»Ich dachte immer, mit mir stimmt etwas nicht, weil ich so wütend auf ihn bin. Aber an dem Abend im Krankenhaus, als er zugab, dass er gelogen und Fehler gemacht hat, da sah ich ihn zum ersten Mal als Mensch, bis dahin war er immer wie ein Fremder gewesen, und plötzlich war er mein Dad. Nicht perfekt, nicht unfehlbar, einfach mein Dad, und das ist toll.«

Ich hätte das gern vertieft, aber Jason wechselte das Thema. »Die Uni ist übrigens großartig.«

»Ach ja? Was ist mit dem Kurs, in den Sie kommen wollten?«, fragte ich.

»Ja, Deliktsrecht«, antwortete er. »Ich habe einen Platz bekommen, und wir haben einen exzellenten Professor. Wussten Sie, dass Delikt von delinquere kommt und eigentlich bedeutet, dass man einer Erwartungshaltung nicht entspricht?«

»Wirklich«, sagte ich. »Interessant.«

»Wir wollen die Rechtsgründe hinter Entscheidungen verstehen. Das liegt mir sehr ...«

Als Jason seinen Ärger über die Einmischung des Vaters formulieren konnte, merkte er, dass seine Entscheidung für Philosophie zum Teil aus reinem Trotz gefallen war. Als der Vater ihm freie Hand bei der Studienwahl ließ, entdeckte Jason sein Interesse für Jura und studierte es nun mit derselben intellektuellen Neugier, die ihn zur Philosophie gezogen hatte. Natürlich war damit nicht garantiert, dass er seinem Vater dann auch den Gefallen tat, in die Kanzlei einzusteigen.

Für Jason war es sicherlich sehr heilsam gewesen, den Vater zu erleben, wie schwer dieser an der Schuld für Roberts Tod trug. Statt zu einer chronischen Behinderung zu werden, wurde Jasons plötzlicher Verlust des Augenlichts zur Chance, über die eigentlichen Gefühle zu reden und seinen Eltern nahezukommen. Er setzte die Psychotherapie und die Einnahme von Antidepressiva über mehrere Jahre fort und machte Fortschritte, ohne die tief verwurzelten Zwangsmuster je ganz abzulegen.

Hysterische Erblindung hat Seltenheitswert, aber die Konflikte und Gefühle, die Jason vorübergehend das Augenlicht raubten, sind alles andere als selten. Wie oft halten wir mit unserem Ärger hinterm Berg, wie selten wagen wir es in unseren Beziehungen, Wutgefühle zuzulassen? Und was ist mit dem anderen Extrem, Menschen, die ihrer Wut freien Lauf lassen, wann immer es ihnen gefällt? Manche kommen damit durch, andere lernen, diese Gefühle für sich zu behalten und zu leiden, und wieder andere können sie auf gesunde Weise ausleben. Jasons Frage nach dem freien Willen ist grundlegend. Wir haben einen freien Willen, aber wir müssen die Augen aufmachen und uns den Tatsachen unserer Vergangenheit stellen, um ihn zu leben.

10. KAPITEL

NEBEL IM HIRN

Sommer 1990

Gigi und ich waren nach Studio City gezogen, fünfundvierzig Minuten Fahrzeit von der UCLA entfernt. An den Wochenenden gingen wir oft ins Kino am Universal CityWalk, ein Nachbau von Los Angeles mitten in Los Angeles. Warum man nicht einfach durch das echte Los Angeles gehen sollte, konnte ich nicht nachvollziehen, aber gut, wir schlenderten ja auch am Freitagabend mit einem Eis in der Hand über die künstlichen Straßen von Universal City. Wir hatten uns *Die totale Erinnerung – Total Recall* mit Arnold Schwarzenegger angesehen, ein Science-Fiction-Film über einen Bauarbeiter, der mithilfe einer Implantation von Erinnerungen eine imaginäre Reise zum Mars unternehmen will. Aber die Operation missglückt, und danach kann er nicht mehr zwischen Realität und Imagination unterscheiden.

»Zuerst, als er gerade vom Mars zurückgekehrt war, gab es so viele Hinweise, dass er aus der Zukunft kam, dass ich es geglaubt habe«, sagte ich.

»Aber Liebling, vor der Implantation hat er ein total glückliches Leben in der Gegenwart geführt – auf der Erde. Erst dann wurde er völlig paranoid.«

»Was auch sonst? Wie soll man wissen, was wirklich ist, wenn man seiner Erinnerung nicht trauen kann?«, fragte ich.

»Weiß ich doch nicht, du bist doch der Spezialist für Erinnerung. Ich will mich mal kurz in dem Laden umschauen.« Gigi verschwand in einem Plattengeschäft.

Ich aß mein Eis, beobachtete die Menge und dachte über die Frage nach. Wenn zwei Wirklichkeiten gleich real wirken, welche soll man dann glauben? Viele meiner psychotischen oder dementen Patienten kämpften mit vergleichbaren Problemen, aber das gilt auch für Menschen, die schlicht mit ihrer Erinnerungsfähigkeit auf Kriegsfuß stehen.

Seit einigen Jahren konzentrierte ich einen großen Teil meiner praktischen Arbeit auf Gedächtnisprobleme. Ich arbeitete nicht nur mit älteren Alzheimer-Patienten, sondern auch mit Menschen mittleren Alters, die sich Sorgen wegen ihrer zunehmenden Vergesslichkeit machten. Auch im Rahmen meiner wissenschaftlichen Forschung stand die Früherkennung von Demenz und altersbedingter Gedächtnisschwäche im Zentrum, zudem arbeitete ich an der Entwicklung neuer bildgebender Verfahren zur Gehirndiagnostik mit.

Gigi kam mit einer Tüte voller CDs zurück und sagte: »Lass uns heimfahren.« Zum Glück erinnerte sie sich noch, wo wir geparkt hatten.

Am darauf folgenden Montag war ich wie üblich früh im Büro und hörte den Anrufbeantworter ab. Unter anderem hatte mir einer meiner UCLA-Mentoren, Dr. Larry Klein, eine Nachricht hinterlassen. Er wollte mir eine bekannte Größe aus der Filmbranche schicken, Greg Wiley, der über sein nachlassendes Gedächtnis klagte. Der Name sagte mir etwas, ich hatte kurz zuvor im Wirtschaftsteil der *Los Angeles Times* über ihn gelesen. Er war zum Produktionsleiter eines großen Hollywood-Studios befördert worden.

Zwei Tage später betrat er meine Praxis für ein erstes Gespräch. Er war Mitte fünfzig, schlank, sportlich und strahlte Autorität aus. Er trug einen teuren Anzug und eine lederne Aktentasche. Beim Händeschütteln sah er mir direkt in die Augen, aber dann flirrte sein Blick durch den Raum, wie um mein Territorium zu erkunden. Ich zog mir einen Stuhl vor das Sofa, aber statt sich wie die meisten Klienten auf das bequemere Möbel zu setzen, wählte er den Stuhl mir gegenüber – er ließ mich keine Sekunde vergessen, wer der Produktionsleiter war.

Greg schlug die Beine übereinander, dabei fielen mir seine Schuhe aus Krokodilleder auf. Die kosteten wahrscheinlich mehr als meine monatliche Hypothekenrate. Vielleicht sollte ich mein Stundenhonorar erhöhen, aber kaum schoss mir dieser Gedanke durch den Kopf, fragte ich mich, ob er mich einschüchterte und ich darum auf Witze auswich, um ein Gefühl der Unterlegenheit abzuwehren.

Ich schenkte mir einen Kaffee ein und bot Greg auch eine Tasse an. Er lehnte ab und holte eine Flasche Evian aus seiner Aktentasche. »Larry Klein hat Sie mir als *die* Koryphäe auf Ihrem Gebiet empfohlen. Für einen Neuling haben Sie sich schnell einen großen Namen gemacht.«

»Larry übertreibt gern«, sagte ich und nahm einen Schluck Kaffee.

»Vielleicht sollte ich Sie aus diesem Glamour hier rausholen und Sie vom Fleck weg einstellen«, sagte er sarkastisch mit einer Handbewegung durch mein spartanisch eingerichtetes Krankenhausbüro.

Ich lächelte und sagte: »Larry erklärte, Sie hätten einige Veränderungen in Bezug auf Ihr Erinnerungsvermögen bemerkt.«

Greg neigte sich vor, vollkommen ernst. »Das ist streng vertraulich. Ich denke, wir verstehen uns?«

»Natürlich«, antwortete ich.

»Ich habe es keinem gesagt, nicht mal meiner Frau, aber es gibt Momente, in denen mein Verstand nicht mehr so präzise arbeitet wie früher. Und es wird im Lauf des Tages und besonders gegen Abend schlimmer.«

»Wo vermuten Sie die Ursachen?«, fragte ich.

»Zu viel Arbeit oder Stress, keine Ahnung.« Er trank die Evian-Flasche mit einem Zug halb leer.

»Erzählen Sie, wie Sie es erleben.«

»Es geht weniger um mein Gedächtnis – das ist eigentlich ganz gut. Aber ich habe Augenblicke … Verwirrtheit ist nicht das richtige Wort, es ist, als würde mein Gehirn in Zeitlupe arbeiten. Als würde ich nachts durch dicken Nebel fahren, so fühlt es sich an.«

»Eine Art Nebel im Gehirn?«, fragte ich.

»Genau«, sagte er und schüttete noch mehr Wasser in sich hinein.

»Nur, um Sie richtig zu verstehen«, hakte ich nach, »wenn diese Episoden gegen Ende des Tages auftreten, verlangsamt sich Ihr Denken und die Gedanken sind nicht klar.«

»So ungefähr … Ich brauche länger, bis ich das ausdrücken kann, was ich sagen will, und ich kann mir die Dinge auch schlechter merken.«

»Wie oft beobachten Sie das an sich?«, fragte ich.

»Mehrmals die Woche … vielleicht jeden zweiten Tag.«

In Gedanken ging ich die möglichen Ursachen für Gregs abendliche verminderte Hirnleistung durch. Hypoglykämie stand ganz oben auf meiner Liste. Es konnte sich auch um sogenannte TIAs handeln, transitorische ischämische Attacken, begrenzte Durchblutungsstörungen im Gehirn, die keine bleibenden Schäden hinterließen. Aber weder seine Ernährungsweise noch seine bisherige Krankengeschichte passten zu diesen Diagnosen. Greg hatte gerade erst einen Gesundheitscheck machen lassen, alle Werte wie Blutdruck,

Cholesterin oder Glukosetoleranz waren im Normbereich. Ich erfuhr jedoch, dass es in Gregs Familie mehrere Alzheimerfälle gab.

»Wir haben es nicht Alzheimer genannt, sondern einfach gesagt, dass jemand senil wird«, berichtete er. »Meine Großmutter war völlig weggetreten, und deren Bruder ebenfalls. Jetzt hat es auch meinen Onkel getroffen, er ist verwirrt, und der Arzt sagt, es sei Alzheimer. Das ist mit ein Grund, warum ich Sie aufsuche. Ich fürchte, ich habe die Veranlagung geerbt und erlebe die ersten Anzeichen.«

»Wie alt waren die Verwandten, als die Krankheit offenkundig wurde?«, fragte ich.

»Ende siebzig, Anfang achtzig.«

»Dann haben Ihre Symptome wahrscheinlich nichts damit zu tun. Wenn Alzheimer als Erbkrankheit weitergegeben wird, erkranken die Betroffenen ungefähr im selben Alter. Mit sechsundfünfzig sind Sie noch viel zu jung«, versicherte ich ihm.

Gregs Sorge war normal, viele Menschen mit an Alzheimer erkrankten Verwandten plagt diese Angst. Jeder Mensch erlebt an sich, dass sich das Gedächtnis mit zunehmendem Alter verändert – manchmal dauert es länger, bis einem ein Name oder ein bestimmtes Wort einfällt, wir verlegen häufiger unsere Schlüssel und finden auf einer Party das eigene Glas nicht wieder. Und wenn man hautnah miterlebt hat, wie sich solche kleinen Ausfälle bei geliebten Menschen zu einer massiven Krankheit steigerten, hat man natürlich Angst und sieht sich schon die Küchensachen beschriften. Wenn nahe Verwandte diese Art Krankheit haben, verdoppelt sich die Wahrscheinlichkeit, selbst daran zu erkranken, das ist bekannt. Aber es ist nur ein Risikofaktor, nicht mehr. Untersuchungen belegen, dass die Gene nur zu einem Drittel für Alzheimer verantwortlich sind.[1] Andere, nicht in den Erbanlagen zu suchende Faktoren, wirken sich viel stärker aus, als die meisten Menschen glauben. Entscheidend ist vor allem der eigene Lebensstil.

Diese Art von Problemen hat mich zu den Forschungsprogrammen inspiriert, die ich an der UCLA mit entwickelt habe. Mein Team hat sich intensiv mit der Positronen-Emissions-Tomographie beschäftigt und Möglichkeiten entdeckt, wie sich die Alzheimer-Erkrankung im Körper lebender Menschen nachweisen lässt.[2] Dadurch haben wir herausgefunden, dass sich die Krankheit ganz allmählich im Gehirn herausbildet, oft Jahrzehnte, bevor sich die ersten Symptome zeigen. Diese Beobachtungen führten zur Entwicklung eines Medikaments und eines Präventionsprogramms, das gezielt darauf ausgerichtet ist, die geistige Gesundheit gefährdeter Personen über Veränderungen ihres Lebensstils zu erhalten, statt eine bereits eingetretene neuronale Schädigung zu reparieren.

»Kann es nicht sein, dass dieser Nebel im Gehirn ein erstes Anzeichen für eine beginnende Alzheimer-Erkrankung ist?«, fragte Greg.

»Es kann sein, ist aber nicht wahrscheinlich«, antwortete ich. »Im Rahmen einer Studie testen wir gerade eine neue Methode, Röntgenaufnahmen vom Gehirn zu machen: Das Ganze nennt sich Positronen-Emissions-Tomographie, kurz PET, und wir erforschen eine Möglichkeit, Jahre vor den ersten Symptomen Alzheimer zu diagnostizieren.«

Greg war fasziniert. »Braucht die Studie finanzielle Unterstützung? Ich leite eine kleine Familienstiftung, ich wäre bereit, einen Beitrag zu leisten.«

So schwer es mir fiel, einem potenziellen Spender zu sagen, er solle sein Scheckheft – zumindest vorerst – stecken lassen, sagte ich: »Vielen Dank für Ihre Großzügigkeit, Greg, aber wir können Sie in die Studie aufnehmen, ohne dass Sie sich finanziell beteiligen.«

»Das ist ja mal was Neues, ein Mann, der einen Scheck

zurückweist. Ich bin beeindruckt. Was kann ich Ihnen sonst noch erzählen, Doc?«

»Sie erwähnten Stress als mögliche Ursache. Erzählen Sie mir Genaueres.«

Er lachte.»Mein Job ist Stress pur. Und es geht nicht nur darum, dass die einzelnen Produktionen ihr Budget einhalten oder mit zickigen Schauspielerinnen zu verhandeln. Es gibt Dutzende von Männern auf der mittleren Hierarchieebene, die alle auf Biegen und Brechen die Karriereleiter hinaufwollen und scharf auf meinen Posten sind. Das Showbusiness ist eine einzige riesige Party.«

»Beeinträchtigen die Ausfälle Ihre Arbeit?«

»Bisher nicht, aber genau davor habe ich Angst. Schließlich sind die Vorführungen und Dinnerpartys abends, ich muss den wichtigen Leuten Honig ums Maul schmieren, und ich bin einfach nicht mehr so fit für dieses Spiel wie früher.« Wieder nahm er einen Schluck aus der Wasserflasche und fuhr fort:»Es gibt genug Haie im Becken, sie sind jung und kriechen mir in den Arsch, aber in Wirklichkeit wollen sie meinen Stuhl. Und ich selbst muss den Studioboss zufriedenstellen, das heißt, meine Filme müssen auch Geld einspielen. In dem ganzen Geschäft geht es nicht um das, was man insgesamt erreicht hat, sondern immer nur um das, was man in letzter Zeit erreicht hat.«

Für einen Moment dachte ich an mein eigenes Gewerbe und an den Witz: Warum sind akademische Intrigen so bösartig? Weil es nichts zu holen gibt. Ich war gerade dabei, meine Unterlagen für die Bewerbung auf eine außerordentliche Professur zusammenzustellen – der große Sprung Richtung Professur auf Lebenszeit. Seit Jahren arbeitete ich daran, jetzt stand ich wirklich kurz davor. Meine Kollegen beurteilten meine Arbeit und entschieden über meine Zukunft in einer geheimen Abstimmung, so wollte es die akademische Tradition. Man wusste nie, ob in der

Berufungskommission jemand saß, der einem den Job nicht gönnte. Gregs Misstrauen seinen Kollegen gegenüber, die vermutlich ihre eigenen Interessen über seine stellten, war mir also nicht fremd. Ich wusste, dass ich das im Hinterkopf behalten musste, damit es mein Urteilsvermögen nicht trüben würde und meine Arbeit mit Greg nicht beeinträchtigte.

»Haben Sie auf der Arbeit Freunde, denen Sie vertrauen?«, fragte ich.

»Ich habe ein paar Kumpel, mit denen ich Squash spiele, denen kann ich wohl vertrauen, und mit meinem Boss spiele ich auch einmal die Woche. Er ist für mich wie ein Freund, ich glaube, er baut mich zu seinem Nachfolger auf.« Greg lockerte den Schlips und knöpfte den Kragen auf. »Aber es ist manchmal unangenehm, mit ihm auf dem Spielfeld zu stehen.«

»Warum?«

»Er ist älter, und obwohl er ein ausgefuchster Squashspieler ist, hat es das eine oder andere Match gegeben, wo ich ihn hätte schlagen können, aber ich habe es nicht getan. Ich hatte Angst.«

»Angst vor was?«

»Er mag mein Freund sein, aber er ist auch mein Boss. Wenn ich ihm schlechte Laune mache, könnte er es mir heimzahlen, er könnte mich degradieren. Aber andererseits, wissen Sie, manchmal scheint er fast enttäuscht zu sein, wenn er gewinnt, es ist, als würde er nur darauf warten, dass ich meinen Mann stehe und ihn schlage.«

»Der Studioleiter ist also Ihr Freund und baut Sie als Nachfolger auf, aber beim Squashspielen bringen Sie ihm ambivalente Gefühle entgegen?«

»Ja, vermutlich, aber es ist nur ein Spiel, und ich dachte immer, dass mich ein Sport, in dem es ums Gewinnen geht, ablenkt und entspannt. Früher habe ich Basketball gespielt, aber ich schaffe es nicht mehr, die Spiele in meinem Terminkalender unterzubringen.«

Im weiteren Verlauf der Sitzung sprachen wir über Gregs Vergangenheit. Er war ein ausgezeichneter Student gewesen, hatte sofort Erfolg im Beruf gehabt, und nach dem Scheitern seiner ersten Ehe heiratete er einen tollen Ex-Filmstar, seine beiden halbwüchsigen Kinder besuchten die beste Privatschule in West Los Angeles. Doch all diese Errungenschaften hatten ihren Preis – er wollte immer ganz oben mitspielen und musste ständig auf der Hut sein, damit ihn niemand um seinen Erfolg brachte.

Die Zeit reichte nicht, um über seine Kindheit zu sprechen, ich fragte mich aber, welche frühen Erfahrungen Gregs lebenslange Suche nach Erfolg und Kontrolle geprägt hatten, seine quälende Furcht, wieder alles zu verlieren. Kein Wunder, dass er sich vor Alzheimer fürchtete. Die Krankheit bedeutete den endgültigen Kontrollverlust, und es gab kein Mittel dagegen. Wir konnten versuchen, sie früh zu diagnostizieren und ihren Verlauf mit Medikamenten und durch Anpassung des Lebensstils zu verlangsamen. Stoppen konnten wir sie nicht. Wenn er wirklich Alzheimer hatte oder bekam, würde die Krankheit ihm nach und nach den Verstand rauben.

Ich fragte mich auch, ob Gregs Sorge um die junge Konkurrenz über das normale Maß in Hollywood hinausging. Wenn seine Gehirnfunktion tatsächlich beeinträchtigt war, konnten die Störungen über gelegentliche Ausfälle hinausgehen und paranoide Züge einschließen. Ich kannte mehrere Fälle früher Alzheimer-Ausbrüche, die nicht mit Gedächtnisstörungen, sondern mit psychiatrischen Symptomen begannen. Eine Frau klagte über eine Zwangsstörung, die aus heiterem Himmel zu kommen schien; ein Mann wurde mit plötzlichen Panikattacken zu mir geschickt. Beide litten an Alzheimer, wie sich herausstellte, und die

Angstsymptomatik war der erste Hinweis auf die neurologische Degeneration ihrer geistigen Fähigkeiten.

Ich sagte Greg, ich würde ihm einen Termin für eine PET schicken. Und ich bat ihn, sein Internist möge mir vor dem nächsten Gesprächstermin seine Krankenakte zukommen lassen.

Am selben Tag traf ich Larry Klein wegen meiner Bewerbung um eine außerordentliche Professur. Die Bewerbungskommission hatte im ersten Durchgang Zweifel angemeldet, ob meine wissenschaftliche Arbeit ausreichend fokussiert erfolgte. Meine Forschungsgebiete waren Massenhysterie, Psychosomatische Erkrankungen, Bildgebende Verfahren in der Gehirndiagnostik und Altersdemenz. Offenbar vermissten sie eine Darstellung, wie sich ein Thema aus dem anderen ergeben hatte bzw. wie diese Forschungsgebiete inhaltlich zusammenhingen. Und sie wollten herausfinden, ob ich mich geistig von meinen Mentoren gelöst hatte. Natürlich beriet ich mich darüber mit einem meiner Mentoren.

Larry hegte den Verdacht, dass er in seinem Büro abgehört wurde, und verlegte Gespräche und Supervisionssitzungen gern auf Spaziergänge über den Campus des Veterans Affairs Medical Center in West Los Angeles. Das Hauptkrankenhaus des VA war mit dem der UCLA verbunden und lag etwas weiter westlich am Freeway 405. Die älteren Gebäude lagen verstreut zwischen ausgedehnten Rasenflächen, und auf der Nordseite des Campus befand sich ein Golfplatz mit neun Löchern, Larrys Lieblingsplatz, um berufliche Gespräche in privater Atmosphäre zu führen. Paranoid? Ein bisschen schon, aber wer könnte schon von sich behaupten, er hätte keine Macken.

Wir stellten das Auto ab und liefen Richtung Fairway neun, Larry kam gleich zur Sache. »Du hast dein Leben lang hervorragende Forschungsarbeit geleistet, du musst jetzt nur den richtigen Dreh finden.« Wir umkreisten das neunte Loch; im Hof der Brentwood School sah ich Kinder herumtoben.

»Den richtigen Dreh? Was genau meinst du?«, fragte ich.

»Konzentriere dich auf das große Ganze, Gary. Du bist ein Eklektiker, und du gehst immer sehr systematisch vor. Das zieht sich durch deine ganze Arbeit, ob du Schulkinder untersuchst, die bei einer Chorprobe in Ohnmacht fallen, oder nach den Ursachen für die Schäden an den Neuronen im Gehirn fahndest, die zu Alzheimer führen. Du musst der Kommission nur deutlich machen, dass eine beantwortete Frage immer die nächste ergab, und dann musst du darlegen, wo es dich als Nächstes hinführt.« Er bückte sich, hob einen Golfball auf und warf ihn Richtung achtes Loch – er verfehlte es nur ganz knapp.

»Toller Wurf«, sagte ich und dachte über seinen Vorschlag nach.

»Wie läuft es mit Greg Wiley? Hast du ihm schon das Drehbuch zugesteckt, das du in der Schublade liegen hast?«

Ich musste lachen. »Ich bin bestimmt der Einzige in ganz Los Angeles, der kein Drehbuch in der Schublade hat.« Ich sah einen liegen gebliebenen Golfball, schleuderte ihn zum nächsten Loch und warf gut zwanzig Meter daneben. »Ich kann seinen Fall noch nicht ganz einschätzen. Er hat Gedächtnislücken und Momente, in denen er verwirrt ist. Das können die Vorboten von Alzheimer sein, TIAs oder etwas ganz anderes, aber ich weiß es noch nicht. Vielleicht ist es auch psychisch bedingt oder kommt schlicht und ergreifend vom Stress.«

»Ich bin sicher, dass du es herausfindest, Gary. Genauso wie ich zuversichtlich bin, was deine Bewerbung betrifft. Denk dran, man darf nie die einfachste Möglichkeit ausschließen.«

»Mir ist klar, was du sagen willst, Larry, und ich schätze

deinen Rat wirklich sehr. Aber manchmal wünschte ich, ich hätte dasselbe Vertrauen in mich wie du.«

»Gary, ein guter Psychiater zu werden ist nicht viel anders, als ein guter Banker, Lehrer oder was auch immer zu werden. Denk an das erste Mal, als du deine Tochter gehalten hast – du hast dich bestimmt unbeholfener gefühlt als am ersten Tag, als du den weißen Kittel angezogen hast. Wir haben alle gelegentlich das Gefühl, Hochstapler zu sein. Man muss einfach weitermachen und die beste Entscheidung treffen, die gerade möglich ist. Hab keine Angst davor, Fehler zu machen. Ich habe aus meinen Fehlern viel gelernt.«

Auf dem Rückweg ins Büro dachte ich über Larrys Ratschlag nach. Ich musste mir einen Überblick verschaffen und durfte das nahe Liegende oder scheinbar zu schlichte Erklärungsmodell nicht ausblenden – das galt für meine Bewerbung genauso wie für den Fall Greg Wiley. Es war schon interessant, dass Greg sich in Bezug auf seine Untergebenen, die es angeblich auf seinen Job abgesehen hatten, etwas paranoid verhielt; auch Larry hatte paranoide Züge, und ich selbst befürchtete, meine Kollegen würden meine Bewerbung sabotieren. Ich fragte mich, ab welchem Punkt uns unser natürliches Misstrauen nicht mehr schützt, sondern uns vielmehr daran hindert, die eigentlichen Gefahren für unser Leben zu erkennen. Was Greg betraf, würde ich das hoffentlich bald herausfinden. Bei Klein wohl niemals. Und was mich betraf, ich wusste, dass die Bastarde es auf mich abgesehen hatten …

Einige Tage später trafen die Unterlagen zu Gregs Krankengeschichte ein, ich sah sie mir genau an, fand aber nichts Auffälliges, nicht mal ein verdächtiges Muttermal am Rücken. Auch die PET war völlig normal, verriet keinerlei Anzeichen für Alzheimer oder Demenz, und so rief ich ihn an, um die guten Nachrichten weiterzuleiten.

»Also was zum Teufel ist mit mir los?«, fragte er.

»Ich kann es noch nicht genau sagen, aber wir können Mittwoch über die infrage kommenden Diagnosen sprechen.«

»Gut«, sagte er. »Können wir den Termin auf den späten Nachmittag verschieben? So halb sechs? Der Squash-Termin hat sich geändert.«

Ich schaute in meinen Kalender. »Ja, das passt. Also dann bis dahin.«

Ich legte auf und grübelte über die möglichen Ursachen für Gregs geistige Ausfälle. Alzheimer war zum aktuellen Zeitpunkt ausgeschlossen, aber das hieß nicht, dass die Krankheit nie ausbrechen würde. Darüber würde ich jedoch nie am Telefon reden. Wäre die PET auffällig gewesen, hätte ich sowieso abgewartet, bis ich Greg persönlich vor mir hatte.

Gegen halb elf abends kletterte ich mit einem Stapel Fachzeitschriften und den besten Vorsätzen ins Bett. Gigi kam aus dem Badezimmer, sie trug den Schlafanzug mit den fliegenden Toastern.

»Wie läuft deine Arbeit?«, fragte sie.

»Das Übliche: Generve um die Bewerbung, Kommissionssitzungen, durchgeknallte Leute.«

»Du, mich interessiert's wirklich«, beharrte sie. »Hast du spannende Fälle?«

»Mhm, einen interessanten Patienten habe ich zu bieten: Ein Medienmogul, der nachmittags und abends ein bisschen gaga im Kopf wird.«

Sie strahlte. »Oho, könntest du dem nicht mal eins meiner Drehbücher unterjubeln, damit er es morgens liest, bevor er gaga wird?«

Ich lachte. »Nee, bestimmt nicht. Willst du Näheres wissen oder nicht?« Sie setzte sich aufs Bett, cremte sich die

227

Hände ein und sah mich erwartungsvoll an. Ich fuhr fort: »Ich weiß noch nicht, was die Ursache ist. Es ist weder Alzheimer, noch sind es Durchblutungsstörungen.« »Vielleicht ist er depressiv. Ist er verheiratet?« »Sehr komisch. Ja, in zweiter Ehe, und zwar mit einer viel jüngeren Vorzeigefrau. Also sieh dich vor.« Sie schlug mir das Kissen auf den Kopf, schlüpfte unter die Bettdecke und griff sich ihren Roman vom Nachttisch.

Gigis Frage ließ mich tatsächlich intensiver darüber nachdenken, ob Greg vielleicht einfach depressiv war. In seiner Position als Produktionsleiter musste er in einer rauen Umgebung bestehen, versteckte vielleicht verletzliche, depressive Wesenszüge. Klinische Depressionen können in regelmäßigen Zyklen auftreten, manche Patienten erwischt es immer nachts oder in den frühen Morgenstunden. Greg hatte jedoch weder über Gewichtsveränderungen noch über Schlafstörungen geklagt, das sprach gegen eine Depression.

In Abhängigkeit von der Tageszeit auftretende Probleme können der Schlüssel zu einer psychiatrischen Diagnose sein, das betraf nicht nur Depressionen. Ängstliche Charaktere haben Einschlafprobleme, Depressive wachen hingegen eher nachts auf und können dann nicht mehr einschlafen. Menschen sind von Natur aus vom Tagesrhythmus abhängig – tendenziell sind wir eher tagsüber aktiv und ruhen uns nachts aus. Fast alle bezeichnen sich darüber hinaus entweder als Nachteulen oder Frühaufsteher. Unser Aktivitätslevel wird vom Zirkadianrhythmus biologisch gesteuert und entspricht dem zyklischen Auf und Ab des Hormonspiegels im Lauf von vierundzwanzig Stunden, auf den auch unsere Lebensumstände Einfluss haben: Schlafgewohnheiten, Ernährungsweise, körperliche Bewegung, Einnahme von Medikamenten und so weiter.

Gregs Symptome traten spätnachmittags und abends

auf, ein klarer Tagesrhythmus. Es konnten also körperliche Ursachen dahinterstecken. Vielleicht würde ein Langzeit-EKG Arrhythmien ergeben, die die Blutversorgung des Gehirns beeinträchtigten. Auch äußere Vorkommnisse kamen für die geistige Ermüdung infrage. Seine Angst vor der Konkurrenz am Arbeitsplatz hatte er bereits thematisiert. Vielleicht waren tägliche Auseinandersetzungen mit einem bestimmten Mitarbeiter, ein bestimmtes Meeting mit einem ehrgeizigen Untergebenen oder auch mit seinem Boss der Auslöser.

Der Mittwoch nahte, und ich grübelte immer noch über eine genaue Diagnose für Greg. Seine Assistentin Tracey rief mich an, Greg hätte ein zusätzliches Meeting, ob sie mir einen Wagen schicken dürften, der mich abholte und zurückbrächte, und natürlich würde der zusätzliche Zeitaufwand angemessen vergütet.

Ich dachte sofort an die Vorteile, die es bringen würde, Greg einmal in seiner gewohnten Umgebung zu sehen, vielleicht würde ich so mehr über die Ursache seiner Stresssymptome erfahren. Und ich muss zugeben, dass mich der Gedanke reizte, einmal ein Studio von innen zu sehen und sozusagen Tür an Tür mit den Filmstars zu arbeiten. Ich erwischte mich bei dem Gedanken, schnell heimzufahren und was Schickes anzuziehen, rief mich dann aber schleunigst zur Ordnung und antwortete Tracey: »Geht in Ordnung. Ich habe aber nicht vor Viertel nach fünf Zeit.«

Die meisten Menschen sind aufgeregt, wenn sie Stars und andere berühmte Menschen treffen, Psychiater bilden da keine Ausnahme. 1964 erschien der erste Artikel in einer Fachzeitschrift über die Problematik, berühmte oder steinreiche Klienten zu behandeln.[3] Der Artikel über das sogenannte VIP-Syndrom wurde seinerzeit berühmt. Rockstars, Politiker und andere weithin bekannte Menschen erhalten oft keine optimale medizinische Hilfe, im Gegenteil: Diese

Patientengruppe neigt dazu, ihre Ärzte zu manipulieren, und die Ärzte fühlen sich so geehrt, dass sie nicht zu widersprechen wagen. Es gab Fälle, in denen die Ärzte den VIPs zu viele Medikamente verschrieben, zu harmlose Diagnosen stellten und sich sogar ins gesellschaftliche Leben ihrer Patienten schmuggelten.

Ich hatte zu diesem Zeitpunkt schon mehrere berühmte Persönlichkeiten behandelt, genug jedenfalls, um meine eigenen Reaktionen einschätzen zu können. Ich wusste, dass ich unparteiisch und professionell bleiben musste. Und selbst wenn ich mich von den Stars beeindrucken ließ – ich bin schließlich auch nur ein Mensch –, mein Urteilsvermögen trübte das nicht.

Um Viertel vor sechs erreichte der Wagen das Studiogelände, mein Fahrer winkte dem Portier nur zu und parkte direkt vor dem Hauptgebäude. Dahinter lagen verstreut riesige Produktionshallen, zwischen denen aufgeregtes Treiben herrschte. Der Fahrer sagte, Mr. Wileys Büro sei im dritten Stock, er würde mich später wieder hier abholen.

Im Gebäude war es still. Ich fuhr mit dem Aufzug in die dritte Etage und trat dort in einen großen Raum mit zahlreichen Sofas, üppig gepolsterten Sesseln und Tischchen, auf denen Branchenmagazine lagen. Tracey sprang auf, hieß mich willkommen und bot mir Kaffee, Tee oder Wasser an. Ich bat um Wasser, und sie brachte mir ein kühles Glas. Mr. Wiley sei auf dem Weg, sagte sie, er müsse jeden Moment eintreffen.

Ich blätterte im *Hollywood Reporter* und las, dass *Total Recall* immer noch ein Kassenschlager war. Die Fahrstuhltür öffnete sich, und Greg trat heraus, total verschwitzt und in Sportkleidung. Er winkte mir, ich solle mit in sein Büro kommen, während er unterwegs seine Evian-Flasche austrank und sie dann in den Müll warf. Tracey schloss die Tür hinter uns.

Ich sah mich im Büro um, beeindruckt von der Größe und der Art-déco-Einrichtung. Er nahm sich eine neue Wasserflasche aus dem Kühlschrank, der neben einer kleinen Bar im Zimmer stand, und lud mich ein, in der Sitzecke auf dem Sofa Platz zu nehmen. Er selbst setzte sich mir gegenüber auf das andere Sofa.

»Ich bin sehr froh, dass Sie hierhergekommen sind.« Er wischte sich das Gesicht mit einem Handtuch ab und nahm erneut einen großen Schluck Wasser aus der neuen Flasche. »Entschuldigen Sie, dass ich so kurzfristig darum gebeten habe, aber es war ein verrückter Tag.«

»Kein Problem, Greg.«

»Mann, das war wirklich ein unglaubliches Spiel eben. Den zwei Arschlöchern aus der Entwicklungsabteilung habe ich es so was von gezeigt.« Er beugte sich vor und redete leiser weiter: »Aber ich muss Ihnen von einem sehr komischen Gefühl erzählen, das ich in der Squash-Halle hatte.«

»Was für ein Gefühl?«, fragte ich.

»Ich habe Ihnen doch erzählt, dass ich meinen Boss manchmal schlagen könnte, es dann aber doch nicht tue?«

Ich nickte, er fuhr fort: »Heute hatte ich das Gefühl, dass die zwei jungen Kerle mich haben gewinnen lassen. Ein paar meiner Schläge waren wirklich Steilvorlagen, aber sie haben sie nicht genutzt. Sind die scharf auf meinen Posten, was meinen Sie?«

Wuchs sich Gregs Misstrauen zu einer veritablen Paranoia aus? Ich erinnerte mich an den Spaziergang mit Larry Klein über den Golfplatz, weil Larry Angst hatte, abgehört zu werden, aber in Gregs Fall schienen die Ängste dramatisch zuzunehmen – wurde er langsam verrückt?

»Greg, ich kenne mich mit dem Filmgeschäft nicht aus, aber ich finde, es hört sich nicht sehr wahrscheinlich an, dass Mitarbeiter der Entwicklungsabteilung Ihnen den Job als Produktionsleiter streitig machen wollen.« Ich wollte ihn auf den Boden der Tatsachen zurückholen, aber er hörte gar nicht richtig zu und schüttete noch mehr Wasser in sich hinein.

Dann trocknete er sich noch einmal ab, ging zum Schrank und wechselte das Hemd, als hätte er mich vergessen. Als er sich wieder setzte, fragte er: »Wo waren wir gerade?«

»Squash.«

»Aha. Vergessen«, sagte er. »Wissen Sie, gerade jetzt fühle ich mich ausgebremst. Was kann die Ursache sein? Was meinen Sie?«

»Ich habe mich gefragt, ob Sie nachmittags regelmäßig ein Meeting mit einer Person haben, die Sie total nervt und damit diese Ausfälle auslöst. Sie haben viel über den Stress und den Konkurrenzdruck auf der Arbeit erzählt, und im weiteren Verlauf des Tages haben Sie dann diese mentalen Aussetzer.«

Er dachte lange nach. »Entschuldigen Sie, Doc, mein Gehirn funktioniert gerade nicht richtig.« Nach einer Pause fuhr er fort: »Eigentlich sind es die morgendlichen Sitzungen, die mich total stressen. Wenn wir uns die Zahlen anschauen, was die Filme einspielen und wie sie laufen. Montags ist es am schlimmsten, direkt nach dem Wochenende. Nachmittags habe ich kaum Stress, da spiele ich Squash.« Greg legte den Kopf in den Nacken und leerte die Evian-Flasche.

Mich durchzuckte eine Idee, als Greg die leere Flasche auf den Tisch stellte. »Wie viele Flaschen Wasser trinken Sie am Tag?«, fragte ich. Er sah ausdruckslos vor sich hin und reagierte nicht. »Greg? Greg, können Sie mich hören?« Ich war besorgt, er hatte offensichtliche Schwierigkeiten, dem Gespräch zu folgen. »Greg?« Ich schrie ihn buchstäblich an.

»Was?«, fragte er.

»Wie viele Flaschen Wasser trinken Sie täglich?«

»Ich weiß nicht«, antwortete er schließlich.»Viele, vor allem, wenn ich spiele. Ich schwitze wie ein Tier.«

Als Greg zur Bar marschierte, um sich Nachschub zu besorgen, ließ ich die Theorie, Stress am Arbeitsplatz könne für seine Ausfälle verantwortlich sein, fallen. Ich tippte vielmehr auf Polydipsie, zwanghaftes Wassertrinken.[4] Es kommt relativ selten vor und kann zu einer Wasservergiftung führen: Der Patient trinkt mehr Wasser, als die Nieren ausscheiden können. Die Folge ist Salzmangel, der eine ganze Reihe von Symptomen nach sich zieht, darunter Verwirrung, Desorientierung und psychotische Verhaltensweisen. Unbehandelt können sich die geistigen Verfallserscheinungen zu einem Delirium und bis hin zum Koma steigern. In schweren Fällen kann der Patient daran sterben. Während meiner Ausbildung in Boston behandelte ich eine Patientin mit chronischer Schizophrenie, die ebenfalls an einer psychogenen Polydipsie litt.[5] Wir mussten sie ständig beobachten, damit sie sich nicht heimlich am Wasserspender bediente.

Gregs Fall war anders gelagert und mit Überanstrengung und Hitzestress verbunden. Manche Leistungssportler meiden die Gefahr einer Wasservergiftung, indem sie Sportgetränke nutzen, denen Elektrolyte zugesetzt sind, statt reines Wasser zu trinken. Die Problematik muss schnell erkannt werden, damit eine Hyponatriämie verhindert wird, also ein zu niedriger Natriumspiegel, der zu Ödemen im Gehirn und einem Anschwellen dieses Organs führen kann.

Nachdem ich die Gefahr erkannt hatte, in der Greg schwebte, musste ich handeln. Ich lief hinter ihm her und sagte:»Stopp, Greg, trinken Sie nicht. Ich weiß jetzt, was die Ursache für Ihre Probleme ist.«

Er hielt eine frische Flasche eisgekühltes Evian in der Hand und meinte:»Wunderbar, ich muss nur einen Schluck trinken, ich habe einen Wahnsinnsdurst.« Er hob die Flasche und wollte sie ansetzen. Ich schlug sie ihm aus der Hand, das Wasser spritzte durch das ganze Büro.

Greg wich zurück. »Was ist denn mit Ihnen los?«

»Das Wasser ist schuld«, sagte ich. »Sie trinken so viel, dass Sie Ihr Gehirn vergiften.«

Er lachte und griff zum Handtuch. »Das ist das Idiotischste, was ich je gehört habe. Wasser ist doch das Gesündeste, was man trinken kann.«

»Gibt es hier einen medizinischen Service?«, fragte ich.

»Natürlich.«

»Gut, dann beweisen Sie mir das Gegenteil, lassen Sie jetzt einen Bluttest machen. Dann sehen wir, ob Sie einen niedrigen Natriumspiegel haben.«

Er griff zum Telefon. »Tracey, schicken Sie die Krankenschwester rüber, ich brauche einen Bluttest. Sofort!« Er legte auf und lächelte. »Das wollte ich schon immer mal sagen. Ich bin müde, Gary, ich muss mich kurz hinlegen, fürchte ich.«

Die Müdigkeit machte mir noch mehr Sorgen, ist sie doch ebenfalls ein Zeichen für einen niedrigen Natriumgehalt im Blut. »Sobald die Blutprobe genommen wurde, sollten Sie etwas Salziges essen.« Ich ging hinaus und bat Tracey, Chips, Salzbrezel und ein isotonisches Getränk zu besorgen.

Während wir auf die Krankenschwester warteten, lag Greg ausgestreckt auf der Couch, die Augen geöffnet, aber er sagte nichts. Es waren nur fünf Minuten, aber es kam mir viel länger vor, bis Tracey endlich die Krankenschwester ins Zimmer führte. Ich winkte sie zu Greg heran, rasch legte sie den Stauschlauch um seinen Oberarm und nahm ihm rund zehn Kubikzentimeter Blut ab. Ich reichte ihr meine Karte und sagte, das Labor solle mir die Ergebnisse durchgeben, sobald sie vorlägen. Tracey stellte ein Körbchen mit Chips, Crackern und Brezeln vor uns hin, dazu vier Flaschen Gatorade, und ging dann mit der Kranken-schwester hinaus.

Ich öffnete ein Päckchen mit Salzstangen und nötigte Greg, einige zu essen. Er verschlang eine Packung Cracker, setzte sich auf und langte nach den Brezeln. Als er die Tüte halb auf hatte, sagte er:»Mann, Gary, das war einer der schlimmsten Anfälle, an die ich mich erinnern kann. Sie sind den ganzen Weg für die Sitzung hierhergekommen, und ich war völlig weggetreten.« Er nippte an der Flasche Gatorade und zog eine Grimasse.

Erleichtert registrierte ich, dass Greg wieder normal rea-gierte. Seine rasche Genesung war der Beweis, dass ich mit der Diagnose richtig gelegen hatte, aber wir mussten natür-lich die Laborergebnisse abwarten. Es war spät geworden, und ich wollte nach Hause. Ich sagte Greg, er solle vorläufig kein Wasser trinken und mit dem Squash pausieren.

Im Lauf des Abends erhielt ich eine Nachricht vom Labor mit den Blutwerten. Wie erwartet war der Natriumwert viel zu niedrig. Die früheren Bluttests waren nicht aussagekräf-tig gewesen, weil sie nie nach einem Squash-Spiel genom-men worden waren, nach denen er exzessiv Wasser in sich hineinschüttete.

Ich triumphierte – endlich hatte ich die Ursache für seine geistigen Ausfälle gefunden. Hinweise darauf hatte es gegeben, nur hatte ich das Puzzle erst zusammengesetzt, als ich ihn nach dem Sport erlebte. Ich hatte meinen Patienten mitten in einer sehr gefährlichen Lage sehen müssen, um die richtigen Schlüsse zu ziehen und zu handeln. War ich zu sehr auf eine Ursache im zwischenmenschlichen Bereich fixiert gewesen, auf einen Stressfaktor im Büro, hätte ich viel eher nach medizinischen Ursachen suchen sollen?

Früher wäre ich vermutlich hart mit mir ins Gericht ge-gangen, warum ich so lange gebraucht hatte, um Gregs Poly-dipsie zu erkennen. Doch die jahrelange Praxis hatte mich einiges gelehrt. Fälle wie der von Greg waren kompliziert. Manchmal kommen wir nie dahinter. Als ich das Ergebnis mit Larry Klein besprach, klopfte er mir auf den Rücken und lobte mich, als wäre ich ein diagnostisches Genie. Das tat gut.

Einige Wochen später kam Greg noch einmal für eine Nachuntersuchung zu mir. In Sportkleidung und mit Sporttasche betrat er mein Büro. Sein Blick war klar, er kam direkt zur Sache.

»Gary, ob Sie es glauben oder nicht, dank Ihnen spiele ich jetzt besser«, sagte er.

»Super. Sie wirken sehr konzentriert, obwohl Sie gerade vom Training kommen. Keine Beschwerden mehr?«, fragte ich.

»Nein, danke, und Sie erinnern sich, dass ich meinen Boss immer habe gewinnen lassen? Ja? Wissen Sie was? Ich habe ihn eben haushoch geschlagen, und er fand es klasse. Er hat mich nach dem Spiel sogar in den Arm genommen.«

»Er mag Sie wirklich, denke ich. Wie läuft es mit den beiden Jungspunden aus der Entwicklungsabteilung?«, erkundigte ich mich.

»Die sind mir ganz egal. Keiner kriegt den Job so hin wie ich. Einer von den Jüngeren wird meinen Job übernehmen, wenn ich Studiochef werde, und ich kann ihm nur das Beste wünschen, weil es ein verdammt harter Job ist.« Greg zog ein Handtuch aus seiner Tasche und wischte sich die Schweißperlen von der Stirn. »Mann, fühle ich mich ausgelaugt.« Er langte wieder in die Sporttasche, und ich fürchtete schon, er könnte wieder in seine exzessive Wassertrinkerei zurückgefallen sein, aber nein, er holte eine Flasche Gatorade heraus, trank und sagte: »Das Zeug habe ich Ihnen zu verdanken.«

Auf dem Weg zum Italiener stand ich im Coldwater Canyon im Stau und wollte Gigi anrufen, um ihr Bescheid zu sagen, dass ich mich zu unserer Donnerstagsverabredung verspäten würde. Wie üblich hatte das Handy keinen Empfang. In Los Angeles sind ausgerechnet die teuersten, exklusivsten Viertel mit einer sagenhaft schlechten Netzabdeckung gesegnet. Zwanzig Minuten später betrat ich das La Loggia. Gigi hatte mir ein Glas Cabernet bestellt, und der Brotkorb war schon leer.

Ich zog meinen Mantel aus und sagte: »Lass uns anstoßen.«

Die Gläser klirrten. »Worauf haben wir angestoßen, Dr. Small?«

»Professor Dr. Small, wenn ich bitten darf«, verkündete ich freudestrahlend.

Sie stand auf, umarmte mich und gab mir einen dicken Kuss. Die Kellner klatschten. »Weißt du«, sagte sie, »dieser Titel macht dich echt sexy. Sollen wir uns eine Pizza zum Mitnehmen bestellen?«

Wir leerten unsere Gläser, warteten auf die Pizza, und ich erzählte in allen Einzelheiten, wie ich die Bewerbungskommission überzeugt hatte und welche Fragen gestellt worden waren und wie sehr mir Larry Kleins Ratschlag – verlier nie die einfachsten Dinge aus den Augen – dabei geholfen hatte. Dasselbe galt für die Diagnose meines Klienten. Seit Jahren habe ich dieses kleine Mantra im Kopf, und es leistet mir gute Dienste.

11. KAPITEL

TRAUMHOCHZEIT

Frühjahr 1997

Der Winter war trocken gewesen in Los Angeles, Ende März fiel endlich etwas Regen. Wie gewöhnlich drehten die südkalifornischen Autofahrer beim ersten Tropfen durch. Dank eines Auffahrunfalls auf dem Freeway 134 stand ich auf dem Rückweg von einer Vorlesung in Pasadena im Stau. Ich hatte den ganzen Tag noch nichts gegessen und hoffte nur, ich würde es rechtzeitig für den Termin mit einem neuen Klienten um dreizehn Uhr wieder ins Büro schaffen.

Ich stellte den Wagen auf dem für mich reservierten Parkplatz vor der UCLA ab, stieg aus und spannte den Regenschirm auf. Eine Bö klappte ihn um, das Gestänge zerbrach, also stopfte ich ihn in den nächstbesten Abfalleimer und rannte ins Gebäude. An der Cafeteria schaute ich auf die Uhr und beschloss, mir schnell noch ein Sandwich zu holen.

Ich sperrte mein Büro auf und hängte meine triefende Regenjacke auf den Haken. Als Professor auf Lebenszeit hatte ich nun ein größeres, helleres Büro mit größeren Fenstern, einer Sitzgruppe und genug Platz an der Wand für die Zeichnungen meiner Kinder. Außerdem gehörte ein Vorzimmer mit einer Assistentin dazu, die meine Anrufe entgegennahm.

Mir blieben einige Minuten, um das Sandwich hinunterzuschlingen, also spritzte ich noch ein wenig Senf aus einer Tube darauf, der sich beim nächsten Bissen, den ich nahm, unglücklicherweise direkt auf meiner Krawatte verteilte. Das Truthahn-Sandwich in der einen Hand, biss ich dennoch erneut ab und zerrte mit der anderen gleichzeitig den Schlips vom Hals. Das Telefon summte, natürlich war mein Patient auf die Minute pünktlich. Ich bat meine Assistentin, ihn hereinzulassen.

Es handelte sich um Dr. Bruce Rifkin, einen bekannten Schönheitschirurgen aus Beverly Hills. In dem kurzen Telefonat vor einer Woche hatte ich erfahren, dass er mich wegen Schlafproblemen sehen wollte. Er war achtundvierzig Jahre alt, Junggeselle und neuerdings verlobt.

»Hallo Gary, ich bin froh, dass wir so schnell einen Termin finden konnten. Mein Kalender quillt über, und Ihrer bestimmt auch.«

Wir gaben uns die Hand, und ich wies auf die Sitzgruppe.

»Setzen Sie sich, Bruce.«

Er legte den Designer-Mantel über eine Stuhllehne und ließ sich auf der Couch nieder. Schlank und groß, in Nadelstreifenanzug und blassblauem Hemd mit Manschettenknöpfen und passendem Einstecktuch – der Mann hätte für eines dieser exklusiven Männermodemagazine Modell stehen können.

»Mein Internist sagte mir, Sie würden sich extrem gut mit Psychopharmakologie auskennen und sich intensiv mit Geriatrie beschäftigt haben. Da unterscheiden wir uns gar nicht so sehr.«

Ich lächelte. »Waren Sie schon einmal bei einem Psychiater?«

»Nein«, sagte er. »Aber meine Familie ist so durchgeknallt, dass ich mir besser schon vor Jahren einen gesucht hätte.«

»Erzählen Sie mir doch bitte mehr darüber.« Ich arbei-

239

tete gern mit Patienten wie Bruce, die Sinn für Humor hatten. Allerdings fragte ich mich, wie viel ich davon seiner Angst vor diesem Termin verdankte.

»Im Moment brauche ich vor allem Ihre Hilfe wegen meiner Schlaflosigkeit. Ich liege die halbe Nacht wach.« »Haben Sie Einschlaf- oder Durchschlafprobleme?«, erkundigte ich mich. Menschen mit einer klinischen Depression wachen normalerweise mitten in der Nacht auf und können nicht mehr einschlafen, Patienten mit Angststörungen haben dagegen Probleme, überhaupt einzuschlafen. »Ich schlafe gut ein. Aber ich kann nicht durchschlafen. Ständig träume ich und wache davon auf, und am nächsten Tag bin ich müde, das macht sich vor allem bei langen Eingriffen bemerkbar.« Er rieb sich das Gesicht und die Augen. Als wolle er sich rechtfertigen, fügte er noch hinzu, dass es seine Arbeit noch nicht beeinträchtige, aber er wolle vorbauen, damit es erst gar nicht so weit käme. »Ich hätte mir selbst Dalmadorm oder Valium verschreiben können, aber ich halte nichts von Selbstmedikation.«

Einerseits sprach diese Bemerkung für seine moralische Integrität, offensichtlich hatte er ein Gefühl für richtig und falsch. Andererseits wollte er vielleicht auch nur von einer Medikamentenabhängigkeit ablenken. Viele Ärzte stellen sich selbst oder anderen Familienmitgliedern Rezepte aus, was zu Problemen führen kann, wenn sie mangels Fachkenntnis auf dem betreffenden Gebiet zu den falschen Pillen greifen oder sich nicht für die richtige Dosierung entscheiden. Und es kann der erste Schritt in eine Medikamentenabhängigkeit sein.

Was den Missbrauch von illegalen Drogen wie Kokain oder Heroin betrifft, sind Ärzte weniger gefährdet als der Durchschnitt der Bevölkerung, sie neigen eher zu verschreibungspflichtigen Medikamenten wie Opiaten oder Tranquilizern.[1] Schönheitschirurgen, Anästhesisten und Zahnärzte haben Schmerz- und Beruhigungsmittel in ihrer Praxis auf Vorrat. Die ständige Verfügbarkeit steigert die Versuchung zur Selbstmedikation und die Gefahr einer Abhängigkeit. Ich machte mir in Gedanken eine Notiz, mir Bruce' Krankengeschichte anzusehen, aber zunächst genügte es, mich auf seine Hauptbeschwerden zu konzentrieren.

»Erzählen Sie von Ihren Träumen, Bruce?«

»Ist das unbedingt nötig? Ich dachte, wir könnten einfach das passende Schlafmittel für mich finden. Ich will keine Nebenwirkungen und keine Beeinträchtigungen am nächsten Tag.«

»Wir kommen darauf zurück, bevor die Stunde heute zu Ende ist. Es ist aber auch wichtig zu verstehen, warum man nicht schlafen kann. Manchmal ist das schon der erste Schritt zur Besserung.«

»Ich weiß nicht, wie es mir beim Schlafen helfen soll, wenn ich von meinen Träumen erzähle. Die sind ziemlich kompliziert, fünfzig Minuten reichen dafür gar nicht aus.« Er stand auf, zog sein Jackett aus, legte es neben sich auf die Couch und setzte sich wieder.

»Wir haben viel Zeit«, sagte ich. »Versuchen wir es.«

»Was wollen Sie wissen?«

»Seit wann haben Sie diese Träume?«

»Ich glaube, ich hatte sie schon als Kind, aber seit ich meine Verlobte kenne, kommen sie wieder hoch.«

»Spielt Ihre Verlobte in Ihren Träumen eine Rolle?«, fragte ich.

»Na ja, sie hat eine recht spezielle Obsession.«

»Wirklich«, sagte ich, während mir die absurdesten Ideen durch den Kopf gingen. »Würden Sie das bitte ein wenig ausführen?«

»Na ja, Christina ist eine erstaunliche Frau. Meine Eltern hatten die Hoffnung schon aufgegeben, mich jemals unter die Haube zu bringen. Aber als sie sie trafen, wussten sie, dass sie die Richtige für mich ist, obwohl sie keine Jüdin ist. Sie ist schön, intelligent und weiß sich zu benehmen ... und sie hat eine Wahnsinnsenergie. Wir haben viel Spaß zusammen. Wir reisen, spielen Golf, gehen ins Theater.«

»Das klingt toll, aber was hat das mit Ihren Träumen zu tun?«

Bruce verschränkte die Arme und sank in sich zusammen. »Sie hat einen Tick, und der geht mir langsam wirklich auf die Nerven.«

»Also raus mit der Sprache«, ich wurde langsam ungeduldig.

»Christina ist von Disneyland und allem, was mit Disney zu tun hat, fasziniert.« Er verstummte, und ich wartete.

»Als ich sie das erste Mal in ihrer Wohnung in Santa Monica besucht habe, hat es mich umgehauen. Ich kam mir vor wie in Disneyland. Schneewittchen-Wohnzimmer, Mickey-Mouse-Küche, Kleine-Meerjungfrau-Badezimmer ... und ein Pinocchio-Zimmer. Es ist so schrecklich, ich mag sie dort gar nicht mehr besuchen.«

»Klingt anstrengend«, sagte ich.

»Keine Ahnung.« Er schüttelte den Kopf. »Jeder hat Hobbys, aber das ist einfach lächerlich.«

»Was ist daran so lächerlich?«, fragte ich.

»Manche Leute haben eine Mickey-Mouse-Armbanduhr oder so was. Das finde ich auch kitschig, aber gut. Bei Christina hat es dagegen schon etwas von Besessenheit. Und es geht noch weiter: Sie will, dass wir in Disneyland heiraten. Keine Chuppah, nein, wir tauschen die Ringe vor dem Schloss von Dornröschen, und Christina wird ein Kleid wie das von Schneewittchen tragen.«

Ich musste mich zusammenreißen, nicht loszuprusten und ihn zu fragen, ob er als Goofy oder Pluto ginge, beließ es aber heroisch bei »Aha«.

»Wussten Sie, dass sie in Disneyland extra Mitarbeiter

haben, die nur solche Sachen organisieren? Meine Eltern haben kein Problem damit, dass ich eine Schickse heirate, aber das? Das bringt sie um.«

»Sie haben es ihnen noch nicht erzählt?«

»Um Gottes willen! Nein!«

Es machte durchaus Spaß, Bruce' Geschichten zuzuhören. Er hatte Humor, aber er kam nicht auf seine Träume zu sprechen, die ihn nicht wieder einschlafen ließen. Lieber redete er über Christinas Marotten als über seine Probleme. Ob es in seinen früheren Beziehungen wohl auch solche Schwierigkeiten gegeben hatte?

»Das sind allerdings ungewöhnliche Pläne für eine Hochzeit«, sagte ich. »Aber vielleicht erzählen Sie mir doch noch von Ihren Träumen, damit ich die Verbindung herstellen kann.«

»Das sind richtige Albträume … Sie fangen ganz harmlos an. Ich bin bei der Arbeit oder wieder ein Kind und gehe in die Schule, und dann passiert immer dasselbe …«

»Und das wäre?«, drängte ich.

»Egal wie der Traum anfängt, irgendwann bin ich Pinocchio, meine Nase wächst, und ich verwandele mich in einen Esel. Ich wache schweißgebadet auf und kann nicht mehr einschlafen. Das war's.«

»Können Sie das Gefühl etwas genauer beschreiben, mit dem Sie aufwachen?«, fragte ich.

»Ich fühle mich wie ein Arsch.« Er lachte, ich lächelte mit. »Ganz im Ernst, es ist der reinste Horror. Absolut bescheuert. Ich bin achtundvierzig Jahre alt und wache mitten in der Nacht auf, weil ich Angst vor einer Zeichentrickfigur habe.«

»Träume sind oft merkwürdig und ergeben keinen Sinn«, sagte ich. »Was dieser Traum auf der emotionalen Ebene für Sie bedeutet, muss nicht offensichtlich sein und nicht unbedingt mit dem eigentlichen Inhalt zusammenhängen.«

Die Entschlüsselung von Träumen stand seit dem Ende des neunzehnten Jahrhunderts im Fokus psychoanalytischer Theorie und Praxis. Freud behauptet in seinem Werk *Die Traumdeutung*[2], der Inhalt eines Traumes könne eine verborgene Botschaft enthüllen. Er hielt alle Träume für einen Ausdruck der Wunscherfüllung. Um einen Traum zu verstehen, fragte der Psychoanalytiker nach den Geschehnissen des Tages, auf den der Traum folgte, weil sie ihn ausgelöst haben könnten. Doch der eigentliche Inhalt eines Traums ist oft trügerisch, verzerrt und verborgen durch jahrelange Erfahrung und unterdrückte Gefühle – Angst, Wut, Sorge, Schuld und viele mehr. Die Verzerrungen können viele Formen annehmen, etwa die Verdichtung – ein Traum steht für mehrere Vorstellungen oder Erfahrungen; die Verschiebung – im Traum werden die unannehmbaren Emotionen oder Wünsche des Träumers auf akzeptablere verschoben; die Symbolisierung – ein Geschehen oder eine Figur im Traum steht für etwas anderes.

»Meine Träume ergeben keinen Sinn, das steht fest«, sagte Bruce.

»Versuchen wir, Sinn hineinzubringen, betrachten wir Ihre nächtlichen Träume doch einmal ganz systematisch. Was ist gestern passiert? Was könnte Ihren letzten Traum ausgelöst haben?«

»Nicht viel. Ich war bei Christina zum Abendessen.«

»Ist dort irgendetwas Ungewöhnliches passiert?«

»Nein, nicht dass ich wüsste. Ich bin nicht über Nacht geblieben, weil ich am nächsten Morgen ziemlich früh eine OP hatte.«

»Sind Sie in das Pinocchio-Zimmer gegangen?«, fragte ich.

»Das vermeide ich, davor graust es mir«, sagte er. »Denken Sie nur daran, was ich Ihnen über meine Träume erzählt habe.«

»Worüber haben Sie beim Essen gesprochen?«

»Ich erzählte ihr von einem neuen Verfahren, das ich entwickele, ein nichtinvasives Facelifting. Aber Christina wechselte dauernd das Thema. Sie wollte über die Hochzeitstorte reden, für die soll der verrückte Hutmacher herhalten, und über ihre grässlichen Ideen für die Tischdekoration.«

»Haben Sie ihr gesagt, wie Sie sich bei diesen Themenwechseln fühlen?«, fragte ich.

»Nein, ich wollte sie nicht verletzen. Ich liebe sie, und wenn ihr diese Disney-Hochzeit so viel bedeutet, werde ich nichts dagegen sagen.« Er sah resigniert zu Boden.

»Bruce, es ist auch Ihre Hochzeit.«

»Ich weiß, aber für Frauen sind solche Details doch viel wichtiger.«

»Aber es ist wichtig, dass Ihnen diese Hochzeit auch etwas bedeutet«, sagte ich.

Er sah mich an. »Sie glauben, es hat etwas mit meinen Träumen zu tun?«

Das war die perfekte Gelegenheit für die Standardfrage aller Psychiater: »Was meinen Sie?«

Bruce dachte nach, dann sagte er: »Keine Ahnung, aber nach allem was ich weiß, werden dieser Pinocchio und der Esel wohl für eine meiner Ängste stehen, weil ich ja schweißgebadet aufwache.«

»Vielleicht machen Sie sich ja in gewisser Hinsicht selbst etwas vor. Pinocchios Nase ist gewachsen, weil er log«, ergänzte ich.

»Meinen Sie, ich würde eigentlich gar nicht heiraten wollen?«, fragte er besorgt.

Ich fand den Sprung gewaltig, aber er traf wohl die Nase auf den Punkt, um es einmal so zu formulieren. »Das kann ich nicht sagen, Bruce. Vielleicht wollen Sie einfach nicht in Disneyland heiraten.«

»Das will ich auf keinen Fall, und ja, ich lüge Christina im Grunde an, weil ich es ihr verschweige.«

»Wenn wir besser verstehen, was Ihre Träume bedeuten, wird es vermutlich einfacher für Sie, über solche Gefühle mit Christina zu sprechen.«

»Wir reden schon miteinander über solche Dinge«, sagte er. »Ich vermeide nur lieber Themen, die einen Streit provozieren.«

Trotz seiner anfänglichen Vorbehalte erwärmte sich Bruce für die Idee, dass das Reden über seine Träume und Gefühle hilfreich sein könnte. Er hatte in dieser ersten Sitzung bereits riesige Fortschritte gemacht. Ursprünglich wollte er ein Schlafmittel von mir verschrieben bekommen, und jetzt war er bereit, eventuellen psychologischen Ursachen seiner Probleme auf den Grund zu gehen. Er lieferte sogar eine plausible Interpretation für seine wiederholten Träume, aber ich vermutete, dass die eigentlichen Probleme tiefer lagen.

Am Ende der Sitzung stellte ich Bruce ein Rezept für ein kurzfristig wirksames, auf Benzodiazepinen basierendes Präparat aus, denn seine Schlafprobleme klangen eher nach einer Angststörung als nach einer Depression. Ich riet ihm, nur dann eine Tablette zu nehmen, wenn am nächsten Tag eine lange Behandlung bevorstand, und im Übrigen die Träume zuzulassen und aufzuschreiben, falls er danach wach würde. Dann könnte er sich die Details besser merken und wir könnten sie bei der nächsten Sitzung besprechen.

Am Wochenende regnete es nicht mehr. Mit den Kindern fuhren Gigi und ich ein Stück den Berg hinunter zu unserem Lieblingsfrühstückscafé in Studio City. Wir aßen Pfannkuchen und Eier, bis wir nicht mehr konnten, und liefen zu dem Parkplatz zurück, den ich nur viereinhalb Blocks vom

Café entfernt gefunden hatte, weil ich die drei Dollar für den Kundenparkplatz sparen wollte.

Gigi und die fünfjährige Rachel gingen vorneweg und sahen sich Schaufenster an, ich trottete mit Harry, unserem dreijährigen Sohn, hinterher. Er kann nicht mehr als zwei Schritte vor mir gewesen sein, gerade außerhalb meiner Reichweite, als er auf dem Bürgersteig über eine gebrochene Platte stolperte, hinfiel und sich richtig weh tat. Er fing an zu brüllen. Knie, Hände und Ellbogen bluteten, und zu Gigis Entsetzen war er auch an der Stirn »für immer gezeichnet« (nach zwei Monaten sah man nichts mehr).

Auf dem Heimweg fiel mir auf, was für ein Glück wir gehabt hatten, dass dieser erste schlimme Sturz in unserer Gegenwart passiert war. Mein Gott, dachte ich, wenn das einem Babysitter passiert wäre oder bei einer der anderen Familien, mit denen wir uns das Kinderhüten teilten, wir hätten beide Kinder wohl für die nächsten zwanzig Jahre nicht mehr aus der Hand gegeben.

Zu Hause reinigten wir die Wunden und verbanden sie, genäht werden mussten sie nicht. Auch wenn Gigi mich heftig ins Gebet nahm, weil ich nicht gut genug auf Harry aufgepasst hatte, stritten wir uns doch ganz bewusst nicht vor den Kindern. Aus Gigis umfangreicher Bibliothek zum Thema Kindererziehung wussten wir, dass Ruhe bewahren und gemeinsames Handeln der Schlüssel zur Traumavermeidung für ein verletztes oder sonstwie in einer kritischen Situation befindliches Kind sind.

Ich musste an Bruce' frühkindliche Traumata und Erfahrungen denken, die höchstwahrscheinlich die Ursache für seine jetzigen Albträume und seine Angst vor Bindungen waren. Mit achtundvierzig Jahren war er noch nie verheiratet gewesen, auch wenn er, wie er mir erzählte, mehrfach kurz vor einer Verlobung gestanden hatte. Um ihm zu helfen, das wusste ich, musste ich in seine frühesten Erinnerungen vordringen und eine Verbindung mit seinen Träumen herstellen.

In der folgenden Woche hatte ich vor dem Termin mit Bruce ein Mittagessen mit der Ausbildungskommission für geriatrische Psychiatrie. Es war schwierig, vakante Positionen mit geeigneten Personen zu besetzen, nicht zuletzt war das Alter der Patienten ein Problem – alte Patienten kosten viel Zeit, sie sind umständlich und sterben nicht selten noch während der Behandlung. Mit jüngeren Patienten passierte einem das eher selten. Die Fakultät hatte einige gute Ideen, um dennoch Bewerber anzulocken, und ich war froh über ein anständiges Essen, ruinierte nicht meinen Schlips und ging gesättigt zu meinem Termin mit Bruce.

Zurück in meinem Büro, saß er schon im Wartebereich. Er war zu früh, das konnte ein Zeichen sein, dass er dringend an seinen Träumen arbeiten wollte. Da er ganz leger gekleidet war, hatte er sich den Nachmittag wohl frei genommen, den Sweater hatte er locker um seine Schultern gelegt. Ich schloss das Büro auf, und er ging zum Sofa, während ich einen Stuhl wählte.

»Wie war Ihre Woche, Bruce?«

»Ich habe die Tabletten nur an ein paar Abenden genommen, nur wenn ich am nächsten Tag wirklich ausgeschlafen sein musste. Es hat toll funktioniert, kein Durchhänger, nichts.«

»Wunderbar«, sagte ich. »Und was war in den anderen Nächten?«

Er holte ein kleines Notizbuch aus seiner Hosentasche. »Ich habe mir ein paar Notizen gemacht.«

Nach dem, was ich von meinem Platz aus sehen konnte, war das Büchlein prall gefüllt mit den unleserlichen Chirurgen-Hieroglyphen.

Bruce fuhr fort: »Sie hatten recht. Wenn ich direkt nach dem Aufwachen alles aufschreibe, kann ich mir die Details merken. Und die Träume enden nicht alle gleich.«

»Fangen wir mit dem von letzter Nacht an. Woran erinnern Sie sich?«

»Es war ein bisschen komisch. Ich war im OP, aber nicht als Chefarzt, sondern als Assistent meines Vaters, der überhaupt kein Arzt ist.«

»Was hat Ihr Vater beruflich gemacht?«, fragte ich.

»Er war Investmentbanker, seit einigen Jahren ist er im Ruhestand. Es war also schon komisch, dass er mit mir im OP stand.«

»Gab es im Traum sonst noch etwas Merkwürdiges?«

»Ja, ich reichte Vater einen Schwamm, und im gleichen Moment hat er mir ganz fest auf die Hand geschlagen.«

»Wie haben Sie reagiert?«

»Ich wurde wütend. Ich habe getan, was von mir erwartet wurde, und er greift mich aus heiterem Himmel an. Dabei wollte ich ihn überhaupt nicht ärgern.«

»Was geschah dann?«

»Er warf mich aus dem OP, und meine Nase fing an zu wachsen.«

»Welches Gefühl hatten Sie, als die Nase anfing zu wachsen?«, fragte ich.

»Ich war wieder ein Kind – so als hätte ich nie die Uni besucht und nichts im OP verloren. Meine Nase wuchs und wuchs, ich verwandelte mich schließlich in einen Esel, und dann bin ich aufgewacht.« Bruce wirkte aufgebracht und stopfte sein Notizheft wieder in die Tasche.

»Haben Sie früher schon von Ihrem Vater geträumt?«

»Wahrscheinlich, aber ich kann mich an nichts Genaues erinnern.«

»Erinnert Sie der Traum an Dinge, die Sie vor langer Zeit mit Ihrem Vater erlebt haben?«, hakte ich nach.

Bruce holte tief Luft und ließ sich ins Sofa sinken. Nach einer Weile antwortete er: »Dad hat mich ein einziges Mal geschlagen und ansonsten nicht weiter beachtet.«

»Wie meinen Sie das?«, fragte ich.

»Seine Kunden verehrten ihn, er war charmant und aufmerksam, aber zu Hause trank er zum Abendessen etliche Gläser Wein, hockte sich danach vor den Fernseher und döste ein.«

»Und wann hat er sie geschlagen?«, fragte ich.

»Ich muss noch in den Kindergarten gegangen sein. Er hätte mich abholen sollen, es regnete in Strömen, und er kam nicht.« Bruce sah angespannt aus und rieb sich den Nacken. »Eine Freundin meiner Mutter bot mir an, mich mitzunehmen, sie sagte, es sei doch dumm, wenn ich draußen im Regen herumstehen würde. Also stieg ich ins Auto, und sie brachte mich heim.«

»Und was passierte dann?«, wollte ich wissen.

»Er kam ungefähr eine halbe Stunde später nach Hause und war stocksauer. Er war durch den Regen gefahren, hatte mich gesucht und Angst gehabt, ich wäre entführt worden.« Bruce verstummte, etwas kam in ihm hoch, dann gewann er wieder die Fassung. »Ich weiß noch, wie er über mir stand und mich anbrüllte, ich sei ein Idiot. Er packte mich, legte mich übers Knie, zog seinen Gürtel aus und prügelte mich windelweich.«

»Das muss ziemlich schlimm für Sie gewesen sein.« Bruce hörte mich anscheinend nicht – er schien mit seinen Gedanken ganz woanders. »Bruce, sind Sie okay?«, fragte ich.

»Mir fällt da gerade noch etwas ein. Ich glaube, daran konnte ich mich bisher nicht erinnern ...«

»Ja?«, sagte ich aufmunternd.

»An dem Abend ist die ganze Familie in die Synagoge gegangen, dort fand irgendetwas Besonderes statt. Meine Eltern haben meine Schwester und mich in einem Raum abgegeben, in dem alle Kinder zusammensaßen und einen Film sahen.«

»Wohin gingen Ihre Eltern?«

»Vermutlich zu einem Vortrag.«

»Und was passierte, nachdem Ihre Eltern Sie abgegeben hatten?«, fragte ich. Er sah mich böse an. »Lassen Sie sich Zeit, Bruce.«

»Ich saß dort neben meiner Schwester und war irgendwie nervös – ich war noch nie im Kino gewesen. Ich erinnere mich an die Klappstühle, die sie hingestellt hatten, die waren schrecklich unbequem, und mein Hintern war noch wund von dem Gürtel. Der Film hat mir richtig Angst eingejagt.«

»Erinnern Sie sich, welcher Film es war?«, fragte ich.

»*Pinocchio!*«, rief er.

Nach Feierabend, die Kinder waren schon im Bett, saß ich mit Gigi im Wohnzimmer. Im Fernsehen liefen die Nachrichten, aber ganz leise, Gigi arbeitete am Laptop, und ich erzählte von den Problemen, gute Kandidaten für die Geriatrie zu finden. Gigi reagierte ab und an mit »aha« und »mhm«, und ich merkte, wie ich ärgerlich wurde, weil sie mir nur mit halbem Ohr zuhörte. Das erinnerte mich an den Vater von Bruce, der von seinen Kunden verehrt wurde, weil er ihnen die volle Aufmerksamkeit widmete, aber seiner Familie zu Hause schenkte er keine oder kaum Beachtung.

Natürlich kann man nicht ständig aufmerksam sein. Gigi liebte mich und interessierte sich für meinen Alltag, aber im Augenblick war sie mit etwas anderem beschäftigt. Hätte ich sie gebeten, das Laptop wegzustellen und mir zuzuhören, hätte sie es getan. Ich versuchte mir vorzustellen, wie es wäre, mit jemandem zusammenzuleben, der sich nicht auf meine Gefühle einstellen konnte oder wollte.

Manche Menschen haben eine Persönlichkeitsstörung – z.B. Narzissmus – und deswegen allergrößte Schwierigkeiten, sich in andere hineinzuversetzen. Sie sind so mit ihren eigenen Bedürfnissen beschäftigt, dass sie keine Ahnung haben, wie sie auf die Bedürfnisse ihrer Mitmenschen eingehen könnten. Andere hindern eine psychotische Erkrankung, Depressionen oder andere persönliche Probleme daran, ihren Mitmenschen nahezukommen.

Nachdem Bruce die traumatischen Ereignisse bewusst geworden waren, die sich mit dem Film *Pinocchio* verbanden, ließen die Albträume nach. Im weiteren Verlauf der Therapie wurde klar, dass sein Vater nicht nur narzisstisch gestört, sondern zudem ein Alkoholiker war, wenn auch einer, der voll funktionierte. Tagsüber trank er keinen Tropfen, aber abends half ihm der Wein, seinen inneren Dämonen zu entkommen, und er bewahrte ihn vor dem Kontakt zu seiner Familie. Auch wenn er Bruce nur einmal geschlagen hatte, hatte er unvorhersehbare Wutanfälle, die Bruce' Ängste verfestigten. Bruce' Vater war eine mächtige, urteilsstarke, emotional unerreichbare Figur. Bruce fehlte die Liebe und Beachtung, die sein Vater den Kunden entgegenzubringen schien, er hatte das Gefühl, seinen Vater als Sohn enttäuscht zu haben, nicht der Junge zu sein, den sich der Vater gewünscht hätte. Da er den Disney-Film gesehen hatte, nachdem ihn der Vater verprügelt hatte, verband er Pinocchio in seinem Unterbewusstsein mit dem traumatischen Erlebnis. Und das Thema dieses Films war mit seinen eigenen Problemen eng verwoben: Auch Pinocchio will ein »richtiger Junge« sein, der von seinem Vater beachtet wird.

Vermutlich hatten diese ungelösten Konflikte Bruce davon abgehalten, enge Verbindungen einzugehen und sich wirklich auf eine Beziehung einzulassen, bis er achtundvierzig Jahre alt war. Vielleicht war es kein Zufall, dass seine Verlobte so von Disney besessen war. Oft suchen wir gerade das, was uns am meisten Angst macht, weil wir unsere Angst überwinden und die zugrunde liegenden Konflikte lösen wollen.

Ich sah Gigi an und fragte:»Liebling, kannst du eine kurze Pause einlegen? Ich würde gern etwas mit dir besprechen, ich brauche deinen Rat.«

Sie lächelte.»Natürlich«, sagte sie und stellte das Laptop weg.

Am darauf folgenden Donnerstag war ich früh im Büro, um vor der Sitzung mit Bruce noch die Fahnen von einem Aufsatz für eine wissenschaftliche Zeitschrift Korrektur zu lesen. Ich war so in die Arbeit vertieft, dass ich gar nicht merkte, wie die Zeit verging. Plötzlich meldete meine Assistentin, Bruce stände vor der Tür.

Ich öffnete und sah ihn neben einer attraktiven Frau Mitte dreißig stehen. Sie trug ein leichtes pinkfarbenes Chanel-Kostüm und Schuhe mit niedrigen Absätzen. Bruce stellte sie vor:»Das ist meine Verlobte, Christina.«

»Ich freue mich sehr, Sie kennenzulernen, Dr. Small«, sagte sie lächelnd.

»Ich freue mich auch«, erwiderte ich.

»Liebling, hol mich hier einfach in ungefähr fünfzig Minuten wieder ab, ja? Dann gehen wir shoppen«, versprach Bruce.

»Oh, darf ich nicht für ein paar Minuten reinkommen und ein bisschen plaudern? Ich war noch nie bei einem Psychiater.« Bevor wir reagieren konnten, spazierte sie schon durch das Zimmer und setzte sich auf die Couch. Bruce, scheinbar etwas besorgt, folgte ihr. Christinas Fröhlichkeit war ansteckend, ich war mir nicht sicher, ob sie hypomanisch veranlagt war oder einfach nur ein sehr fröhliches Naturell hatte. Auf jeden Fall ließ sie den Raum in neuem

Glanz erstrahlen. »Bruce erzählte mir, dass Sie ein exzellenter Arzt sind«, zwitscherte sie.

»Danke. Soviel ich weiß, sind Sie im karitativen Bereich tätig, Christina.«

Sie erzählte, wie sie nach dem College in die Arbeit bei der Familienstiftung gerutscht war, die sie inzwischen leitete. Die Stiftung vergab jährlich etwa fünf Millionen Dollar an gemeinnützige Projekte im Bereich Musik und Bildende Kunst. Bruce hörte zu, seine Bewunderung war nicht zu übersehen.

»Hatten Sie an etwas Bestimmtes gedacht, worüber Sie reden wollten?«, fragte ich Christina.

»Erstens wollte ich Ihnen sagen, wie froh ich bin, dass Bruce eine Therapie macht«, sagte sie. »Es ist toll, er schläft viel besser und hat viel bessere Laune.«

»Das stimmt«, warf Bruce ein. »Schon erstaunlich, was ein gesunder Schlaf aus einem machen kann.«

»Und wie laufen die Hochzeitsvorbereitungen?«, fragte ich.

Christina strahlte. »Es ist so aufregend! Es wird eine Märchenhochzeit. Hat Bruce Ihnen Einzelheiten erzählt?«

Bruce beugte sich vor und klatschte in die Hände. »Natürlich habe ich Gary von dem Disneyland-Kram erzählt.«

Sie drehte sich höflich zu ihm hin. »Was meinst du mit Kram?«

»Weißt du doch, Schneewittchenkleid, Dornröschenschloss, der ganze Kram halt.«

Christina war sichtlich verletzt. »Du hast gesagt, dass dir das gefällt.«

»Tut es auch, irgendwie, aber es gibt viele andere Möglichkeiten, über die wir nicht mal gesprochen haben«, sagte er.

»Du bist also nicht damit zufrieden, wie ich die Hochzeit plane, Bruce?«

Er zögerte und sagte dann beklommen: »Ich fürchte ein-

fach, meine Eltern hätten lieber etwas Traditionelleres ...
vielleicht ein bisschen mehr jüdisch?«

Sie war überrascht. »Du hast nie etwas in diese Richtung
gesagt.«

»Ich wollte dich nicht verletzen«, gab er zu. »Ich weiß
doch, wie wichtig die Hochzeit für dich ist.«

»Für dich etwa nicht?«, fragte sie bestürzt.

Er nahm ihre Hand. »Doch natürlich. Ich liebe dich.«

Ich mischte mich ein. »Ich denke, es ist klar, dass die
Hochzeit für Sie beide wichtig ist, aber es ist auch wichtig,
dass Sie über Ihre Gefühle, was den Ablauf des Festes betrifft, reden können.«

»Dr. Small, schon als kleines Mädchen habe ich mir eine
Schneewittchenhochzeit gewünscht.«

»Warum haben Sie sich das gewünscht?«, fragte ich.

»Wahrscheinlich, weil es für mich so etwas Besonderes
war, als ich mit meinem Vater in Disneyland war. Ich weiß
noch, dass ich mit ihm durch das Schloss von Dornröschen
gegangen bin und er mich die ganze Zeit an der Hand hielt.
Es war wie verzaubert. Ich weiß, dass er mir so eine Hochzeit
wünschen würde.«

»Ihr Vater ist verstorben?«, fragte ich.

Christina schaute traurig weg. »Als ich zehn war, bekam
er Bauchspeicheldrüsenkrebs und war nach drei Monaten
tot.« Bruce rutschte zu ihr und nahm sie tröstend in den
Arm.

»Sie haben Ihren Vater sehr früh verloren«, sagte ich.

Sie riss sich zusammen. »Ja, es war schwer, aber Mom hat
wieder geheiratet, einen ganz tollen Mann, und ich habe
meinen Bruce.« Sie lächelte ihn an und gab ihm einen Kuss
auf die Wange.

Ich entwickelte den Verdacht, dass Christina emotional
im Alter von zehn Jahren stehengeblieben war, als ihr Vater
zum letzten Mal mit ihr in Disneyland war. Das hätte auch

erklärt, warum sie einen fünfzehn Jahre älteren Mann heiraten wollte.

»Dann kann ich verstehen, warum die Hochzeit in Disneyland so wichtig für Sie ist«, sagte ich.

»Es ist ein Traum, aber mein Leben hängt nicht davon ab. Viel mehr macht mich traurig, dass Bruce mir nie gesagt hat, dass ihm die Idee nicht so gut gefällt.«

Ich sah Bruce an. »Wie wäre es, wenn Sie Christina einige Ihrer Träume anvertrauen?«

»Ja, wie wäre es damit?«, sagte sie und wurde langsam ärgerlich.

Bruce stand auf und ging zum Fenster. »Liebling, eine der Sachen, die ich mit Gary bespreche, ist ein Albtraum, den ich immer wieder geträumt habe.«

Sie wurde ruhiger, als sie spürte, dass er sich öffnete. »Wirklich, Liebling? Erzähl mir davon.«

»Es ist verrückt und ich schäme mich dafür«, sagte Bruce.

»Du musst dich vor mir doch nicht schämen. Ich liebe dich.«

»Ich weiß … Na ja, jeder Traum, egal wie er anfängt, endet damit, dass ich Pinocchio werde und mich in einen Esel verwandele. Und dann wache ich auf und kann nicht mehr einschlafen.«

»Wow«, sagte Christina, »hätte ich das gewusst … Es tut mir so leid, Liebling. Kein Wunder, dass du mein Pinocchio-Zimmer nicht ausstehen kannst.« Sie mussten beide lachen.

Bruce fuhr fort: »Das ganze Ding ist ziemlich kompliziert und hängt mit meinem Vater zusammen.«

»Was ist mit deinem Vater passiert?«, fragte sie.

»Das ist eine lange Geschichte, aber er hat mich einmal verprügelt, da war ich noch klein, und später an demselben Tag habe ich den Film *Pinocchio* gesehen. Der Film hat mir wirklich Angst eingejagt. Aber dank der Therapie kann ich jetzt eine Verbindung zwischen beiden Ereignissen herstellen.«

»Bruce, in Disneyland zu heiraten, davon habe ich schon als kleines Mädchen geträumt, und weißt du was?« Sie hielt inne und setzte sich kerzengerade auf die Sofakante.»Inzwischen bin ich erwachsen, und du bedeutest mir viel mehr als ein Fantasieschloss und ein weißes Schneewittchen-Kleid. Du hättest mir einfach nur sagen müssen, was du wirklich darüber denkst.« Bruce kam zum Sofa zurück, und sie umarmten sich.

Für jeden Psychotherapeuten ist die Traumdeutung ein wirksames Instrument. Die Geschichte von Pinocchio ist voller Bezüge zu Bruce' Leben. Die Beziehung zu seinem Vater weckte den lebenslangen Wunsch, als reale Person gesehen und behandelt zu werden und nicht als gefühllose Puppe. Von seinem Vater konnte er die Komplexität einer engen Beziehung nicht lernen, und wie in den meisten Disney-Geschichten wurde das Defizit nicht von einer starken Mutterfigur ausgeglichen. Bruce' Mutter blieb immer im Hintergrund und stellte sich auf die Seite des Vaters, egal was passierte.

Bruce' Entscheidung für die Schönheitschirurgie konnte mit dem Wunsch zusammenhängen, im eigenen Leben Perfektion zu erreichen; Freud hätte von Sublimierung gesprochen, die Umwandlung unbewusster Gefühle von Unzulänglichkeit in etwas Konstruktives. Hätte Bruce sich gegenüber Christina nicht geöffnet und ihr seine Kämpfe und Ängste nicht gestanden, hätte er vielleicht die Hochzeit in Disneyland zum Anlass genommen, die Beziehung zu beenden. Als er aufhörte, sich und Christina zu belügen, hörten die Pinocchio-Träume von der wachsenden Nase und dem Image des bösen Buben, der zum Esel wird, auf.

Christinas Wunsch, in Disneyland zu heiraten, war vielleicht dem Versuch geschuldet, über den Verlust des Vaters hinwegzukommen. Unbewusst versuchte sie die Nähe und die magischen Gefühle zurückzuholen, die sie mit ihrem Vater verbanden.

Mir schien, dass Christinas Interesse an Disneyland mehr mit einer Obsession und weniger mit einem Hobby gemein hatte. Aber viele Menschen pflegen ein Hobby mit einer Leidenschaft, die hart an der Grenze zur Besessenheit ist, ob es sich nun um Pokern, Golfen, das Sammeln von Fußballkarten oder Schuhen handelt. Manche Menschen verschreiben sich mit Haut und Haaren einem solchen Zeitvertreib und definieren sich sogar darüber, andere Menschen schämen sich dafür und halten es geheim. Wenn wir unsere Marotten akzeptieren und sie ohne Zwanghaftigkeit genießen können, dann können nicht nur wir selbst uns damit wohlfühlen, sondern auch die anderen.

Eine Woche später kam Bruce wieder allein zur Sitzung. Er wirkte ausgeruht und gut gelaunt.

»Die Sitzung mit Christina hat viel in unserer Beziehung verändert«, sagte er. »Wir haben den Vertrag mit Disneyland gekündigt, sie hat einen Hochzeitsplaner engagiert, und wir werden sogar von einem Rabbi getraut.«

»Und wo heiraten Sie nun?«, fragte ich.

Bruce grinste. »In der Synagoge meiner Eltern!«

»Und Christina ist damit einverstanden?«

»Mehr als einverstanden. Sie ist so süß. Seit ich ihr meine Gefühle anvertraut habe, sind wir uns noch näher gekommen.«

Die Hochzeit verlief gut, und Bruce setzte die Therapie noch ein Jahr lang fort. Die beiden kauften sich ein Haus und engagierten eine Innenarchitektin, die für ihren minimalistischen Stil bekannt war. Christina verstaute ihre Disneyland-Utensilien auf dem Dachboden, und Pinocchio stattete Bruce nur noch gelegentlich einen Besuch in seinen Träumen ab.

Einige Monate nach der Hochzeit war Christina schwanger. Bruce war begeistert, aber seine Albträume kehrten zurück. In der Therapie fanden wir heraus, dass seine Träume diesmal auf seine Angst hinwiesen, dass sein Kind nicht jüdisch erzogen würde. Nach einigen Sitzungen vertraute er sich Christina an. Und wieder reagierte sie positiv, als er seine heimlichen Ängste und Sorgen vor ihr offenlegte: Sie fühlte sich ihm näher und stimmte zu, die Kinder jüdisch zu erziehen – solange sie an Weihnachten einen Weihnachtsbaum aufstellen durfte.

12. KAPITEL

DAS HAUS DER
LADY ALQUIST

Sommer 1999

Von San Fernando Valley war ich mit meiner Familie in die Berge nach Bel Air gezogen, mit Blick auf die UCLA. Ich genoss den deutlich kürzeren Weg zur Arbeit und das Leben zwischen den Hügeln. Es war schön und ruhig hier, man fühlte sich gar nicht wie in einer Großstadt. Durch die Nähe zum Campus arbeiteten viele unserer neuen Nachbarn ebenfalls in der Universität.

An einem klaren Sonntagmorgen ging ich mit Jake, unserem Hund, die Straße hoch zu einer Stelle, von der aus man den Pazifik sah. Jake schnaufte vernehmlich, als wir den Aussichtspunkt fast erreicht hatten, also verlangsamte ich das Tempo, ohne mir auch nur einen Moment lang einzugestehen, dass ich selbst auch ziemlich aus der Puste war. Bei einem kurzen Zwischenstopp sah ich Bob Martin, einen Kollegen aus der Psychiatrie, der im Vorgarten Hortensien pflanzte. Er winkte mir zu, und ich ging hinüber, um Guten Tag zu sagen.

Bob war Experte für kognitive Verhaltenstherapie, eine zielorientierte Behandlungsform, die auf der Annahme beruht, dass die Gedanken des Betroffenen und nicht äußere Ereignisse, Situationen und Beziehungen für die Gefühle und Verhaltensweisen verantwortlich sind. Durch eine systematische Veränderung der Gedanken eines Patienten kann ein Therapeut dessen Befindlichkeit verbessern. In den Sitzungen verwendet der Therapeut einen strukturellen Ansatz, der sich auf mehrere psychiatrische Störungen anwenden lässt.

Oft spiegelt sich in dem Therapiestil die Persönlichkeit eines Psychiaters wider. Bobs durchgeplanter, akkurat gestalteter Garten zeigte, dass er da keine Ausnahme war. Als sich Jake zwischen seinen Blumen und Stauden zu schaffen machte und da und dort schnüffelte, stand Bob das Entsetzen deutlich ins Gesicht geschrieben. Schnell zog ich an Jakes Leine und befahl ihm, sich neben mich auf den Bürgersteig zu legen. Kurz darauf entspannte sich Bob wieder.

Nachdem wir für meinen Geschmack schon etwas zu lange über Tulpen und Petunien diskutiert hatten, brachte ich das Gespräch auf unser Fachgebiet. Wir kabbelten uns freundschaftlich über die Vor- und Nachteile der verschiedenen psychiatrischen Therapieformen.

»Die kognitive Verhaltenstherapie hilft vielen Patienten«[1], sagte ich. »Aber hast du dich nie gefragt, ob man Gedanken, statt sie husch husch zu ändern oder auszulöschen, nicht lieber gründlich untersuchen und verstehen sollte?«

Bob lachte. »Das mag ich so an dir, Gary. Dir kann eine Therapie gar nicht lang genug dauern.«

»Nein, so nicht, ich finde nur, dass man sich die Zeit nehmen sollte, die es eben braucht.« Vertieft ins Gespräch hatte ich Jake aus dem Blick verloren, der unterdessen Bobs gepflegten Rasen inspizierte und soeben sein großes Geschäft darauf hinterlassen hatte. Ich zückte rasch einen der blauen Plastikbeutel, um den bewussten Haufen einzusammeln, während Bob sich fast an seiner Zunge verschluckte und zur Gartenhütte rannte.

»Tut mir aufrichtig leid, Bob, aber so ein wunderschöner, weicher Rasen ist für Jake unwiderstehlich.«

Bob spritzte das betroffene Gebiet weiträumig ab. Da erblickte Jake eine weiße Pudeldame und zerrte mich an der

Leine den Hügel hinauf. Ich schaffte es gerade noch, mich zu verabschieden, brüllte »Bei Fuß!« und konnte mich doch nicht gegen das Tier durchsetzen.

Einen Tag später rief mich Bob im Büro an. Er war doch wohl nicht immer noch sauer wegen seines Rasens?, dachte ich.

»Bob, es tut mir furchtbar leid, wie sich mein Hund gestern in deinem Garten aufgeführt hat.«

Er lachte. »Keine Sorge, Gary, es war doch eine nette Gelegenheit, sich einmal zu unterhalten. Ich rufe wegen eines Paares an, das Unterstützung braucht, und ich denke, du bist der Richtige für diesen Fall.«

»Ach, das freut mich. Kannst du mir noch ein paar mehr Informationen geben?«, bat ich.

»Ich kenne die Frau«, sagte er. »Sie ist Psychologin, hat eine gut gehende Praxis in Brentwood und ist mit einem Geschäftsmann verheiratet. Die Kinder sind erwachsen und wohnen nicht mehr zu Hause. Sie hat das Gefühl, dass die Ehe in Schieflage ist.«

»Den Fall übernehme ich gern. Gib ihnen einfach meine Nummer, okay?«

Eine Woche später hatte ich einen Termin mit Susan und Raymond Wagner. Sie trafen ein paar Minuten zu spät ein, Raymond beschwerte sich, noch bevor beide Platz genommen hatten, über die Parkplatzsituation. Er war schlank, Anfang fünfzig, hatte grau melierte Haare und trug ein Segeloutfit. Abgesehen von den Klamotten hätte er mein älterer Bruder sein können. Susan wirkte etwas jünger. Sie setzten sich jeder an ein Ende der Couch und warteten, dass ich die Sitzung eröffnete.

»Bob Martin meinte, ich könnte Ihnen vielleicht helfen. Erzählen Sie mir doch bitte, was anliegt.«

»Wir haben geheiratet, als Susan auf dem College war

und ich gerade meinen MBA machte«, begann Ray. »Unsere Jüngste hat letzten Herbst das College abgeschlossen, und ich persönlich genieße das Leben sehr, so wie es jetzt ist.« Ich sah Susan an und fragte: »Und wie ist es für Sie, jetzt wo die Kinder aus dem Haus sind?«

»Nicht schlecht. Beruflich sind wir beide ausgelastet und auch sonst geht es uns gut, aber seit einigen Jahren spüre ich eine gewisse Distanz zwischen uns. Ich bin einfach nicht mehr so glücklich in unserer Ehe wie früher.«

Ray schüttelte den Kopf. »Oje ... Liebling, aber ich verstehe nicht, wieso«, sagte er und fuhr zu mir gewandt fort: »Ehrlich gestanden weiß ich nicht, warum wir hier sitzen. Susan ist unglücklich, das habe ich begriffen, aber sollte sie dann nicht allein zum Therapeuten gehen? Warum müssen wir beide hier sein?«

Susan sah ihn frustriert an. »Ray, wir haben ein Eheproblem. Und eine Ehe betrifft nun einmal beide Partner. Warum leugnest du das so hartnäckig?«

Ray hob resigniert die Arme. »Okay, wenn du meinst, Liebling, dann sag dem Doktor doch, wo das Problem deiner Meinung nach liegt.«

»Gut«, sagte sie. »Erstens verbringt Ray seine ganze Freizeit auf diesem bescheuerten Boot ...«

»Es ist eine Yacht, Liebes«, redete Ray dazwischen.

»Mir doch egal. Du weißt, dass ich allein schon beim Anblick seekrank werde.« Sie wandte sich wieder mir zu. »Als er sich das Ding gekauft hat, ist er sonntags ein paar Stunden damit herumgeschippert, und das war's, keine große Sache also. Aber jetzt ist er das ganze Wochenende weg, nimmt an Rennen teil und was weiß ich noch alles. Und die Wochenenden hören immer öfter erst Montag früh auf.«

Er sagte ausweichend: »Du weißt doch, dass ich beim Segeln Geschäfte mache, ich schließe auf der Yacht entlang der Küste Verträge ab, davon lebe ich. Und außerdem ist es nicht jedes Wochenende.«

»Doch, in letzter Zeit schon«, widersprach sie. »Und wenn du weg bist, meldest du dich so gut wie gar nicht, und ich bin ganz allein. Offenbar ist dir die Yacht wichtiger als ich.«

»Das ist doch Blödsinn. Wenn ich in der Stadt bin, haben wir doch eine tolle Zeit zusammen, oder? Dann sind wir uns doch ganz nah?« Er rückte näher an sie heran und nahm ihre Hand.

Sie wurde weicher. »Das stimmt. Wenn du mal zu Hause bist, ist alles gut.« Dann schüttelte sie den Kopf. »Ich hasse es, mich so reden zu hören. Ich klinge wie eine dieser schimpfenden Hausfrauen, die in meine Praxis kommen. Sie beschweren sich alle, dass ihr Ehemann sie nicht genug beachtet.« Sie schwieg und schaute zur Seite. »Ich schäme mich.«

»Warum?«, fragte ich.

Sie sah mich an. »Ich sollte nicht so unsicher sein. Ich bin Psychologin, ich behandele selbst viele Menschen mit solchen Problemen.«

»Therapeuten sind auch nur Menschen. Wir wissen beide, dass ein Diplom an der Wand uns nicht vor privaten Problemen schützt«, sagte ich.

»Schauen Sie, ich weiß, dass nach dreißig Ehejahren getrennte Interessen und Freiräume auch ihr Gutes haben können. Aber irgendwas stimmt daran für mich nicht.«

Ray sah sie mitleidig an. »Liebling, es ist verdammt schwer für dich, seit die Kinder aus dem Haus sind.«

»Es ist nicht so schlimm, wie ich dachte.« Zu mir gewandt sagte sie: »Meine Arbeit füllt mich aus, und wenn Ray da ist, genießen wir die Zeit, die wir miteinander haben. Wir besuchen Freunde, gehen ins Kino oder machen lange Spaziergänge ... Ich kann nur nicht mit aufs Boot, und das weiß er.«

Sie wirkte nachdenklich. »Also muss ich mich doch fragen, warum er es gekauft hat.«

Ray antwortete: »Mein Vater hatte eine Yacht, und ich liebe das Wasser, das weißt du doch. Als die Kinder klein waren, hatte ich weder das Geld noch die Zeit, aber jetzt finde ich es ungeheuer entspannend, und es ist wirklich gut fürs Geschäft. Als du Psychologin werden und deswegen eine Kinderfrau einstellen wolltest, habe ich dich darin voll und ganz unterstützt. Ich wollte, dass du glücklich bist.«

»Ich weiß«, sagte sie. »Das weiß ich, und genau da liegt mein Problem. Ich komme einfach nicht dahinter, warum ich mich so unwohl fühle.«

»Gibt es neben Rays Yacht noch etwas, das diese Gefühle auslösen könnte?«, fragte ich.

Nach langem Schweigen sagte Ray: »Überleg doch mal Folgendes, Susan. Du hast drei Schwestern, und keine von denen hat einen eigenen Beruf.«

Susan sah ihn an. »Worauf willst du hinaus?«

»In deiner Familie wurden Mädchen nicht dazu erzogen, sich eine eigene Karriere aufzubauen. Sagen wir es doch, wie es ist: Ihr wurdet aufs College geschickt, damit ihr passende Männer findet.« Zu mir gewandt fuhr er fort: »Ich sage das nicht, um es zu kritisieren, ich frage mich nur, ob es wirklich der Ärger über meine Yacht ist, der Susan beschäftigt. Vielleicht hat sie Schuldgefühle, weil sie in ihrer Familie die einzige Frau mit einer eigenen Karriere ist.«

Susan schwieg, dann sagte sie: »Es ist interessant, was du sagst. So habe ich es noch nie gesehen. Ich muss darüber nachdenken.«

Ich war von dem Niveau ihrer psychologischen Bildung beeindruckt. Von Susan war sie zu erwarten, sie war ja entsprechend ausgebildet, aber Ray kannte sich auf dem Gebiet offenbar ebenso gut aus. Auch wenn er nicht gern zur Paartherapie gekommen war, reagierte er doch sensibel auf ihre Bedenken, und sie reagierte angemessen, wenn er auf sie einging. Ich konnte mir zudem vorstellen, dass Ray auf der richtigen Spur war, Susans Eifersucht auf die Yacht konnte tiefere Ursachen haben – vielleicht war ihre Identität als Frau, Mutter oder Therapeutin das Problem. Vielleicht war sie so erzogen, dass Erfolg für sie bedeutete, eine gute Ehefrau und Mutter zu sein, und die erfolgreiche Psychologin passte einfach nicht in dieses Familienschema. Vielleicht war eine Paarberatung tatsächlich der falsche Weg und eine individuelle Therapie für Susan eher von Nutzen. Andererseits konnte Susans Gefühl, dass Ray die Yacht wichtiger war als sie, auch ein Hinweis auf ein vollkommen anders gelagertes Problem sein. Warum hatte Ray gerade zu dem Zeitpunkt, an dem die Kinder aus dem Haus waren und die Eheleute wieder mehr Zeit füreinander hatten, eine Yacht gekauft? Es war schon seltsam, wo er doch wusste, dass Susan niemals einen Fuß auf das Boot setzen würde. Männer mittleren Alters haben oft Affären, das konnte die Yacht und Susans Unbehagen erklären. Ray schien seine Frau zu lieben und wollte, dass es ihr gut ging, aber manchmal wirkten seine Äußerungen wie einstudiert und unaufrichtig – vielleicht war das aber auch nur seine Art der Kommunikation.

»Ich weiß nicht, warum ich auf der Paartherapie bestanden habe, Dr. Small«, sagte Susan. »Ray ist ein guter Ehemann, und ich bin in letzter Zeit wohl einfach nur etwas durch den Wind.«

Er legte den Arm um sie. »Es gibt keinen Grund, sich zu schämen, Liebling. Deine Probleme sind meine Probleme.« Susan war getröstet und erzählte von der Zeit, als die beiden sich kennengelernt hatten. Kurz nach der Hochzeit verließ sie das College ohne Abschluss, weil das erste Kind unterwegs war. Ray hingegen hatte mit einem Start-up-Unternehmen großen Erfolg und verdiente ein kleines Vermögen.

Gegen Ende der Sitzung sprachen wir über das weitere Vorgehen. Trotz der Zweifel am Sinn einer Paartherapie beschlossen wir einen kurzen Probelauf und vereinbarten für die Folgewoche einen zweiten Termin.

Ich dachte nicht weiter an die Wagners, erst am Wochenende fielen sie mir ein, als ich mit Gigi in den Liegestühlen hinterm Haus lag und den Kindern beim Spielen im Pool zusah. Gigi blätterte ein Reisemagazin durch und blieb an einem Foto aus St. Barths hängen, auf dem schöne Menschen am Hafen entlangspazierten. Sie hielt es mir hin: »Schau mal, wie dicht die Yachten in St. Barths beieinander liegen. Wie die Ölsardinen.«

»Was würdest du denken, wenn ich mir eine Yacht kaufen würde?«, fragte ich.

»Dass du entweder im Lotto gewonnen oder eine Affäre mit einer Dame aus dem Kennedy-Clan hast.«

»Ich habe gerade ein Paar in Behandlung, bei dem die Frau Boote hasst und er sich trotzdem eine Yacht gekauft hat.«

»Warum das?«, wollte Gigi wissen.

»Er wollte schon immer eine haben. Jetzt sind die Kinder erwachsen, und er kann es sich leisten.«

Gigi warf die Zeitschrift auf den Boden und rannte zum Pool, um einen Styroporschwertkampf zu schlichten, der etwas zu rau wurde. Wieder zurück sagte sie: »Unternehmen sie auch Dinge gemeinsam?«

»Ja, schon«, antwortete ich. »Aber er ist fast jedes Wochenende auf der Yacht, und das verunsichert sie.«

»Das kann ich gut verstehen. Ich mag es auch nicht, wenn du zu oft unterwegs bist. Es ist einsam, selbst wenn ich die Kinder um mich habe.« Sie sah zum Pool. »Besonders wenn ich die Kinder um mich habe. Würdest du bitte mal einschreiten?«, bat sie und wies auf unsere Tochter, die mit einer Aquanudel auf unseren inzwischen brüllenden Sohn eindrosch. Ich stand auf, konfiszierte die Tatwaffe und warf ihnen einige Softbälle ins Wasser, um sie abzulenken.

Wieder auf dem Liegestuhl, sagte ich: »Sie sind seit dreißig Jahren verheiratet. Die Kinder sind groß, und er verwirklicht einen uralten Traum. Was ist daran falsch?«

»Nichts, nehme ich an«, sagte sie und blätterte wieder in ihrem Magazin.

»Meinst du, dass getrennte Interessen eine Paarbeziehung stärken?«, fragte ich. »Natürlich solange die beiden füreinander da sind, wenn es nötig ist.«

»Ja …«

»Warum sollte der Mann kein Hobby haben?«, fragte ich.

»Dagegen ist gar nichts einzuwenden, es wäre nur schön, wenn es etwas wäre, was beide zusammen tun könnten. Hat dein Klient dich auf seine Yacht eingeladen?«, fragte sie.

»Machst du Witze? Das wäre total unangemessen«, erwiderte ich und merkte, dass ich ziemlich gern eingeladen worden wäre.

»Willst du meine Meinung hören?«, fragte Gigi.

»Natürlich.«

»Ich glaube, du bist parteiisch. Du stehst auf der Seite des Ehemanns. Wie lautet der Fachbegriff für so was? Reversive Transferenz oder so?«

»Gegenübertragung. Dr. Gigi, ich werde Ihren Hinweis überdenken.«

Tatsächlich dachte ich am späten Nachmittag über die Möglichkeit nach, dass ich einer Gegenübertragung erlegen war und mein Bild von den Vorgängen zwischen Ray und Susan entsprechend verzerrt. Freud hat den Begriff für die emotionale Reaktion des Therapeuten auf einen Patienten während der Therapie geprägt.[2] Ein guter Therapeut kann sich in seine Patienten einfühlen und der Gegenübertragung nicht entgehen, aber er muss verhindern, dass sie

268

die Therapie beeinflusst. Solange der Therapeut solche Gefühle und deren Verzerrung im Blick hat, liefert die Gegenübertragung wichtige Hinweise auf die psychischen Vorgänge im Patienten selbst. Der Therapeut kann so besser verstehen, wie das Verhalten des Patienten auf seine Mitmenschen wirkt, und erkennt, welche Verhaltensweisen des Patienten seinen persönlichen Beziehungen schaden.

Wenn Gigi recht hatte, was an Ray oder Susan führte zu der Verzerrung meiner Sichtweise? Vielleicht identifizierte ich mich zu sehr mit Ray, weil er mir äußerlich so ähnlich war? Vielleicht sehnte ich mich nach mehr Zeit für eigene Hobbys? Hielt ich nach Fluchtmöglichkeiten aus meinen Wochenenden mit Hund und Kinderbetreuung Ausschau? Nein, ich genoss die Zeit mit meiner Familie und wollte sie um nichts in der Welt missen.

Vielleicht hatte meine Gegenübertragung auch mit Susan zu tun. Vielleicht war mir nicht wohl bei dem Gedanken, dass mir die Kollegin am Ende in die Karten schaute und wusste, was in mir vorging. Vielleicht störte ich mich unbewusst daran, eine Kollegin voller Zweifel und Unsicherheit in Bezug auf ihr eigenes Privatleben kennenzulernen. Die Behandlung anderer Therapeuten kann sich ziemlich verzwickt gestalten – es verunsichert, dass der Patient unter Umständen besser Bescheid wissen könnte als man selbst oder man sich so sehr mit ihm identifiziert, dass man für seine Probleme blind wird.

Beim nächsten Termin von Susan und Ray wirkte sie sehr müde und gestresst. Zum Einstieg fragte ich, wie es ihr ginge. Ray antwortete für sie.»Nicht gut, Dr. Small. Es wird schlimmer.«

Ich wandte mich direkt an Susan:»Was treibt Sie um?«

»Ich weiß nicht … ich denke dauernd über Ray und die Yacht nach und warum er sie wirklich gekauft hat … Was macht er eigentlich damit? Es funkt mir sogar während der Arbeit dazwischen.«

»Es fällt Ihnen schwer, Ray zu vertrauen?«, fragte ich.

»Nein, ich weiß nicht, wie ich darauf komme. Es ist wie ein sehr seltsames Selbstgespräch. Wenn er abends heimkommt und wir zusammen sind, ist es besser. Aber am nächsten Tag geht es von Neuem los.« Sie schüttelte den Kopf und wich meinem Blick aus. »Mein Gott, hört sich an, als wäre ich depressiv.«

Ray mischte sich ein. »Vielleicht sollten Sie Susan etwas verschreiben, Dr. Small.«

»Vielleicht«, sagte ich. »Aber lassen Sie uns nichts überstürzen. Wir sollten uns noch über einige Dinge Klarheit verschaffen. Susan, wie sieht es mit Ihrem Appetit aus?«

»Der ist schlecht, und Sie müssen nicht die ganze Liste der Symptome einer Depression durchgehen, ich habe viele. Ich weiß Ihre Zurückhaltung beim Verschreiben von Medikamenten zu schätzen, weil ich immer noch glaube, dass wir ein ungelöstes Eheproblem haben.«

Ray seufzte. »Nicht schon wieder. Was würde denn helfen, Susan? Dass ich die Yacht verkaufe? Wäre es da nicht einfacher, wenn du ein paar Prozac schluckst?«

Sie starrte ihn an. »Ich mag deinen Tonfall nicht, und ich glaube auch nicht, dass Prozac einfacher wäre, als unserem Problem auf den Grund zu gehen.«

Er schüttelte den Kopf. »Liebling, wir haben kein Problem. Du hast eins.«

»Schalten wir einen Gang zurück«, warf ich ein. »Offenbar sind wir wieder bei der grundlegenden Frage, wer ein Problem hat und wie man es löst. Susan ist unglücklich mit der Situation, und sie hat vielleicht eine Depression. Aber warum sie diese Gefühle hat, ist noch nicht klar.«

»Sehen Sie, ich liebe meine Frau wirklich«, sagte Ray und wandte sich an Susan. »Und obwohl ich sie fürs Geschäft brauche und ich mein Leben lang von einer eigenen Yacht geträumt habe, wenn dein Glück davon abhängt, verkaufe ich sie auf der Stelle.«

Rays Liebesschwur wirkte ernsthaft, aber sein Angebot, die Yacht zu verkaufen, klang nicht aufrichtig. Ich fragte mich, was dahintersteckte.

Sie sah ihn zärtlich an. »Liebling, keiner redet von Verkaufen, aber Dr. Small hat recht. Schalten wir einen Gang zurück, und versuchen wir erst einmal herauszufinden, was vorgeht. Vielleicht hat es mit der Art zu tun, wie ich erzogen wurde, aber darüber müssen wir sprechen können.«

Wir redeten für den Rest der Sitzung darüber, und ich erkannte ein Muster darin, wie die Eheleute miteinander umgingen. Wann immer sie ängstlich wirkte und ihrer Sorge um die Beziehung Ausdruck verlieh, war er zunächst abwehrend, besann sich dann eines Besseren, kam ihr entgegen, beruhigte sie und stellte die eheliche Harmonie wieder her. Manchmal wirkte er auf mich wie ein Mann mit Familiensinn, dem wirklich etwas an seiner Frau lag. Aber dann wieder wirkte er aalglatt und hatte allzu passende Antworten für jedes Problem. Irgendetwas löste in Susan Angst aus, und ich wusste nicht was. Falls es mit ihrer Berufstätigkeit zusammenhängen sollte, warum war das Problem dann nicht schon viel früher aufgetreten? Und Ray hatte die Yacht vor etlichen Jahren erworben, warum wurde sie jetzt zum Problem? Schwer vorstellbar, dass das alles nur auf den Auszug der Kinder zurückzuführen sein sollte.

Am Abend kochte Gigi ein wunderbares Nudelgericht für uns vier. Die Kinder und ich, wir bekleckerten uns komplett, und ich dachte, am besten laufe ich die Kalorien wieder ab. Keiner wollte Jake und mich begleiten, also zog ich allein mit dem Hund im Schlepptau los. Die Sonne ging gerade unter, und als ich an den Aussichtspunkt kam, von dem aus man den Ozean sehen konnte, hörte ich meinen Nachbar Bob: »Ich wusste nicht, dass Psychiater hier frei im Dunkeln herumlaufen dürfen.«

»Hast du nicht den Rundbrief über unsere Sondergenehmigung für nächtliche Ausflüge bekommen?«, fragte ich.

»Übrigens, haben dich die Wagners je angerufen?«, wollte er wissen, während er über die Straße zu mir kam. Jack sollte seinen Garten wohl nicht noch einmal verunstalten.

»Wie gut kennst du sie?«, fragte ich.

»Wie gesagt, seine Frau hat eine gut gehende Praxis im Westen von Los Angeles. Den Mann habe ich nur einmal bei einer Charity-Party kennengelernt. Ich sollte eigentlich nichts sagen, aber …«

»Aber was?« fragte ich, neugierig, was der Kollege zu sagen hatte.

»Irgendwas stimmt mit dem nicht. Er ist sehr sympathisch und hat die Aufmerksamkeit genossen, die viele ihm an dem Abend geschenkt haben, aber trotzdem.«

»Und was ist es?«, fragte ich.

»Ich trau dem Kerl nicht über den Weg«, sagte Bob.

»Wirklich? Warum nicht?«

»Er hat mit jeder Frau geflirtet, sobald ihm die eigene den Rücken zudrehte. Na ja, egal. Was ist mit denen los?«, fragte er.

»Die übliche Ehekrise, wenn die Kinder aus dem Haus sind.« Ich wollte nicht zu viel verraten, ich musste ja die Vertraulichkeit wahren.

Bob wollte noch etwas fragen, aber sein Handy klingelte und er musste den Anruf annehmen. Ich winkte zum Abschied und ging zurück nach Hause. Bobs Zweifel an Ray gaben meinen eigenen neue Nahrung.

Zur nächsten Sitzung kam Susan allein. Ray hatte eine dringende geschäftliche Angelegenheit weiter im Süden zu regeln. Sie setzte sich mir gegenüber auf die Couch, und wir sahen uns an, beide vom Fach.

»Haben Sie sich je gefragt, warum Ray so oft Geschäfte außerhalb von Los Angeles macht?«

»Nein, warum sollte ich?«, fragte sie.

Ich redete nicht um den heißen Brei herum. »Glauben Sie, dass Ray eine Affäre hat?«

»Nein«, antwortete sie. »Ich glaube nur, dass er sich eine Auszeit von unserer Ehe nimmt, und das gefällt mir nicht.«

»Haben Sie ihn je direkt gefragt?«, wollte ich wissen.

»Natürlich nicht. Ich glaube nicht, dass er eine andere hat, er hat nur das Interesse an mir verloren.«

Ich war in einer verzwickten Lage. Von außen hatte ich Informationen – die meines Nachbarn –, die meinen eigenen Verdacht hinsichtlich Rays Untreue bestätigten. Vermutlich war er ein Profi im Vertuschen.

Susan lobte für den Rest der Sitzung Rays zahlreiche Tugenden. Sie wollte nicht über ihre Depression sprechen und spielte die Einsamkeit herunter, die sie während seiner Abwesenheit umtrieb.

In der Woche darauf arbeitete ich an einem Vortrag für eine internationale Alzheimer-Tagung in Europa und hielt mir die Zeit möglichst dafür frei. Als ich über meiner Präsentation saß, meldete meine Assistentin über die Gegensprechanlage, eine Francesca Wagner sei draußen und wolle mich unbedingt sprechen, habe aber keinen Termin.

»Ich sitze über meinem Vortrag. Können Sie sie bitten wiederzukommen und ihr einen Termin geben?«

»Das habe ich versucht, aber sie besteht darauf«, sagte Laura. »Sie ist den ganzen Weg von San Diego hierhergefahren und sagt, sie würde Sie nicht lange aufhalten.«

Ich sah auf die Uhr und antwortete: »Also gut, geben Sie mir eine Minute und schicken Sie sie dann rein.« Ich schloss

PowerPoint und räumte den Schreibtisch auf, dann gab ich Laura ein Zeichen, die Frau vorzulassen.

Francesca war Ende zwanzig und sah aus wie Penélope Cruz mit ein bisschen Übergewicht. Sie marschierte schnurstracks zu dem Stuhl, der gegenüber meinem Schreibtisch stand, setzte sich und verschränkte die Arme. Sie wirkte ärgerlich, ich hatte keine Ahnung warum.

Vorsichtig fragte ich: »Was kann ich für Sie tun?«

»Das kann ich Ihnen sagen, Doktor. Sie könnten es bitte künftig unterlassen, Rechnungen und Berichte an Menschen zu schicken, die niemals bei Ihnen in Behandlung waren.« Sie holte Luft und fuhr dann in demselben zornigen Tonfall fort: »Oder handelt es sich hier etwa um eine Art Versicherungsbetrug? Verschicken Sie auf Verdacht Rechnungen und warten ab, ob jemand bezahlt?«

»Wovon reden Sie?«, fragte ich. »Ich kann Ihnen nicht folgen.«

»Haben Sie eine Vorstellung davon, wie sehr das das Leben anderer Menschen durcheinanderbringen kann? Es kann Streitigkeiten auslösen, Ehen zum Scheitern bringen – wofür, für ein paar Dollar von der Versicherung?«

Ich machte mir langsam Sorgen. Die Frau war außer sich. Warum hatte sie es auf mich abgesehen? War sie gefährlich? Sie konnte psychotisch sein und ein Messer oder eine Waffe in der Handtasche haben. Ich versuchte ruhig zu bleiben und die Lage unter Kontrolle zu bekommen, aber ihre Wut vernebelte mein Denken.

»Es tut mir leid, Mrs. Wagner, aber ich weiß immer noch nicht, worauf Sie sich beziehen.«

»Darauf!« Sie zog ein Blatt Papier aus ihrer Handtasche und knallte es so hart auf meinen Schreibtisch, dass ich zusammenfuhr. Es war meine Rechnung an Susan und Ray Wagner. Ich prüfte schnell die Adresse, sie stimmte mit meinen Unterlagen überein. Wie war sie bei dieser Frau gelandet? War sie mit den Wagners verwandt? Hatte die Post Mist gebaut? Und warum war sie so wahnsinnig verärgert?

»Ich verstehe nicht, warum die Rechnung bei Ihnen gelandet ist, Mrs. Wagner, aber sie ist nicht für Sie gedacht«, sagte ich erleichtert, offenbar handelte es sich bloß um ein Versehen.

»Da haben Sie verdammt recht.«

»Aber wo haben Sie sie her?«

»Ich habe sie in der Jackentasche meines Mannes gefunden, als ich seine Sachen aus der Reinigung geholt habe.« Sie faltete das Stück Papier und steckte es wieder in die Handtasche.

»Vielleicht handelt es sich um eine Verwechslung, und es war die Jacke von einem anderen Ray Wagner«, sagte ich auf der Suche nach einer plausiblen Erklärung.

Sie sah mich ungehalten an. »Ich wohne in San Diego. Meine Reinigung ist in San Diego. Die Rechnung ist für eine Paartherapie an Ray und Susan Wagner in Los Angeles ausgestellt. Was für ein blöder Trick soll das sein?«

»Hören Sie mal zu, Mrs. Wagner, ich mache keine krummen Sachen, aber wir sollten herausfinden, was da gelaufen ist. Wollen Sie ein Glas Wasser?« Sie nickte, ich stand auf und holte uns beiden ein Glas. Sie wurde langsam ruhiger.

Ich setzte mich wieder. »Sie sind aus San Diego?«

»Genau. Ich lebe mit meinem Mann und unserem Baby in La Jolla.«

»Und ihr Mann heißt Ray und hatte die Rechnung in seiner Jackentasche?«, fragte ich.

»Das sagte ich schon. Aber ich will wissen, wer Susan Wagner ist!« Ihr Ärger kehrte zurück.

Ich versuchte, sie zu beruhigen. »Francesca, erzählen Sie mir von Ihrem Mann.«

»Er ist ein erfolgreicher Geschäftsmann und ein wunderbarer Vater.« Sie strahlte, als sie von ihm erzählte.

»Und seit wann sind Sie verheiratet?«, fragte ich.

»Seit zwei Jahren. Es war sehr romantisch – wir haben uns auf seiner Yacht das Ja-Wort gegeben.«

Endlich fiel der Groschen. Kein Wunder, dass Francesca Wagner so wütend war und Susan Wagner spürte, dass ihre Ehe seit einigen Jahren in Schieflage war. Ich durfte Francesca nichts von Susan erzählen – ich musste das Arztgeheimnis wahren. Francesca konnte den Dingen nur auf den Grund gehen, wenn sie Ray zur Rede stellte.

»Francesca, es handelt sich weder um Betrug noch um einen Schreibfehler, viel mehr darf ich Ihnen nicht sagen. Das ist eine Angelegenheit zwischen Ihnen und Ihrem Mann, und ich glaube, Sie sollten ihn dazu befragen.«

Sie erhob sich voller Wut. »Sie mauern also und sagen mir nur, ich soll mit Ray reden. Aber das kann ich nicht, weil er auf seiner Yacht ist und sein Handy auf See nicht funktioniert.«

Das ergab keinen Sinn – Handys funktionieren auf See, dachte ich. Ich erinnerte mich, dass Gigi und ich von unserer Kreuzfahrt vor Mexiko aus mindestens drei Mal meine Eltern angerufen hatten, die auf unsere Kinder aufpassten.

»Es tut mir leid, Francesca«, sagte ich. »Ich kann nicht mehr für Sie tun.«

Sie schnappte sich ihre Handtasche und stürmte aus meinem Büro. Vermutlich konnte sie Ray erst am Wochenende zur Rede stellen, wenn er Susan für eine seiner sogenannten Geschäftsreisen verließ. Da ich einen Tag später einen Termin mit den Wagners hatte, konnte ich es kaum erwarten, ihn mit der im Jackett vergessenen Rechnung zu konfrontieren.

Ray hatte in aller Heimlichkeit die Strippen gezogen. Er hatte nicht nur Susan und Francesca hintergangen, er hatte mich ebenfalls hineingezogen. Hatte mich die Gegenübertragung für seine asozialen Manöver teilweise blind gemacht? Er hatte mich manipuliert, diktierte mir meine therapeutischen Reaktionen. Susan sollte Tabletten nehmen, Susan sollte eine Einzeltherapie machen, Susan sollte ihre Ambivalenz gegenüber der Berufstätigkeit analysieren, Susan sollte dies und Susan sollte das – nur Ray war ein Heiliger mit einem Herzen aus Gold, dem die Auszeit auf seinem Boot zu gönnen war. Er hatte mir nicht nur über etliche Sitzungen hinweg Sand in die Augen gestreut, er hatte Susan, die ausgebildete Psychologin, über Jahre hinters Licht geführt. Er war so aalglatt, dass ich von einer Tour auf seiner Yacht geträumt hatte.

Ich wusste, warum Ray so lange alle zum Narren hatte halten können. Er war ein typischer Soziopath, oder hatte, wie die Psychiater sagen, eine dissoziale Persönlichkeitsstörung.[3] Solche Menschen betrügen regelmäßig ihre Mitmenschen, um daraus selbst einen Vorteil zu ziehen. Sie plagt keine Reue, sie können sich nicht in andere hineinversetzen, und sie sind wahre Hexenmeister, wenn es darum geht, den Schmerz und die Misshandlung der Geschädigten wegzurationalisieren. Die meisten Menschen vermuten Soziopathen im kriminellen Umfeld – Diebe, Verbrecher, Mörder. Aber intelligente Soziopathen werden manchmal nie erwischt und leiten große Unternehmen oder betrügerische Firmen, die nach dem Schneeballsystem funktionieren. Nur nicht so gut organisierte Soziopathen verlieren ihren Job, sind unfähig, Beziehungen zu führen, und landen im Gefängnis.

Wenn ein relativ erfolgreicher Betrüger wie Ray ertappt wird, sind seine Opfer geschockt und außer sich vor Wut – sie können es nicht fassen, dass sie von einer Person, der sie vertraut haben, über Jahre hintergangen wurden. Sie schämen sich dafür, denken, sie hätten es doch zumindest früher merken müssen. Ray erkannte geschickt die emotionalen Bedürfnisse seiner Opfer und erfüllte sie, um das zu bekommen, was er wollte. Keine seiner Frauen – zumindest die zwei, von denen ich wusste – wollte glauben, dass er zu einem Doppelleben fähig war, sie ignorierten die Hinweise und akzeptierten seine Erklärungsversuche ohne große Widerstände.

Viele Menschen haben Kontakt zu Menschen mit dissozialen Tendenzen, nicht zuletzt deshalb vertrauen wir anderen nicht sofort, sondern wollen sie erst einmal kennenlernen. Auch Menschen, die sich in andere einfühlen können, handeln manchmal asozial, sei es dass sie eine Einkommenssteuerrückzahlung verheimlichen oder nicht noch einmal zur Kasse gehen, weil ein Artikel im Einkaufswagen nicht berechnet wurde.

Aber niemand weiß, was eine ausgeprägte dissoziale Persönlichkeit auslöst, die sich bei sechs Prozent der Männer und einem Prozent der Frauen beobachten lässt. Die Störung beginnt in der Kindheit: Kinder, die Feuer legen oder Tiere quälen, sind Soziopathen. Als Erwachsene werden sie lügen und betrügen, lebenslang. Je nach Schwere der Störung lässt sie sich medikamentös oder mit Psychotherapie oder beidem behandeln. In schwerwiegenden Fällen ist allerdings keine Behandlung möglich.

Meiner Vermutung nach war Ray ein echter Soziopath. Warum hatte er so spät mit der Bigamie angefangen? Vielleicht betrog er Susan schon viel länger und war immer damit durchgekommen. Oder hatte sein Verhalten mit der neuen Situation nach dem Auszug der Kinder, vielleicht auch aufgrund einer Midlife-Crisis, eine neue Dimension des Betrugs erreicht? Ich wusste nicht, ob ich von Ray etwas dazu erfahren würde, er mied die Wahrheit ziemlich geschickt.

Ich erwischte mich dabei, wie ich vor dem Termin mit den Wagners mehrfach auf die Uhr sah und mir den Showdown mit Ray ausmalte. Fünf Minuten nach der vereinbarten Zeit überlegte ich gerade, ob sie am Ende nicht kommen würden, da brummte die Gegensprechanlage, und meine Assistentin sagte, meine Verabredung sei da. Ich öffnete, nur Susan stand vor der Tür.

»Kommt Ray zu spät?«, fragte ich.

»Er kommt gar nicht mehr.«

»Nein?« Ich war enttäuscht.

»Ich muss mich erst setzen, dann bringe ich Sie auf den neuesten Stand.« Sie lief zur Couch.

Ich nahm auf meinem Stuhl Platz und registrierte, dass sich Susans Haltung völlig verändert hatte. Sie wirkte ernst, aber zuversichtlich.

»Eine riesige Last ist von mir abgefallen«, sagte sie. »Falls ich depressiv war, dann bin ich es jetzt nicht mehr.«

»Was empfinden Sie gerade?«, fragte ich.

»Wut«, sagte sie. »Dieser Hurensohn hat noch eine Familie. Können Sie sich das vorstellen? Ich brauche eine Therapie? Er gehört ins Gefängnis!«

»Was ist passiert?«, fragte ich.

Sie lachte bitter. »Ich hatte Besuch von Mrs. Ray Wagner Nummer zwei, die, nebenbei bemerkt, einen total süßen kleinen Sohn hat. Offenbar genoss sie Rays Charme von freitags bis montags. Ach ja, und sie liebt Segeln. Ich habe dreißig Jahre meines Lebens mit einem Lügner und Betrüger verbracht, mit einem gottverdammten Soziopathen. Wer weiß, wie viele andere Frauen er während unserer Ehe noch beglückt hat.«

»Susan, ich wollte Ihnen sagen, dass die andere Mrs. Wagner gestern hier war. Offenbar hat sie eine meiner Rechnungen in Rays Jackentasche gefunden.«

»Ich weiß«, sagte Susan bitter. »Sie hat mir alles erzählt. Es bringt mich in Rage, aber es ist auch sehr verwirrend. Ich schäme mich so. Wie konnte ich das über all die Jahre nicht merken? Der Mann, von dem ich geglaubt habe, er wäre mein Ehemann, mit dem ich drei Kinder großgezogen habe, hat nie wirklich existiert. Aber jetzt kommt's, das wird Ihnen Spaß machen: Er hat doch tatsächlich versucht, mir weiszumachen, es sei meine Schuld gewesen, weil ich so sehr mit meinem Beruf beschäftigt war und ihm so wenig Aufmerksamkeit geschenkt hätte.«

»Und was jetzt?«, fragte ich.

»Ich habe ihn rausgeworfen. Ich habe lange genug mein Leben neben einem aufgeblasenen Lügner verbracht. Ich will ihn nie wiedersehen. Es tut mir nur leid für die Kinder.«

Schade, aus dem Showdown wurde nichts. Trotzdem war ich sehr froh, wie Susan mit Ray umgegangen war. Ein Teil meiner Zufriedenheit rührte aus meiner Gegenübertragung. Ich hatte das Ausmaß von Rays Betrug nicht erkannt, weil ich mich zu sehr mit ihm als glücklichem Familienvater identifiziert hatte. Und ich wollte insgeheim nicht wahrhaben, dass auch Psychotherapeuten wie Susan und ich getäuscht werden können. Aber ich zog Nutzen aus diesem Versagen. Denn gerade weil ich auf Ray hereingefallen war, wenn auch nur für relativ kurze Zeit, konnte ich nachempfinden, was Susan durchmachte, und konnte ihr ein wenig helfen.

Susan setzte ein halbes Jahr lang die Therapie bei mir fort und hielt den Kontakt zu Francesca Wagner in San Diego, was mich nicht überraschte. Menschen, die von derselben Person getäuscht wurden, verbünden sich häufig.

Kurz nachdem Susan und Francesca Ray vor die Tür gesetzt hatten, verschwand er aus ihrem Leben. Susan und ich spekulierten, dass er in einem anderen Teil der Welt mit wer weiß wie vielen Frauen ein neues Leben anfing. Dank ihrer psychotherapeutischen Ausbildung wusste Susan, dass sich ein Soziopath wie Ray nicht ändern würde, trotzdem trauerte sie dem Ray hinterher, den sie zu kennen geglaubt und so viele Jahre geliebt hatte. Sie brauchte eine Weile, bis sie mit der Scham zurechtkam, weil sie die Hinweise auf seine inzwischen offensichtliche Untreue ausgeblendet hatte. Ironischerweise steckte in Rays Vermutung über Susans Erziehung und Ambivalenz hinsichtlich ihrer Berufstätigkeit auch einiges an Wahrheit, und ich half ihr, diese Probleme aufzuarbeiten.

Ich dachte nicht mehr an Ray, seit Susan die Therapie beendet hatte. Gigi und ich schauten fern, einer der seltenen Abende, an denen sie die Oberhoheit über die Fernbedienung hatte und sich durch die Sender zappte. Ich wollte sie ihr gerade wegnehmen, als sie bei einem alten Film hängenblieb. Ich erkannte Charles Boyer und Ingrid Bergman.

»Oh, der ist toll«, sagte Gigi. »Ich liebe diesen Film.«

»Wie heißt der noch mal?«, fragte ich.

»*Das Haus der Lady Alquist.* Der Typ ist so ein Lügner. Er macht seiner Frau weis, sie sei die Verrückte.«

Ich fragte mich, wie es mit Ray weitergegangen war. Ob er immer noch mit seiner Yacht über die Meere fuhr und diverse Mrs. Wagners betrog? Vielleicht hatten ihn die Hafenbehörden dingfest gemacht, vielleicht war er Piraten in die Hände gefallen. Er merkte nicht, dass er selbst an Land hoffnungslos ans Meer verloren war.

13. Kapitel

SHOPAHOLIC

Winter 2004/2005

Anfang Dezember bereiteten sich alle auf die Weihnachtsferien vor. Ich hatte eine tolle Nachricht vom National Institute of Health bekommen – ein Antrag auf Forschungsgelder war bewilligt worden. Das bedeutete, dass ich und mein Forschungsteam uns für die nächsten fünf Jahre keine Sorgen um die Finanzierung unseres Projekts machen mussten. Im Leben eines Wissenschaftlers war das einer der wenigen Momente, den es zu feiern galt. Hatte man den Antrag auf Forschungsgelder erst einmal gestellt, fürchtete man natürlich, er könnte abgelehnt werden. Wurden die Gelder dann bewilligt, hatte man Angst, dass die Zeit nicht reichte, um die Studie abzuschließen, oder dass die Ergebnisse anders ausfallen würden als erhofft. Aber darum machte ich mir heute keine Gedanken. Dieser Tag musste gefeiert werden. Ich lud die Familie in ein angesagtes japanisches Restaurant in La Cienega ein. Wir alle liebten Sushi, und so konnten die Kinder einmal ein schickes Lokal erleben.

Wir verspäteten uns, weil die zwölfjährige Rachel nicht mitkommen wollte – sie hätte nichts zum Anziehen. Gigi glättete die Wogen, indem sie ein paar Sachen aus ihrem eigenen Kleiderschrank fischte und unserer Tochter versprach, in der kommenden Woche mit ihr einkaufen zu gehen. Schließlich besuchte sie inzwischen die Junior Highschool. Es verblüfft mich bis heute, wie viel Wert manche Frauen auf Kleidung legen, sogar jene, die noch nicht einmal das Teenager-Alter erreicht haben.

Einen Tag später rief eine Frau namens Brenda Livingston an. Sie war bereits vor zehn Jahren bei mir in Behandlung gewesen, damals war sie Mitte dreißig und steckte mitten in einer ziemlich hässlichen Scheidung. Jetzt schluchzte sie ins Telefon, sie sei in einer Krise und wisse nicht, an wen sie sich sonst wenden solle. Ich beruhigte sie und vereinbarte einen Termin für den folgenden Nachmittag.

Beim Abendessen sagte Rachel: »Ich bin am Sonntag zu Carolines Geburtstag eingeladen, ich brauche ein Geschenk für sie.«

»Sie wird zwölf, oder?«, fragte Gigi.

»Mhm«, bestätigte Rachel.

»Gut, ich besorg was Schönes«, antwortete Gigi.

Nach dem Essen räumten die Kinder den Tisch ab und verzogen sich dann. Gigi und ich saßen noch zusammen.

»Was ist los mit dir? Du wirkst ganz zerstreut«, bemerkte Gigi.

»Ich denke nur über eine Frau nach, die ich mal gekannt habe«, antwortete ich.

»Na toll, du denkst an eine andere Frau. Ich seh schon, Familienleben ist genau das Richtige für dich.«

»Sie war früher schon mal bei mir in Behandlung, und heute hat sie angerufen, weil sie in einer Krise steckt«, erklärte ich.

»Für diesmal sei dir verziehen, aber du musst mir nachher die Füße massieren.«

Beim Abwasch dachte ich wieder über die ehemalige Patientin nach. Viele Frauen gehen in ihrem Beruf auf, aber ihre Familien und Ehen leiden darunter, so auch bei Brenda. Damals arbeitete sie sechzig Stunden pro Woche als Vice President einer großen Werbeagentur. Sie gehörte zu den Besten in der Branche, aber mit ihrem Leben war sie unzufrieden, ohne zu wissen warum. Sie bekämpfte diese Unzufriedenheit, indem sie zu viel aß.

Während ihre Ehe zerbrach, war sie davon besessen, je nach Mahlzeit, nur Lebensmittel in bestimmten Farben zu sich zu nehmen. Das Frühstück war braun: Kaffee, Vollkorntoast, gelegentlich eine Schüssel Müsli. Zum Mittagessen gab es weiße Nahrungsmittel: Hühnchenbrust, Muscheln in weißer Soße mit Reis. Am Abend waren dann die dunkleren Farbtöne dran: Schokolade, Brownies, Karamellbonbons. Ihr Gewicht schwankte zwischen Magersucht und Übergewicht. Einmal hatte sie fast zwanzig Kilo zugenommen. Ich erinnerte mich an ihr Entsetzen, als ihr eine Kollegin zur »Schwangerschaft« gratulierte.

Brenda saß die eigene Mutter im Nacken. Sie konnte ihr nichts recht machen und kämpfte ständig um ihre Anerkennung. Brendas Art, sich anzuziehen, ihre Arbeit, ihre Kontostände, ja, selbst ihre Männer – nichts war in den Augen der Mutter gut genug. Gleichzeitig war Brenda jedoch blind, wenn es darum ging, die Schwächen der Mutter zu sehen. Dann, als ich endlich dachte, die Therapie zeige erste Erfolge, erklärte sie sich für »geheilt« und kam nicht mehr.

Nicht selten brechen Patienten eine Therapie genau in dem Augenblick ab, in dem sie ihre bis dahin unbewussten Konflikte zu ahnen beginnen. Die schmerzhaften Gefühle und Erinnerungen, die sich hinter den Symptomen verbergen, sind manchmal schwer auszuhalten. Um sie zu vermeiden, gaukelt ihnen der Verstand vor, sie seien geheilt und bräuchten keine Therapie mehr. So gelingt es ihnen, die eigentlichen Ursachen weiterhin zu unterdrücken und zu vergessen, was sie wirklich bedrückt, ohne dass der Therapeut das eigentliche Problem ans Licht zerrt.

Als Brenda sich damals für geheilt erklärte, war ich mir ziemlich sicher, dass sie Gefühlen auswich, denen sie sich noch nicht stellen konnte. Damals hatte ich noch nicht so viel Erfahrung und war ziemlich geknickt über ihren raschen Ausstieg. Solche »Therapieabbrecher« werden oft zu chronischen Patienten, weil ihnen die emotionale Kraft fehlt, der Behandlung standzuhalten. Wenn ich im Rückblick daran dachte, war es wohl auch meine Schuld. Ich hatte ihr zu schnell zu viel zugemutet und schwor mir nun, denselben Fehler nicht noch einmal zu machen.

Am Freitagnachmittag spazierte Brenda in mein Büro, rank und schlank in einem todschicken schwarzen Hosenanzug. Die Haare waren blondiert und nach dem neuesten Jennifer-Aniston-Look geschnitten. Sie legte die riesige Designer-Handtasche neben sich und wollte eben eine Zigarette anzünden, als ihr die Nichtraucherregel wieder einfiel. Sie lächelte. »Hallo Dr. Small, schön, Sie wiederzusehen. Ich mag den Anflug von Grau in Ihrem Haar, das sieht sehr distinguiert aus.« Ich rang mir ein Lächeln ab.

»Schön, Sie zu sehen, Brenda«, begrüßte ich sie. »Also was liegt an? Sie erwähnten eine Krise?«

»Ja, ich bin seit drei Jahren mit Richard verheiratet, und er benimmt sich unmöglich. Ich will nicht schon wieder geschieden werden, aber er droht mich zu verlassen.«

»Warum?«, fragte ich.

»Er denkt, ich habe ein Problem. Ach was, er meint, ich hätte viele Probleme. Mein Beruf, meine Mutter, meine Einkauferei … Er beschwert sich, ich würde zu viel Geld ausgeben. Warum bildet er sich ein, er könnte mir Vorschriften machen? Ich habe seinen blöden Ehevertrag unterschrieben, ich verdiene mein Geld selbst.«

»Er wollte, dass Sie einen Ehevertrag unterschreiben?«, hakte ich nach.

»Natürlich, das ist doch heutzutage üblich, trotzdem rastet er bei jedem Dollar aus, den ich ausgebe. Er behauptet, er würde sich bloß Sorgen um mich machen, dabei bin ich sehr sparsam. Ich kaufe nur heruntergesetzte Sachen. Gestern gab es bei Saks vierzig Prozent Rabatt, und darauf noch einmal fünfzehn Prozent, wenn man mit der Saks First Card bezahlt, was ich natürlich mache. Ich bin doch nicht blöd! Ich habe ein fantastisches schwarzes Kleid von Dolce für fünf Dollar ... na ja, für ungefähr neunhundert Dollar gefunden, aber das ist doch fast geschenkt. Und wissen Sie was? Ich schwöre, dass ich so was in meinem ganzen Leben noch nicht getan habe: Ich habe mir ein Violettes von Versace zum Schleuderpreis gekauft. Mein ganzer Kleiderschrank besteht aus schwarzen und grauen Hosenanzügen und dazwischen das eine oder andere weiße Cocktail-Kleid, aber, bei Gott, ich habe noch nie etwas in Violett gekauft. Richard sollte sich für mich freuen, ich entwickele mich.«

Während mir Brenda von ihren Shopping-Erfolgen erzählte, sah ich sie im Geiste vor mir, wie sie ein violettes Kleid für dreitausend Dollar zwischen vierzig gleichartige schwarze Kleider stopfte, die sie vermutlich nie getragen hatte. Ich hatte den Verdacht, dass ihre Fressanfälle von damals durch eine neue Sucht ersetzt worden waren – Shoppen. Wichtiger noch, ich fragte mich, welche Gefühle oder Konflikte zur aktuellen Krise geführt hatten. Sie wartete auf eine Reaktion meinerseits.

»Das ist toll, dass Sie sich entwickeln, Brenda. Glauben Sie, dass Sie das violette Kleid tatsächlich tragen werden?«

»Was weiß ich«, antwortete sie leichthin. »Vielleicht im Sommer. Aber es ist wirklich süß und peppt meinen Kleiderschrank auf.«

Ich lächelte. »Arbeiten Sie immer noch in der Agentur?«

»Inzwischen leite ich die Abteilung für Neukunden und kann mir die Zeit frei einteilen. Deshalb reicht es auch immer zum Einkaufen und Umtauschen, wenn mir die Sachen dann doch nicht gefallen.« Sie lachte.

Die Shopping-Diskussion war amüsant, aber gleichzeitig war ich auch besorgt und wollte herausfinden, was wirklich hinter ihrer Lust am Shoppen steckte. Vielleicht sollte ich die Diskussion auf ihre Beziehungen bringen, um die Konflikte zu thematisieren, die zur aktuellen Krise geführt hatten.

»Was für ein Problem hat Richard mit Ihnen und Ihrer Mutter?«, fragte ich. Was Richard Brendas Meinung zufolge von der Beziehung zu ihrer Mutter hielt, konnte Licht in die Sache bringen.

Generell fällt es uns leichter, negative Dinge an anderen statt an uns selbst zu sehen. Dieses Phänomen gibt Therapeuten manchmal eine Leitlinie für ihre Interpretationsarbeit während einer Behandlung. Oft stören uns an anderen gerade die Charakterzüge, die wir selbst haben. Wir ärgern uns über diese Eigenschaften bei anderen Menschen, weigern uns aber, sie uns selbst einzugestehen. Richards Missmut über Brenda konnte zum Teil seine eigenen Probleme widerspiegeln, während Brendas Klagen über Richard uns zum Kern ihrer aktuellen Probleme führen konnten.

»Kann es sein, dass ein erwachsener Mann Mitte fünfzig auf meine achtzigjährige Mutter eifersüchtig ist? Das ist doch lächerlich! Jedes Mal, wenn ich mit ihr telefoniere, dreht er durch.«

»Wie oft telefonieren Sie mit ihr?«, fragte ich.

»Sie ruft ein bis zwei Mal pro Tag an. Was soll's … Sie ist allein, und ich muntere sie auf. Richard sagt, ich würde meiner Mutter mehr Aufmerksamkeit schenken als ihm.«

Ich hielt das nicht für ausgeschlossen.

Sie fuhr fort: »Er benimmt sich wirklich kindisch. Auf meinen Job ist er auch eifersüchtig! Dauernd ruft er im Büro an und sagt dumme Sachen wie, dass er mich vermisst, aber ich bin mir sicher, dass er sich nur in meine Arbeit einmischen will.«

»Welchen Grund sollte er dafür haben?«, fragte ich.

»Er erträgt es nicht, dass ich etwas mache, womit er nichts zu tun hat. Den ganzen Tag ruft mich entweder meine Mutter oder mein Mann an! Ich komme gar nicht mehr zum Arbeiten!«

Während ich Brenda zuhörte, erinnerte ich mich wieder an das grundlegende Problem aus der früheren Therapie, das ganz offensichtlich nicht »geheilt« war. Ganz egal, wie viele Menschen sich um sie kümmerten – Mann, Mutter, Kollegen, Freunde –, sie fühlte sich einsam. Das Problem rührte zum Teil daher, dass sie sich mit Menschen wie ihrer narzisstischen, emotional bedürftigen Mutter umgab, die ihr nicht den emotionalen Raum geben konnten, in dem sie sich unabhängig fühlte. Meiner Meinung nach hielt sich Brenda nicht für liebenswert, und deswegen umgab sie sich mit Menschen, die zu selbstsüchtig waren, um ihr Liebe zu geben.

Brenda glaubte, der frühe Tod des Vaters sei der Grund für all ihre Probleme. Er war an einem bösartigen Gehirntumor gestorben, als sie zwölf Jahre alt war, und die Mutter trauerte die nächsten vierzig Jahre. Natürlich war der Tod des Vaters nicht spurlos an Brenda vorübergegangen, aber ich vermutete, dass die Unfähigkeit der Mutter, sich in Brenda einzufühlen, die eigentlich treibende Kraft hinter Brendas psychologischer Isolierung und ihrem geringen Selbstwertgefühl war.

Sie selbst beschrieb eindringlich genug, wie narzisstisch und egozentrisch ihre Mutter war. Einmal erzählte sie mir von einem Vorfall, da war sie siebzehn: Die Mutter redete eine ganze Woche kein Wort mit ihr, weil sie eine halbe Stunde zu spät von einem Date nach Hause gekommen war. In der früheren Therapie war Brenda nicht bereit, einzusehen, dass die Mutter auch eine Mitschuld an ihren Problemen trug. Alles drehte sich nur um den Tod des Vaters, dessen Verlust der Mutter fast das Herz brach, und dass der

Bastard von Mann, mit dem sie selbst damals verheiratet war, das einfach nicht begreifen wollte.

»Wie steht Ihre Mutter zu Richard?«, fragte ich.

»Ihr gefällt es sehr, dass er ein berühmter Rechtsanwalt ist. Er ist der erste Mann in meinem Leben, den sie akzeptiert. Sie ist jedes Mal begeistert, wenn er im Fernsehen zu sehen ist, sie gibt vor ihren Freundinnen mit ihm an. Aber wenn ich ihr erzähle, dass wir uns gestritten haben oder so, dann sagt sie immer: ›Was hast du jetzt wieder gemacht, Brenda?‹ Ich hasse es. Sie vergöttert Richard und ich soll eben froh sein, dass ich ihn habe. Sie denkt, die Tatsache, dass ich ihn geheiratet habe, sei das Beste, was ich im Leben je erreicht habe. Meine Erfolge im Job erkennt sie überhaupt nicht an.«

Brenda kämpfte mit den Tränen, also reichte ich ihr die Box mit den Papiertaschentüchern. Sie nahm sie mir ab, offensichtlich beschämt, weil sich die Macht ihrer Mutter über sie offenbart hatte.

Ich ahnte, aus welcher Richtung die Krise für Brenda dieses Mal kam. Durch die Heirat mit Richard hatte sie endlich die Anerkennung der Mutter bekommen, die ihr so wichtig war, aber die Ehe war zerrüttet, und jetzt fürchtete sie, diese Anerkennung wieder zu verlieren. Die Krise barg die Chance, dass Brenda erkannte, warum sie Probleme damit hatte, anderen Menschen nahezukommen, ob es nun ihr Mann, ihre Mutter oder ihr Therapeut war. Der Leidensdruck war so hoch, dass sie sich Hilfe gesucht hatte, und es war meine Aufgabe, ihr diese Hilfe zu geben, ohne sie in die Flucht zu schlagen – eine Herausforderung.

Für den Rest der Sitzung versicherte mir Brenda, dass ihre Essstörung der Vergangenheit angehörte, seit fünf Jahren hielt sie nun schon ihr Gewicht. Wir besprachen den Therapieplan und fanden zwei Termine in der Woche, an denen wir regelmäßig zusammenkommen wollten.

Am Samstagmorgen machte ich Harry, meinen Sohn, fertig, er wollte diesen Tag bei einem Freund verbringen. Gigi zeigte Rachel die Handtasche, die sie bei Gap als Geburtstagsgeschenk für Caroline besorgt hatte. Rachel fand sie süß, die beiden packten sie gemeinsam ein und schrieben eine Karte dazu. Ich fuhr mit Harry weg, setzte ihn bei seinem Freund ab, erledigte einige Besorgungen – Glühbirnen, Hundefutter, eine neue Heckenschere. Um meine E-Mails abzurufen, legte ich einen Zwischenstopp im Büro ein, und ehe ich mich versah, war der Tag um.

Zurück zu Hause geriet ich in einen Tornado. Rachel heulte in ihrem Zimmer, Gigi war in der Küche und knallte mit den Schranktüren.

»Liebling, was ist denn los?«

»Rachel war auf dem Geburtstag, und alles war gut. Caroline machte das Geschenk auf und fand die Handtasche von Gap toll. Aber in dem nächsten Päckchen war eine Handtasche von Coach«, erklärte sie.

»Sind das nicht diese teuren Dinger für Erwachsene?«, fragte ich.

»Genau, ein unmögliches Geschenk für eine Zwölfjährige«, antwortete Gigi, »aber offenbar schenkt man so was jetzt bei Kindergeburtstagen in West-Los Angeles. Danach hat sich Rachel natürlich für ihr Geschenk geschämt, und jetzt ist sie sauer auf mich. Ich wollte ihr erklären, dass die Handtasche von Coach völlig unangebracht ist, aber das begreift sie nicht. Sie hat keine Ahnung, was solche Sachen kosten und was das Geld wert ist, sie will einfach nur mit ihren Schulkameradinnen mithalten können.«

»Ist das so schlimm? Das wollen wir doch alle«, sagte ich.

»Klar, aber sie geht auf diese piekfeine Privatschule mit lauter verdorbenen reichen Gören, und sie muss begreifen, dass wir nicht so viel Geld haben – und das Geld nicht alles ist.« Gigi schenkte sich ein Glas Wein ein und setzte sich an den Küchentisch. »Vielleicht hätten wir sie nicht auf diese Schule schicken sollen.«

»Solche Sachen passieren an jeder Schule«, sagte ich. »Wir müssen es ihnen ohnehin irgendwann beibringen. Warum also nicht jetzt?«

»Schon, aber ich würde einer Zwölfjährigen nie eine Handtasche von Coach schenken, und wenn ich noch so viel Geld hätte.«

Ich war überrascht, dass Shoppen so früh ein Thema ist, vor allem für Mädchen. Für sie sind Marken ein Statussymbol, selbst wenn das Produkt eher nur teuer und noch nicht einmal gut ist. Das gilt natürlich auch für Männer – zeig mir den Kerl, der nicht gern einen Anzug von Armani und einen Ferrari hätte. Wir werden pausenlos mit Werbung bombardiert, in der die hübsche Models die beworbenen Dinge benutzen oder tragen. Kein Wunder, dass sogar schon die Kinder sie haben wollen.

Zur nächsten Sitzung erschien Brenda in einem anderen Designer-Outfit mit schwarzen Pumps aus Krokodilleder. Sie verlor keine Zeit, sondern schimpfte sofort über ihren Gatten. »Ich sehe Richard, wie er wirklich ist – ein emotional unreifer Mikromanager.«

»Haben Sie das geahnt, als Sie ihn geheiratet haben?«, fragte ich.

»Natürlich nicht. Ich war verliebt. Er hat mich wie eine Prinzessin behandelt und nie kritisiert. Dafür hört er jetzt gar nicht mehr auf, an mir herumzukritteln.«

»Das ist sicher nicht einfach«, sagte ich.

»Ach, ich weiß, wie ich damit umgehen muss.«

»Wie ist es mit Ihrer Mutter? Versucht sie auch, Ihnen reinzureden?«, fragte ich.

»Natürlich nicht, sie ist einfach achtzig Jahre alt und allein. Ist das ein Verbrechen?«

Brenda war immer noch nicht in der Lage, die Fehler ihrer Mutter wahrzunehmen. Sie stellte sie auf ein Podest. »Brenda, mir kommt es so vor, als könnten Sie es nicht ertragen, Ihre Mutter als fehlbaren Menschen zu sehen, so, als müssten Sie sie in Schutz nehmen.«

»Worauf wollen Sie hinaus, Dr. Small?«

»Ihre Mutter hat an Ihrem ersten Mann kein gutes Haar gelassen, und am Ende haben Sie sich scheiden lassen«, sagte ich.

»Wir haben uns scheiden lassen, weil er ein Depp war. Es hatte nichts mit meiner Mutter zu tun.« Sie beschäftigte sich mit ihrem Schal. »Nebenbei, was halten Sie von diesem Kaschmirschal? Ich war zu früh, deswegen habe ich mich ein wenig in der Mall umgesehen. Ist er nicht toll?«

Jedes Mal, wenn wir kurz vor einem Durchbruch standen, wechselte Brenda das Thema. Meist erzählte sie von einem ihrer jüngsten Schnäppchen. Es war wie eine Nebelwand, die sie zwischen sich und ihre wahren Probleme schob. In den ersten Wochen der Therapie hielt ich mich mit Interpretationen zurück; wäre ich zu tief in ihr Unbewusstes vorgestoßen, hätte ich vermutlich größere Ängste geweckt, als sie ertragen konnte. Stattdessen bestätigte ich sie in ihren Schwierigkeiten und Frustrationen, um eine therapeutische Bindung aufzubauen. Brenda war offenbar überhaupt nicht bewusst, wie sie die Menschen auf Distanz hielt, das zeichnete sich klar in der Entwicklung unserer therapeutischen Beziehung ab. Wenn sie nicht selbst vor persönlicher Nähe Reißaus nahm, richtete sie es so ein, dass ihr der andere nicht nahe kommen konnte.

Nach einigen Wochen kam Brenda zehn Minuten zu spät zu unserem Donnerstagstermin. Sie war außer Atem und hatte in jeder Hand mehrere Einkaufstüten, brach auf der Couch zusammen und entschuldigte sich für die Verspätung.

»Ich war eigentlich zu früh dran«, erklärte sie, »deswegen bin ich noch mal schnell zu Neiman Marcus rein.«

»Erzählen Sie mir, Brenda, wie sich das für Sie angefühlt hat, das Kaufhaus zu betreten? Wie fühlt es sich an, wenn Sie auf Shoppingtour gehen?«

Sie sah mich spöttisch an. »Na ja ... Es fühlt sich gut an ... Ich fühle mich wichtig, energiegeladen. Ich habe das Heft in der Hand, ich bestimme, und alle warten mit angehaltenem Atem auf meine Entscheidung. Ich habe nicht die Verantwortung für die ganze Werbeagentur, in der mir alle auf die Finger schauen. Manchmal kaufe ich mir Sachen, die ich gar nicht mag, nur um dieses Kribbeln zu haben, wenn ich die Macht über die Verkäufer spüre. Und wenn ich etwas wirklich haben will, ist es noch besser. Wenn ich es anfasse und anschaue und anprobiere, kriege ich eine Gänsehaut. Das ist das Jagdfieber, es ist wie Sex, nur besser, manchmal jedenfalls.« Sie sprach wie in Trance. Ihr Gesichtsausdruck war entrückt; sie erinnerte mich an einen Alkoholiker, der von seinem ersten Besäufnis erzählt.

»Hält das Gefühl an?«, fragte ich.

»Nein, eigentlich nicht. Spätestens, wenn ich die Sachen zu Hause im Schrank verstaue, ist es weg. Wenn ich mir etwas schickes Neues anziehe, um Richard zu gefallen, fragt er nur nach dem Preis. Ich bringe viele meiner Einkäufe zurück, aber das ist peinlich, obwohl ich danach auch oft erleichtert bin.«

»Wirklich«, sagte ich.

»Ja, wirklich, diese aufregenden Schnäppchen verlieren rasch ihren Reiz«, gab sie zu.

Vermutlich fraßen das Einkaufen und Zurückbringen einen Großteil von Brendas Freizeit und verhinderten effektiv, dass sie sich mit ihren eigentlichen Problemen beschäftigte. Offenbar hatte sie die Essproblematik durch die Kaufsucht ersetzt. Der Fachbegriff dafür lautet Oniomanie, vom griechischen *onios,* »zum Kauf«, und *mania,* »Verrückt-heit«. Brendas impulsives, zwanghaftes Verhalten hatte sich ein neues Objekt gesucht – Einkaufen und Umtau-schen. Ihr war das nicht bewusst. Der nächste Schritt in der Therapie musste dazu führen, dass sie das Muster er-kannte und durchschaute. Ich wollte nicht, dass sie die Therapie wieder abbrach, aber ich musste sie ein bisschen schubsen.

»Brenda, fällt Ihnen ein Muster auf?«, fragte ich.

»Was meinen Sie?«

»Nun, Sie haben mit dem unkontrollierten Essen aufge-hört, aber offenbar haben Sie eine neue Beschäftigung ge-funden – Shoppen.«

Sie rutschte auf dem Sofa herum. »Wovon reden Sie?«

»Sie haben eine Sucht durch die andere ersetzt«, sagte ich versuchsweise.

Sie sah mich böse an. »Wissen Sie, Sie klingen wie einer dieser TV-Gurus. Finden Sie Ihre Theorie nicht selbst ziem-lich platt? Wenn ich dieses Psycho-Blabla höre, möchte ich die Therapie am liebsten wieder abbrechen.«

»Das halte ich für keine gute Idee, Brenda.«

»Ich bin kein Shopaholic, wenn Sie das meinen. Es ent-spannt mich einfach.« Sie langte nach ihrer Handtasche, und ich dachte schon, das war's, jetzt geht sie, aber sie holte ein Päckchen Zigaretten heraus und sagte: »Zur Hölle mit der Nichtraucherregel.« Aber die Schachtel war leer, sie knüllte sie wutentbrannt zusammen und feuerte sie in die Tasche zurück, holte ein Päckchen Kaugummis heraus und schob sich mehrere in den Mund.

Ich war erleichtert, dass sie nicht davongestürmt war, und hatte schon damit gerechnet, dass sie alles abstreiten würde. Brenda hatte zugegeben, dass sie die erste Therapie abgebrochen hatte, weil sie von meinem Psycho-Blabla, wie sie es nannte, genervt gewesen war, nicht weil sie sich geheilt glaubte. Vielleicht bot sich hier die Chance zu einem kleinen Durchbruch.

»Es ist für uns alle schwer, wirklich ehrlich mit uns selbst zu sein. Und was Sie betrifft, Brenda, glaube ich, dass es Ihnen einfach schwerfällt, sich einzugestehen, dass Sie ein Kontrollproblem haben. Es schimmert in vielen Lebensbereichen durch – Kleidung, Essen, Arbeit, Beziehungen.«

Sie schaute mich belustigt an. »Sie bilden sich wirklich ein, Sie würden mich durchschauen, stimmt's?«

»Vielleicht denken Sie einfach mal darüber nach. Sie haben eben beschrieben, was Sie am Einkaufen reizt. Nämlich das Gefühl, Macht auszuüben. Es ist nicht wichtig, wie wir es nennen, Shopaholic, Sucht, Zwangsstörung. Erst einmal müssen Sie sich eingestehen, dass Sie ein Problem haben.«

Sie schüttelte den Kopf und ging zum Fenster. Ich fuhr fort: »Wird es besser … oder schlimmer?«

Brenda spuckte den Kaugummi in ein Stück Papier und lief auf und ab. »Keine Ahnung … Natürlich sind Mom und Richard dagegen. Das spricht schon mal dafür.«

»Aus Erfahrung kann ich sagen, dass Menschen erst dann etwas gegen ihre Süchte unternehmen, wenn sie in einer Krise stecken und es nicht mehr anders geht. Wollen Sie warten, bis Sie Richard in die Flucht geschlagen haben, Schulden haben und arbeitslos sind?«

Brenda blieb stehen und sagte: »Natürlich nicht. Ich habe Sorgen, und das Shoppen entspannt mich. Aber ich gebe zu, dass es mir dreckig geht, wenn ich zu Hause bin. Dann bereue ich, was ich getan habe, und will alles nur noch loswerden. Richard sctzt mir ordentlich zu wegen meiner Einkäufe. Wahrscheinlich denke ich, er schimpft ja sowieso mit mir, also kann ich mir auch was kaufen. Ja, genauso fühle ich mich wegen dieser blöden Einkauferei und Richards Reaktion darauf. Es ist inzwischen so weit, dass ich die Einkaufstaschen in die Wohnung schmuggeln muss. Er denkt, dass ich jede Minute, die ich nicht arbeite, mit Einkaufen verbringe. Und wissen Sie was, wahrscheinlich hat er sogar recht.« Niedergeschlagen setzte sie sich wieder auf die Couch. »Das ist alles ein einziges Chaos. Ich brauche Hilfe, Dr. Small.«

Ich war erleichtert. Brenda gestand sich ihre Sucht endlich ein und bat um Hilfe. Jetzt konnte die Arbeit beginnen. Zwei Wochen später ging sie zu den Anonymen Schuldnern und begann ein Entwöhnungsprogramm in zwölf Schritten. Beim ersten Treffen sei sie sich ziemlich bescheuert vorgekommen, berichtete Brenda, aber nach einiger Zeit halfen ihr die Gespräche mit anderen Betroffenen. Sie fühlte sich verstanden: Die anderen Einkaufssüchtigen kannten die Hochgefühle im Laden, die Scham danach und die Erleichterung, wenn man die Sachen zurückbrachte. Einige hatten wie Brenda zuvor bereits andere Süchte entwickelt – Alkohol oder Essen – und hatten dann das Einkaufen für sich entdeckt. Zusätzlich zu den Gruppentreffen und der Therapie bei mir verschrieb ich ihr eine niedrige Dosis des Antidepressivums Elontril, das ihre Stimmung aufhellte und es einfacher machte, den Zwangshandlungen zu entgehen. Die neuronalen Pfade ins Gehirn, die eine Alkoholabhängigkeit oder andere Süchte verstärken, sind auch für Zwangshandlungen verantwortlich, die praktisch jedes Genussverhalten betreffen können: Essen, Sex, Einkaufen, Spielen. Wenn Brendas Lust am Einkaufen geweckt war, reagierten ihr Gehirn und andere Organe automatisch auf den Anblick einer begehrten Tasche, eines Paars Schuhe oder eines Kleides – der Herzschlag verlangsamt sich, die Blutgefäße im Gehirn weiten sich – die physiologische Reaktion fokussiert den Verstand auf das Objekt der Begierde.

Brendas Shoppingwahn hatte sämtliche Merkmale einer voll ausgeprägten Sucht – bereits die bloße Beschreibung einer Tour löste ein angenehmes Kribbeln aus. Die Euphorie hängt mit chemischen Veränderungen zusammen, die alle Suchtverhalten begleiten und den Neurotransmitter Dopamin betreffen, ein Botenstoff im Gehirn, der bei Belohnung und Bestrafung eine Rolle spielt.[1] Dopamin wirkt auf das Belohnungszentrum, Abhängige wiederholen die betreffende Handlung wieder und wieder, weil sie das Glücksgefühl erneut erleben wollen, selbst wenn es längst ausbleibt und sie sich der negativen Konsequenzen bewusst sind. Und je mehr die Sucht von dem Betroffenen Besitz ergreift, desto mehr schwindet der Einfluss des Frontallappens, der für das Fällen von Entscheidungen und Urteilen zuständig ist. Mein Therapieziel war, Brenda genug Einsicht zu vermitteln, dass sie die Dopaminausschüttung auf niedrigem Niveau hielt.

Mit zunehmendem Fortschritt der Therapie konnten wir auf die Stressfaktoren in ihrem Leben eingehen. Was löste Ängste aus, was das Bedürfnis, diese Ängste mit Shoppen zu verdrängen? Sie sah, wie sehr sie sich nach der Bestätigung ihrer Mutter sehnte, aber auch nach Richards Lob. Brenda zog das Zwölf-Punkte-Programm durch, die Symptome ließen nach, sie hörte sogar mit dem Rauchen auf. Ich vermutete allerdings, dass dazu sicher auch das Elontril beigetragen hatte.

Warum sich Brendas Kaufsucht so sehr verselbstständigt hatte, war mir allerdings immer noch nicht klar. Viele Frauen gehen gern einkaufen. Gigi genoss es, das wusste ich, und meine Tochter entwickelte sich ebenfalls in diese Richtung. Aber sie gaben nicht mehr aus, als sie erübrigen konnten, und sie kauften in der Regel nur Dinge, die sie brauchten. Wahrscheinlich waren ihnen die Höhen und Tiefen, die Brenda durchlebte, bis zu einem gewissem Maß nicht unbekannt, aber meines Wissens waren sie nicht süchtig.

Ungefähr acht Wochen später traf ich mich mittwochs wie immer nach einem Spaziergang Richtung Westwood mit Charlie Simon auf einen Kaffee. Wir waren seit unserer

Geriatrie-Spezialisierung befreundet, Charlie hatte sich aber für eine Privatpraxis entschieden. Wir trafen uns seit Jahren regelmäßig und erinnerten uns an die sorgenfreien Tage, als wir beide noch viel mehr Zeit und weniger Verantwortung hatten. Und wir tauschten uns über die aktuellen Vorkommnisse in unserem Umfeld aus – Privatpraxis versus Universitätsleben.

Charlie wartete im Starbucks und las den Sportteil der *Los Angeles Times*. Sein penibel gestutzter grauer Ziegenbart passte gut zu seinem vollen weißen Haar. Er wirkte alterslos, auch weil er bereits mit Anfang dreißig seine ursprüngliche Haarfarbe verloren hatte.

Er trank einen Schluck Kaffee. »Das ist doch zum Heulen … einen fettarmen Latte mit Süßstoff, um meinen Cholesterinsenker hinunterzuspülen – wo bleibt da der Genuss? Früher sind wir ins Apple Pan, haben einen Cheeseburger inhaliert, einen Nusskuchen hinterhergeschoben und richtige Cola getrunken.«

»Charlie, du trinkst, seit ich dich kenne, am liebsten Leitungswasser. Du mochtest schon immer den chlorigen Nachgeschmack«, sagte ich und stellte meine Aktentasche auf dem Stuhl neben seinem ab, um mir einen Espresso zu holen. Wir plauderten über die gute alte Zeit, unsere Familien, die Arbeit, die Urlaubspläne. Charlie wies auf eine Anzeige in der Zeitung. »Meine Frau wird garantiert zu diesem Ausverkauf bei Robinsons rennen und dabei vermutlich meine neue Patientin treffen.«

»Ach ja?«, sagte ich.

»Ich behandele seit einigen Wochen eine Shopping-Süchtige«, sagte Charlie.

Ich musste an Brenda denken, bevor sie sich wegen ihrer Sucht Hilfe geholt hatte.

Charlie fuhr fort: »Diese Frau kauft und kauft und gibt die Sachen hinterher zurück, und trotzdem schafft sie nebenbei noch einen Vollzeitjob.« Jetzt wurde ich neugierig. War in West Los Angeles eine Epidemie ausgebrochen, die die Frauen nach Arbeitsschluss in die Einkaufszentren am Rodeo Drive trieb?

»Das ist ja seltsam«, sagte ich. »Ich habe eine Patientin, die nach ihrem Job in einer Werbeagentur wie verrückt Sachen einkaufte und dann wieder zurückbrachte.«

Charlie sah mich direkt an. »Aha, Werbeagentur. Hatte sie vor der Einkaufssucht eine Essstörung?«

»Mann«, sagte ich, »behandeln wir am Ende dieselbe Patientin?«

Wir nannten nicht ihren Namen, verglichen aber ihr äußeres Erscheinungsbild. Die Ähnlichkeiten waren nicht zu leugnen.

»Oh verdammt«, sagte Charlie. »Das muss dieselbe Frau sein.«

Ich konnte es nicht fassen. Brenda »betrog« mich mit einem anderen Psychiater, und zwar nicht irgendeinem Psychiater, sondern mit meinem alten Kumpel Charlie.

Wenn man sich in einer Sackgasse befindet, kann es sinnvoll sein, sich bei einer Psychotherapie eine zweite Meinung zu holen, aber das geschieht in der Regel mit Wissen des behandelnden Therapeuten. Was stellte sie sonst noch hinter meinem Rücken an? Meine Überlegungen glichen denen eines betrogenen Liebhabers. Brenda hatte offensichtlich immer noch Probleme, der Wahrheit ins Auge zu sehen. Aber sie verschwieg es vor Charlie und mir.

»Das ist mir noch nie passiert«, sagte Charlie.

»Ich glaube, darüber muss ich ein Wörtchen mit ihr reden.«

Charlie lächelte. »Nur zu, ich lass dir gerne den Vortritt.«

Auf dem Rückweg ins Büro verspürte ich das Bedürfnis, Brenda sofort anzurufen und zur Rede zu stellen. Kein Wunder, dass Richard und ihre Mutter sie ständig anriefen.

Jetzt hatte ich selbst erfahren, wie sie die Menschen in ihrem Umfeld manipulierte.

Ich überquerte die Straße von Westwood Village auf den UCLA-Campus und versuchte mir über meine Reaktionen auf Brendas Doppeltherapie-Projekt klar zu werden. Ich war wütend, fühlte mich benutzt und hatte den Eindruck, meine Zeit zu verschwenden. Sie redete über ihre zwölf Schritte zur geistigen Gesundheit und wickelte uns um den Finger. Ich wusste, dass meine Reaktion meine Wahrnehmung von Brendas Betrug verzerrte. Es war ihre Art, mit ihrem Unbehagen umzugehen – sie sorgte für emotionalen Wirbel bei den Menschen, die ihr nahestanden, und brachte sie dazu, sich mit ihrem Verhalten auseinanderzusetzen. In der Folge kümmerten sie sich um sie, und Brenda fühlte sich nicht so allein.

Endlich kam der Donnerstagnachmittag, Brenda war gelassen und sah wie immer perfekt aus. Wir wechselten die üblichen Begrüßungsfloskeln, und ich fing an: »Brenda, ich glaube, Sie sind nicht vollkommen ehrlich mir gegenüber.«

»Wovon reden Sie, Dr. Small? Ich dachte, wir machen Fortschritte. Oh, und ich brauche ein neues Rezept für Elontril.«

Ich lächelte. »Verschreibt Ihnen das Dr. Simon auch?«

Sie sah mich überrascht an. »Was? Wer?«

»Brenda, ich weiß, dass Sie auch Charlie Simon konsultieren. Bitte streiten Sie es nicht ab.«

Sie lachte. »Sie meinen also, Sie wüssten alles über mich, stimmt's?«

»Ich weiß nur, dass Sie bei meinem Kollegen Charlie Simon eine Therapie machen und es mir gegenüber nie erwähnt haben.«

»Habt ihr einen kleinen Seelenklempnerklub, bei dem ihr über eure Patienten tratscht? Ich kann gehen zu wem ich will. Charlie Simon, Dr. Wells …«

»Malcolm Wells?!«, rief ich.

»Genau, der ist sehr gut.«

»Und zu wem gehen Sie noch?«, fragte ich ungläubig.

»Jeffrey Sanderson. Aber der ist nur Ehe- und Familien-
berater, der zählt nicht richtig.«

Ich rang um meine Fassung, und Brenda fuhr fort: »Wissen Sie, Dr. Small, als wir diesen Durchbruch mit der Shop-
ping-Sucht hatten, fühlte sich das so gut an, dass ich diese
gelegentlichen Einsichten immer wieder haben wollte. Ich
versuche, ein guter Patient zu sein, aber diese magischen
Momente habe ich bei Ihnen nicht immer. Und ich fand die
Zwölfstufen-Treffen irgendwie langweilig.«

»Warum haben Sie es mir nicht gesagt?«, hakte ich nach.

»Ich wollte Sie nicht enttäuschen. Seit ich bei Dr. Simon
bin, ist die Aufregung wieder da. Ich liebe es, meine Einsichten in die Essstörung, die in Kaufsucht umschlägt, mitzuteilen. Ich habe die Sache mit Richard und meiner Mutter vielleicht ein bisschen ausgeschmückt. Es vor Ihnen geheim zu
halten hat die Spannung nur erhöht. Verstehen Sie, was ich
meine?«

So wie sie immer die Bestätigung ihrer Mutter hatte ha-
ben wollen, so wollte sie sich jetzt von mir bestätigt fühlen.
Die Behandlung bei mehreren Psychotherapeuten hatte
Züge einer weiteren Sucht.

Noch immer erschüttert, antwortete ich ihr: »Ich weiß
nicht genau, was Sie meinen.«

»Jetzt, wo ich Dr. Wells und Dr. Sanderson konsultiere,
habe ich fast jeden Tag jemanden zum Reden. Das ist toll.
Und es hält mich vom Einkaufen ab, das ist doch gut, oder?«

»Brenda, heimliche Therapien bei anderen Therapeuten entsprechen nicht dem Geist unserer Zusammenarbeit.
Es lenkt von unseren Bemühungen ab und entkräftet sie.«

»Ich wüsste nicht, was daran falsch sein soll«, sagte sie.

»Mag sein, aber ich kann Sie nicht mehr behandeln,

wenn Sie weiterhin andere Therapeuten aufsuchen. Abgesehen davon haben Sie offensichtlich Ihre Einkaufssucht durch eine Therapiesucht ersetzt.«

»Das ist doch absurd, halten Sie mich für eine Serienabhängige?«

»So sieht es aus, ja«, sagte ich. »Sie sind in meiner Laufbahn die Erste, deren Sucht sich auf den Besuch bei mehreren Therapeuten verlagert hat, aber es ist dasselbe Verhaltensmuster, das wir schon besprochen haben.«

Sie überlegte eine Weile und sagte dann: »Dr. Small, Sie haben mir geholfen, mir über meine Abhängigkeit klar zu werden. Ich schwöre, dass ich die Behandlung bei den anderen Ärzten abbreche. Vielleicht könnten wir uns häufiger sehen.«

Ich behandelte Brenda mehrere Jahre lang. Sie schaffte es, an ihrem Bedürfnis nach Bestätigung von mir zu arbeiten und bekam dadurch Zugang zu ihrem Bestätigungsbedürfnis seitens der Mutter. Auch die Beziehung zu Richard verbesserte sich.

Durch meine Mittwochstreffen mit Charlie wusste ich, dass sie ihn zumindest nicht mehr sah. Aber leider gab es keinen kleinen Seelenklempnerklub, in dem wir uns über Patienten mit einer Multiplen-Therapeuten-Störung austauschen konnten. Ich nahm Brenda beim Wort, dass sie die anderen Behandlungen abgebrochen hatte, aber ich blieb misstrauisch und war verunsichert – ein häufiges Problem im Umgang mit Ex-Süchtigen. Soweit ich es beurteilen kann, machte sie Fortschritte. Mir fiel auf, dass sie ein Kleidungsstück mehrfach trug, und ich nahm es als Zeichen, dass sich ihre seelische Gesundheit stabilisierte.

14. KAPITEL

GEFANGEN IN DEN BERGEN

Winter 2007

»Langsam! Der vor dir bremst!«, rief ich entsetzt. »Das sehe ich, Daddy, und ich habe gebremst«, sagte meine bald sechzehnjährige Tochter frustriert. »Warum erzählst du mir dauernd, was ich machen soll?«

Ich schüttelte ungläubig den Kopf. »Weil ich dir Fahrunterricht gebe und gern möchte, dass wir beide das überleben.« Ich verstand wirklich nicht, warum man die Altersgrenze für den Führerschein nicht auf fünfundzwanzig angesetzt hatte. Erst dann ist der Frontallappen im menschlichen Gehirn voll entwickelt. Seit sechs Monaten brachte ich Rachel das Fahren bei, und sie war ganz gut, obwohl meine Haare sichtlich grauer geworden waren.

Nachdem sie beinahe die komplette Seite eines geparkten Minivans demoliert hatte, stellte sie den Wagen vor unserem Haus ab und übte dabei rückwärts Einparken. Sie schloss das Manöver ab und fragte: »Na, wie war das?«

Der Wagen stand fast einen Meter vom Bordstein entfernt, aber da ich ins Büro musste – und zwar im Vollbesitz meiner Kräfte –, sagte ich nur: »Gut gemacht, Schatz. Mom kann später mit dir weiter üben.«

In der Praxis erwartete mich ein Geschwisterpaar, Carolyn und William Dunlop. Ich kannte sie von früher, sie hatten mich wegen eines älteren Verwandten konsultiert, der an Alzheimer litt. Sie waren extrem reich, der Großvater hatte während der schweren Weltwirtschaftskrise in den Dreißigerjahren in Immobilien investiert, heute war das Vermögen der Familie auf verschiedene Großunternehmen verteilt. Die Dunlop-Geschwister waren Mitte fünfzig, sie umgab ein Hauch von Ostküste und altem Geldadel.

Meine Assistentin führte sie in mein Büro, das inzwischen Teil eines Appartements war, in dem auch mein Forschungs- und Verwaltungsteam untergebracht war. Es lag im obersten Stockwerk des Semel Institute und bot eine beeindruckende Sicht auf den Ozean und die Berge rund um die UCLA. Ich redete entweder von meinem Penthouse oder von meiner Dachkammer, je nachdem, ob ich Eindruck schinden oder neidischen Universitätskollegen den Wind aus den Segeln nehmen wollte.

William sagte: »Ich bin froh, dass Sie so rasch einen Termin für uns frei hatten, Dr. Small. Danke noch einmal für Ihre Bemühungen um Onkel Ernest.«

»Ich hoffe, es war hilfreich, und es tut mir leid, dass ich nicht mehr tun konnte. Wir arbeiten an besseren Behandlungsmöglichkeiten für Alzheimer, aber der große Durchbruch lässt auf sich warten.«

»Vermutlich haben Sie gehört, dass Daddy vergangenes Jahr gestorben ist«, sagte Carolyn.

»Ja, ich habe die Todesanzeige gelesen. Mein Beileid.«

»Danke«, sagte sie. »Vielleicht ist Ihnen bei Ihrer persönlichen Begegnung mit ihm aufgefallen, wie … exzentrisch er war.«

»Was meinen Sie?«

William ergriff das Wort: »Vermutlich muss man ein bisschen besessen sein, um so erfolgreich zu werden, aber Vater hat es wirklich auf die Spitze getrieben. Im Immobiliengeschäft war das hilfreich, im Privaten führte es direkt in die Katastrophe.«

»Inwiefern?«, fragte ich.

»Daddy stand jeden Morgen um halb fünf auf und joggte elf Kilometer«, sagte Carolyn. »Er hatte vierzig Paar Laufschuhe an den Wänden seines Schlafzimmers aufgereiht, er schrieb das Kaufdatum an die Ferse jedes Paars und zog sie reihum an, damit sie länger hielten.«

»Das klingt in der Tat ein wenig nach Besessenheit«, sagte ich.

»Das war noch nicht alles«, ergänzte William. »Er war schon immer streitsüchtig und rechthaberisch, aber im Alter wurde er regelrecht paranoid. Wenn man nicht seiner Meinung war, war man gegen ihn.«

»Eskaliert ist das Ganze nach Mutters Tod vor fünf Jahren«, ergänzte Carolyn.

Mir fiel auf, dass Carolyn und William sich ständig abwechselten. Wie ein geübtes Team übermittelten sie mir die Informationen, sprach der eine, nickte der andere jeweils zustimmend. »Hat Ihr Vater je einen Psychiater aufgesucht?«, fragte ich.

»Um Himmels willen, nein«, sagte Carolyn. »Wir wollten ihn überreden, Sie aufzusuchen, aber da war nichts zu machen. Der bloße Vorschlag weckte in ihm den Verdacht, wir wollten ihn einweisen lassen oder so.«

William unterbrach ungeduldig. »Aber das ist nicht der Grund, warum wir heute hier sind. Carolyn und ich machen uns große Sorgen um unseren jüngeren Bruder Henry.«

»Weshalb machen Sie sich Sorgen?«, fragte ich.

»Wir haben Angst, dass er Vaters paranoide Zwangsstörung, oder wie man das nennen soll, geerbt hat.«

Ich konnte nicht beurteilen, ob ihr Vater gestört gewesen war und unter welcher Krankheit er gelitten haben könnte, aber die kurze Beschreibung ließ auf mehrere Möglichkeiten schließen, die durchaus erblich sein konnten. Es gibt keine »paranoide Zwangsstörung«, wohl aber können Menschen mit einer Zwangsstörung paranoide Züge entwickeln.

Daneben sind verschiedene Psychosen bekannt, die in einzelnen Familien gehäuft auftreten. Manche Menschen entwickeln in ihren letzten Lebensjahren isolierte paranoide Wahnvorstellungen, für die der englische Geriatrie-Psychiater Sir Martin Roth den Begriff »Altersparaphrenie« geprägt hat. Sie trifft eher Frauen als Männer und geht mit nachlassendem Seh- und/oder Hörvermögen einher. Doch der jüngere Bruder von Carolyn und William konnte nicht älter als Ende vierzig sein, war also zu jung für dieses Leiden.

»Henry ist das Nesthäkchen, unser Hank, und als wir klein waren, habe ich ihn vergöttert«, erzählte Carolyn. »Wenn William zum Sport ging, habe ich mit Hank und Daddy Schokoladenplätzchen gebacken, und wir durften den Schneebesen mit dem Teig ablecken. Hank war wirklich süß damals, er hat sich heimlich Süßigkeiten in die Tasche gesteckt, und abends vorm Schlafengehen haben wir sie uns dann geteilt.«

»Aber dann wurde er Vaters Liebling, nicht wahr, Carolyn?«, piesackte William seine Schwester. »Und davon warst du nicht so begeistert.«

»Daddy war vernarrt in Henry«, gab sie zu. »Ich war das einzige Mädchen, aber Henry war der Kreative, etwas ganz Besonderes.«

»Es spielte keine Rolle, dass Henry keinen Tag seines Lebens mit gewöhnlicher Arbeit im Familienunternehmen verschwendet hat oder woanders als Jurist, der er ja ist, gearbeitet hat, nein, damit konnte er seine kostbare Zeit nicht verschwenden, er war ja Künstler, Fotograf, und ich glaube, dass ihn Vater nicht zuletzt deshalb uns vorgezogen hat«, ergänzte William.

»Wie meinen Sie das?«, fragte ich.

»Vater war durch und durch Geschäftsmann und trieb Sport, aber als junger Mann hatte er eine künstlerische

306

Ader, die er nicht weiter verfolgte, weil er ins Geschäft eintrat. Er hatte eine klassische Pianisten-Ausbildung und ist sogar öffentlich aufgetreten. Ich habe ihn nie spielen gehört, aber er muss ganz gut gewesen sein«, sagte William.

Carolyn ergänzte: »Daddy hat sich in Hanks Kunst wiedergefunden, denke ich. Er hat ihm eine Dunkelkammer eingerichtet, als Hank die Highschool besuchte, er hat ihn in seinen künstlerischen Ambitionen immer gefördert.«

»Aber das ist Vergangenheit, Carolyn«, sagte William. »Vater ist tot, und wir haben Henry seit über einem Jahr nicht mehr gesehen.«

»Warum nicht?«, fragte ich neugierig.

»Weil Henry sich in einem abgelegenen Chalet in Colorado vergräbt«, antwortete William. »Er verlässt es nicht, er ist noch nicht einmal zu Vaters Beerdigung und der Testamentseröffnung gekommen. Manchmal geht er ans Telefon, aber wann immer ich ihn besuchen will oder ihn einlade, zu uns zu kommen, sagt er, es ginge ihm gut und er wolle nicht gestört werden.«

»Ist doch auch egal, William«, meinte Carolyn. »Er wusste wahrscheinlich längst, dass ihn Vater zum Testamentsvollstrecker eingesetzt hat.«

»Oh? Ihr Vater hat ihn als Testamentsvollstrecker eingesetzt?«, fragte ich.

William wandte sich an mich. »Es geht uns nicht ums Geld, deswegen sind wir nicht hier. Carolyn und ich machen uns wirklich Sorgen um die geistige Gesundheit unseres Bruders. In der Familie gab es mehrere Fälle von Zwangsstörungen, Paranoia und was weiß ich, wir wollen ihm helfen, selbst wenn er dafür gegen seinen Willen eingewiesen werden müsste.«

Das wäre natürlich sehr bequem, dachte ich. Wenn der alleinige Testamentsvollstrecker in der Psychiatrie landen würde, hätten sie wieder die Kontrolle über die Finanzen. Der Plot verdichtete sich wie in einem Hitchcock-Film, fast schon sah ich Janet Leigh mit einem Messer im Rücken in mein Büro wanken.

»Sie sind also nicht um die Finanzen besorgt, sondern um die Gesundheit Ihres Bruders. Warum vermuten Sie, dass Henry paranoid sein könnte?«

»Sein Leben lang war er allem und jedem gegenüber misstrauisch«, erklärte Carolyn. »Immer war er Mr. Perfect, und wenn etwas schieflief, schob er die Schuld einfach auf andere. Als er in Dartmouth studierte, dachte er, der Rektor veranstalte eine Hetzjagd auf ihn. Monatelang redete er darüber und landete schließlich in der Notaufnahme. Wie sich herausstellte, nahm er damals schon seit längerer Zeit Kokain, seit wann genau, weiß keiner genau. Nach der Reha war er wieder er selbst, misstrauisch, aber nicht wahnsinnig.«

»Wenigstens für eine gewisse Zeit«, ergänzte William. »Nach Mutters Tod schottete sich Henry von der Familie ab und zog in das Haus in Colorado. Mit Vater hatte er Kontakt, aber seit der gestorben ist, hat Henry niemanden mehr, und wir machen uns Sorgen.«

Der erwähnte paranoide Schub, ausgelöst vom Kokain-Konsum, ließ mein Differentialdiagnose-Rädchen schnurren. Chronischer Missbrauch von Amphetaminen oder Kokain ist eine bekannte Ursache für Paranoia.[1] Möglich, dass Henrys Rückzug auf eine neuerliche Abhängigkeit von Rauschmitteln hindeutete. Vielleicht hatte der Tod der Mutter einen Rückfall ausgelöst, und vielleicht war der Tod des Vaters dann einfach zu viel für ihn gewesen, sodass er sich mit Drogen über Wasser hielt. Wer eine Prädisposition für Paranoia hat, kann infolge einer angstbesetzten Situation zu der Überzeugung gelangen, andere wären gegen ihn. Drogenmissbrauch im College steigert die statistische Wahrscheinlichkeit, in späteren Lebensphasen erneut zu Rauschmitteln zu greifen, aber das musste bei einem Mann mittleren Alters nicht unbedingt das Problem sein.

Carolyn und William hatten mich nicht ganz überzeugen können, dass es ihnen tatsächlich um den Bruder und nicht um das Geld ging. Als forensischer Gutachter für diverse Rechtsanwälte hatte ich im Lauf der Jahre immer wieder darüber gestaunt, wie Geld urplötzlich angebliche psychiatrische Erkrankungen ausbrechen oder auch heilen lässt. Vielleicht brachte Henry seinen Geschwistern nur ein gesundes Misstrauen entgegen und war alles andere als paranoid oder psychotisch.

»Wie kann ich nun Ihrer Meinung nach helfen?«, fragte ich.

»Wir möchten, dass Sie eine Diagnose stellen und ihn gegebenenfalls behandeln.« Carolyn schwieg und sah traurig aus. »Hank und ich hatten viel Streit, aber trotzdem ist er mein kleiner Bruder, und ich liebe ihn. Ich will an seinem Leben teilhaben.«

»Es ist klar, dass Sie ihn persönlich sehen müssen, aber er wird ganz bestimmt nicht zu Ihnen kommen, um sich untersuchen zu lassen«, sagte William. »Sie müssen zu ihm gehen. Wir haben einen Jet.«

»Dazu wäre ich bereit, aber wenn Henry sich weigert, Sie zu sehen, warum sollte er dann mich an sich heranlassen?«, fragte ich.

»Das haben wir uns natürlich auch überlegt und uns für eine strenge, aber liebevolle Gangart entschieden«, sagte William. »Wir haben ihm am Telefon gesagt, wenn er nicht zustimmt, würden wir zu härteren Mitteln greifen.«

»Er wusste, dass wir damit juristische Maßnahmen meinten«, ergänzte Carolyn.

»Wie hat er reagiert?«, fragte ich.

»Er war sehr entgegenkommend, wichtig war ihm nur, dass Sie zu ihm kommen«, sagte Carolyn. »Er klang sogar fast erleichtert.«

Zwei Tage später packte ich meine Sachen für eine Übernachtung in Colorado. Gigi polterte im Schlafzimmer herum und sammelte die Wäsche ein. War sie am Ende sauer, weil ich in die Berge flog? Immerhin wurde ich von einer Limousine abgeholt und mit dem Privatjet zum Privat-Resort der Dunlops gebracht, während sie den Haushalt und den Fahrdienst für die Kinder organisieren durfte.

»Es ist wirklich nicht fair, dass du ohne mich Skifahren gehst«, stieß sie schließlich hervor. Okay, sie war tatsächlich böse.

»Schatz, du weißt doch, dass ich seit der Verletzung am Knöchel nicht mehr Ski fahre.«

»Ach ja«, sagte sie und lachte. »Du hast dich im Fitnessraum aufgewärmt, bevor wir auf die Piste wollten, und zwei Minuten später kamst du zurückgekrochen, weil du auf der Treppe umgeknickt bist.«

»Vergessen wir die Einzelheiten. Jeder denkt, ich wäre auf einer schwarzen Piste gestürzt.«

Eine Stunde später stieg ich in den Jet der Dunlops. Eine äußerst attraktive Stewardess begrüßte mich und nahm mir den Mantel ab. »Willkommen an Bord, Dr. Small. Bitte machen Sie es sich bequem, ich stehe Ihnen zur Verfügung.«

Ich setzte mich in eine Art fliegendes Wohnzimmer und fühlte mich auf Anhieb wohl. Wir hoben ab und gewannen rasch an Höhe. Der Jet glitt leise dahin. Die Stewardess brachte eine Schale mit Früchten und eine Käseplatte, dann bot sie mir noch einen Cocktail an. Ich lehnte ab und bat um ein Glas Wasser. So stellte man sich Fliegen vor – daran konnte man sich gewöhnen.

Ich genoss die Aussicht und dachte an Henry Dunlop. In

welchem Zustand würde ich ihn vorfinden? Als einen drogenabhängigen Opium-Junkie, einen hyperaktiven Amphetamin-Süchtigen? Vielleicht hatte er eine extreme Zwangsstörung, wusch sich ständig die Hände wie ein anderer reicher Einsiedler, Howard Hughes. Vielleicht war er paranoid und psychotisch, das jagte mir einen Schauer den Rücken hinunter: Begab ich mich doch in die Festung eines unter Umständen gefährlichen einsamen Milliardärs. Aber ich würde nicht allein mit ihm sein, zu seinen Bediensteten gehörten ein Koch, eine Hausangestellte, ein Fahrer, ein Assistent und Leibwächter. Ich war auch nicht wirklich davon überzeugt, dass er psychotisch war. Ein typischer Paranoider hätte meinem Besuch nicht zugestimmt. Carolyn und William, so mein Verdacht, hatten sich da in etwas verrannt.

Nach der Landung wurde ich mit einer Limousine abgeholt; wir fuhren eine lange, kurvenreiche Privatstraße zu einem großen Anwesen hinauf. Das Haupthaus war eine elegante Mischung aus Schweizer Chalet und moderner Architektur. Es musste mindestens dreitausend Quadratmeter Grundfläche haben. Ein halbes Dutzend Luxusautos stand auf einem frisch vom Schnee befreiten gepflasterten Weg.

Der Fahrer hielt und holte meine Tasche aus dem Kofferraum. Ich klingelte, Henrys Assistent Ahmed öffnete die große Flügeltür aus Holz und bat mich, ihm zu folgen, während er dem Fahrer die Tasche abnahm. In der Eingangshalle fielen mir mehrere erstaunliche Schwarz-Weiß-Aufnahmen der Rocky Mountains auf. Ich erhaschte einen Blick auf die beeindruckende Inneneinrichtung mit freistehenden Stützpfeilern, Wendeltreppe, offenen Kaminen und bodentiefen Fenstern, die herrliche Ausblicke auf die Berge freigaben.

Ich folgte Ahmed den langen Flur hinunter, um Mr. Henry zu treffen, wie er ihn nannte. Die Wände entlang des Flurs waren mit weiteren Fotografien geschmückt. Mir fiel auf, dass die Motive von Seen und schneebedeckten Bergen zu eingezäunten Wiesen und Landschaften und schließlich zu Innenaufnahmen des Hauses wechselten.

Am Ende des Flurs klopfte Ahmed an einer Tür, öffnete sie, und ich betrat eine geräumige Wohnsuite. Die Sitzgruppe war von Zeitschriften, Büchern, Kameras und Fotografien übersät. Henry saß in einem Sessel am Fenster und las. Er war groß und hager, hatte braune Locken, trug eine Nickelbrille; er machte einen intellektuellen und steifen Eindruck. Dann sah er auf und lächelte. »Dr. Small, wie war die Reise?«

»Gut, danke.«

»Wunderbar«, sagte er. »Ahmed, bring uns Kaffee und Wasser.« Henry legte sein Buch hin und wies auf einen Polstersessel. »Setzen Sie sich.«

»Danke«, sagte ich und versuchte mir ein Bild von ihm zu machen. Bisher machte er auf mich keinen verrückten, manischen, paranoiden oder psychotischen Eindruck.

»Nach allem, was Ihnen meine Geschwister erzählt haben, sind Sie wahrscheinlich überrascht, dass ich Ihrem Besuch zugestimmt habe«, sagte Henry.

»Sie machen sich Sorgen um Sie, sie haben Sie lange nicht gesehen«, erklärte ich.

»Ja, ich bin sicher, dass sie sich zutiefst besorgt geäußert haben, wie üblich in Stereo. Sie haben sich ganz eng zusammengeschlossen und mich nicht in ihren kleinen Klub aufgenommen«, sagte er bitter.

»Erzählen Sie mir mehr darüber«, bat ich, während Ahmed Kaffee und Wasser hereinbrachte.

»Danke, Ahmed«, sagte Henry. Ahmed ging hinaus und schloss lautlos die Tür hinter sich.

»Meine Schwester und ich standen uns sehr nahe, als wir klein waren«, sagte Henry. »Wir hatten großen Spaß daran, Verstecken zu spielen oder mit Vater Kekse zu backen. Diese fantastischen Schokoladenplätzchen werde ich nie vergessen. Aber das änderte sich, als wir älter wurden. Carolyn und William haben sich gegen mich verbündet, und das ist bis heute so geblieben.«

»Sie haben sich sicher ausgegrenzt gefühlt«, sagte ich.

»Ja, ich fühlte mich ausgeschlossen und allein«, bestätigte Henry. »Aber das ist wohl eine typische Geschwisterrivalität, wie sie in vielen Familien vorkommt. Vater hatte Mitleid mit mir und wollte es wiedergutmachen, aber das hat nur dazu geführt, dass sie sich noch enger verbündeten.« Er trank einen Schluck Kaffee und fügte hinzu: »Ich bin ihnen eigentlich egal, wissen Sie, irgendwas wollen sie, wahrscheinlich die Kontrolle über den Besitz. Was haben sie Ihnen gesagt? Ich sei faul? Oder vielleicht, ich sei verrückt?«

»Weder das eine noch das andere«, sagte ich. »Aber sie wollen, dass ich herausfinde, was mit Ihnen los ist, ob alles stimmt oder ob Sie Hilfe brauchen.«

»Na ja, mit mir stimmt garantiert einiges nicht, aber sie haben nicht die geringste Ahnung, was mit mir los ist.« Er schenkte uns beiden Wasser ein und sagte: »Und ich hoffe sehr, dass Sie mir helfen können. Deswegen war ich einverstanden, dass Sie kommen.«

Ich trank meinen Kaffee aus. »Erzählen Sie mir, was Ihnen fehlt.«

»Das ist ganz einfach«, antwortete Henry, »ich kann das Haus nicht verlassen.«

Das Telefon klingelte, es war Carolyn. Während Henry mit ihr sprach, genoss ich die atemberaubende Aussicht. Ein Adler kreiste um eine hohe Kiefer, offensichtlich sah er ein Beutetier durch den Schnee huschen. Augenblicklich würde er in den Sturzflug übergehen. Gleichzeitig hörte ich Henry zu.

»Ja … er ist eingetroffen … Gerade eben … Ja, ich stelle auf laut.«

»Hallo, Dr. Small, hier ist Carolyn.«

»Hallo, Carolyn«, sagte ich.

»Ich wollte nur wissen, ob alles in Ordnung ist.«

»Wunderbar«, sagte ich Richtung Lautsprecher. »Wir lernen uns gerade kennen.«

»Hank«, sagte sie, »du fragst dich bestimmt, warum wir Dr. Small gebeten haben, nach dir zu sehen. Wir wollen einfach, dass es dir gut geht, weil wir dich lieben.«

Henry verzog das Gesicht, offensichtlich glaubte er ihr kein Wort. »Danke, Carolyn.«

»Dr. Small, können Sie kurz dran gehen, bitte?«, fragte Carolyn.

Henry reichte mir den Apparat und sagte: »Bitte sehr.« Dann wandte er sich wieder seinem Buch zu. Nicht gerade das, was man von einem paranoiden Psychotiker erwarten würde.

»Ja, Carolyn?«, fragte ich.

»Ich bin erleichtert, dass er so normal klingt«, sagte sie. »Aber wie schlecht geht es ihm wirklich?«

»Carolyn, ich bin gerade angekommen. Die Reise war sehr angenehm, und wir kommen gut miteinander aus. Danke der Nachfrage.«

»Alles klar, verstehe, Sie können jetzt nicht reden. Dann machen wir Schluss. Ich möchte ihn nicht noch stärker in die Paranoia treiben, es ist schon schlimm genug. Rufen Sie mich auf dem Handy an, wenn Sie etwas brauchen.«

Ich legte auf und dachte über Carolyns Anteil an der Familiendynamik nach. Mir dämmerte, dass sich William und Carolyn lieber um den Geisteszustand ihres Bruders sorgten als bei sich selbst anzufangen. Momentan wirkte Carolyn auf mich jedenfalls paranoider als ihr jüngerer Bruder.

Henry legte das Buch beiseite und sah mich an. »Wo waren wir stehen geblieben?«

»Sie sagten, Sie könnten das Haus nicht verlassen«, sagte ich.

»Stimmt. Jedes Mal, wenn ich vor die Tür trete, rast mein Herz, und ich bekomme keine Luft mehr.« Er schwieg. »Es ist, als müsste ich sterben, ich habe wahnsinnige Angst. Inzwischen ist es so schlimm, dass ich hyperventiliere, sobald ich die Eingangshalle betrete.«

»Wann hat das angefangen?«

»Vor ungefähr einem Jahr. Ich war in der Stadt in einem Fotogeschäft, und mein Herz fing auf einmal an, wie wild zu klopfen. Nach fünf Minuten war es vorbei. Aber bei meinem nächsten Besuch in dem Laden passierte es wieder. Seitdem konnte ich das Geschäft nicht mehr betreten.«

»Was geschah dann, Henry?«

»Bitte nennen Sie mich Hank«, sagte er. »Genau weiß ich es nicht mehr, aber ich bekam auch an anderen Orten Panikattacken. In Restaurants, in der Bank … die Anfälle kamen aus heiterem Himmel, ohne System. Mein Arzt hat mich untersucht und nichts gefunden, er schlug vor, ich solle mich ein wenig zu Hause ausruhen. Nach einigen Wochen bat ich Ahmed, mich zur Bank zu fahren. Aber kaum waren wir außerhalb des Grundstücks, raste mein Herz so schlimm, dass wir umkehren mussten. Seitdem bleibe ich zu Hause. Ich habe oft versucht, rauszugehen, aber ich kann nicht aus dem Haus gehen, ohne wieder eine Attacke zu haben.«

Hanks Diagnose war kein Problem. Er beschrieb die klassischen Symptome einer spontanen Panikattacke mit sekundärer Agoraphobie, also Platzangst.[2] Die Patienten erleben dic körperlichen und seelischen Symptome einer Panik, die aus dem Nichts zu kommen scheinen und abrupt enden. Manchmal sind körperliche Leiden die Auslöser, etwa ein Mitralklappenprolaps. Andere Patienten haben eine genetische Disposition für Panik.

Hank verband nach der ersten spontanen Panikattacke

den Ort mit der Ursache und mied ihn künftig, ebenso alle anderen Plätze, an denen Anfälle aufgetreten waren. Diese erlernte Antwort entwickelte sich zu einer Phobie, und mit der Zeit wurde sein Handlungsspielraum immer enger. Bei Patienten wie Hank kann eine voll entwickelte Platzangst dazu führen, dass sie das Haus nicht mehr verlassen können. Ich dachte an Hanks Fotogalerie im Flur, deren Motive immer engere Kreise ums Haus zogen und schließlich Interieurs zeigten. Darin spiegelte sich das Fortschreiten seiner Phobie.

Trotz ihrer dramatischen, schwächenden Folgen lassen sich Panikstörungen und Platzangst gut behandeln, normalerweise mit einer Kombination von Antidepressiva und einer Verhaltenstherapie, bei der man sich kontrolliert den gefürchteten Situationen aussetzt. Die Medikamente verhindern die Attacken, die Therapie hilft dem Betroffenen, die Angst vor der Außenwelt allmählich zu besiegen.

Ich redete mehrere Stunden mit Hank und erfuhr vieles über die Hintergründe und seine Verfassung. Dann war er zu müde, um weiter zu reden. Wir vereinbarten, unser Gespräch am nächsten Morgen fortzusetzen, und Ahmed fuhr mich zum Hotel.

Ich betrat eine Luxussuite, im Kamin brannte ein Feuer. Ich packte aus, duschte und bestellte etwas zu essen und ein Glas Wein beim Zimmerservice. Ich machte es mir im Himmelbett bequem und rief Gigi an.

»Du warst Skifahren, gib's zu, ich höre es an deiner Stimme«, sagte sie halb gespielt, halb ernst in vorwurfsvollem Ton.

»Das ist absurd, wie willst du das an meiner Stimme hören?« fragte ich voll sinnloser Schuldgefühle und beschloss, den Kamin nicht zu erwähnen.

»Weil du müde klingst. Du bist müde, wenn du Skifahren warst«, sagte sie. »Hast du einen Kamin im Zimmer?«

»Nein, nein, das Knacken muss in der Leitung sein.« Sie schwieg. »Also gut, ich habe einen Kamin. Die Suite ist unglaublich, und wenn du erst das Anwesen meines Patienten sehen könntest! Und der Privatjet! O mein Gott!«

»Schon kapiert«, antwortete sie. »Ich vermisse dich, und die Kinder vermissen dich auch. Wann kommst du wieder?«

»Morgen Abend, wenn's gut läuft.« Nach einer kleinen Pause fügte ich hinzu: »Du weißt doch, Schatz, Glück oder Liebe kannst du dir mit keinem Geld der Welt kaufen.«

»Geht es dir gut?«

»Ja, ja«, antwortete ich. »Aber es ist schon traurig, diese superreiche Familie zu sehen, die so sehr mit ihrem Geld beschäftigt ist, dass es sie auseinandertreibt und sie untereinander keine Nähe zulassen können. Sie reden zwar davon, wie sehr ihnen aneinander liegt, aber trotzdem sehen sie sich jahrelang nicht.«

»Glaubst du, du kannst ihnen helfen?« fragte Gigi.

»Ich versuche es. Der jüngere Bruder wird es wohl schaffen, gesund zu werden, wenn er sich behandeln lässt. Ob ich ihm helfen kann, wieder eine Beziehung zu seinen älteren Geschwistern aufzubauen, weiß ich nicht.«

Am nächsten Morgen frühstückte ich mit Hank. Die Sonne schien ins Esszimmer, durch das Fenster fiel der Blick auf eine Skipiste. Das Frühstück war eine gesunde Mischung aus leichten Omelettes, Fruchtsalat und Haferflocken.

»Die Aussicht ist fantastisch«, sagte ich, als mir auffiel, dass Hank mit dem Rücken zum Fenster saß.

Er lächelte. »Früher habe ich sie genossen, doch seit ich die Panikattacken habe, kann ich nicht mehr nach draußen sehen, ohne Herzrasen zu bekommen.«

»Die Krankheit schränkt Sie sehr ein«, stellte ich fest.

Er antwortete traurig: »Ich habe mich in meinem Leben oft allein gefühlt, und jetzt, wo ich gern engeren Kontakt zu anderen Menschen hätte, bin ich an das Haus gefesselt. Um ehrlich zu sein: Ich schäme mich dafür.«

»Haben Sie Ihrer Familie deshalb nichts von den Symptomen gesagt?«, fragte ich.

»Ja, es ist demütigend. Ein erwachsener Mann, der sich davor fürchtet, rauszugehen … oder aus dem Fenster zu schauen. Wenn ich nicht so ein Schwächling wäre, würde ich es schaffen, mir selbst zu helfen.«

Es hat mich schon immer verblüfft, dass sich die meisten Menschen wegen psychischer Erkrankungen stigmatisiert fühlen, während kaum jemand ein Problem damit hat, sich wegen eines gebrochenen Beines ärztlich behandeln zu lassen. Trotz der beachtlichen Fortschritte bei psychiatrischer Diagnose und Behandlung glauben viele immer noch, Geisteskrankheiten und seelische Leiden seien Zeichen persönlicher Schwäche und ein Grund, sich zu schämen.

Die Auswirkungen dieser Einstellung können verheerend sein. Die Patienten zweifeln an sich und empfinden Scham, deswegen isolieren sie sich. Viele, denen eine Behandlung vermutlich helfen könnte, tun so, als wäre alles in Ordnung und lehnen Hilfe ab. Sie stoßen bei ihren Familien und Freunden auf Ablehnung und werden im Beruf diskriminiert. Selbst die Krankenversicherungen erliegen diesem Irrtum und zahlen für die Behandlung psychischer Leiden weniger als für physische. Interessenvertretungen wie die National Alliance on Mental Illness (NAMI)[3] haben versucht, die Vorurteile zu korrigieren, aber es bleibt viel zu tun. Hanks Scham hielt ihn davon ab, sich die Hilfe zu holen, die er brauchte.

»Hank, Sie sind mit Ihren Gefühlen nicht allein«, versicherte ich ihm. »Eine psychische Störung zu haben bedeutet nicht, willensschwach zu sein. Solche Leiden haben wie jede medizinische Erkrankung zu einem nicht unerheblichen Teil auch physische Ursachen. Und wie Sie schon sagten, Sie hoffen doch, dass ich Ihnen helfen kann.«

»Glauben Sie, dass Sie mir helfen können, Dr. Small?«, fragte er.

»Ja, genauer gesagt, ich weiß es. Sie haben spontane Panikattacken. Sie haben selbst die klassische Beschreibung geliefert: Sie kommen aus dem Nichts und verfliegen rasch. Wir können sie recht einfach mit einem Antidepressivum wie Zoloft oder Prozac lindern oder sogar heilen.«

»Und was ist mit meiner Angst, das Haus zu verlassen?«, fragte er.

»Das lässt sich auch behandeln, aber anders«, erklärte ich. »Es ist einfach so, dass Sie Orte, an denen Sie Panikattacken hatten, meiden. Daraus hat sich eine Agoraphobie entwickelt, die Angst, das Haus zu verlassen. Das ist bei Menschen mit Panikattacken ziemlich verbreitet. Wir beginnen am besten mit einem Desensibilisierungsprogramm und bringen Ihnen Schritt für Schritt bei, in normalen Situationen ruhig zu bleiben.«

»Die Sache mit den Medikamenten verstehe ich«, sagte er. »Aber was Sie mit dieser Desensibilisierung meinen, ist mir noch nicht klar.«

»Es funktioniert so: Sie erstellen eine Liste der Orte und Situationen, vor denen Sie Angst haben, und bringen sie in eine Reihenfolge bzw. bewerten sie auf einer Skala von eins bis zehn.«

»Also wenn ich den Gang in die Eingangshalle bei fünf ansetze, wäre ein Restaurantbesuch außerhalb der Skala?«, fragte Hank.

»Genau«, bestätigte ich. »Sie lernen Entspannungsübungen und werden schrittweise den belastenden Situationen ausgesetzt, zuerst den am wenigsten angstbesetzten. Wenn Sie diese gut aushalten, kommt die nächste Stufe dran, und so arbeiten Sie sich zu den schlimmeren Situationen vor. Sie werden sich vermutlich eine Woche nach Beginn der Tabletteneinnahme besser fühlen und bald in der Lage sein, die Phobien zu überwinden.«

»Also Psychotherapie mit Stützrädern. Können Sie dafür hierbleiben?«, fragte er.

»Ich kann Ihnen für den Anfang zur Seite stehen«, antwortete ich. »Aber ich kenne mehrere hervorragende Therapeuten in der Umgebung, die gute Erfolge mit dieser Art von Therapie vorweisen können.«

»Es ist auf jeden Fall einen Versuch wert«, meinte er. »So kann ich nicht weitermachen, das ist kein Leben mehr.«

»Deutlich schwieriger könnte es allerdings sein, die Beziehung zu Ihren Geschwistern zu kitten«, gab ich zu.

»Sehen Sie«, sagte er unumwunden, »da gibt es keine Beziehung. Es ist kompliziert. Ich stand meinem Vater sehr nahe, er war gern hier oben und hat mich oft besucht. Schon als ich klein war, hat er mich meinen Geschwistern vorgezogen. Wahrscheinlich haben meine Schwester und ich uns deswegen voneinander entfernt.«

»Familien sind immer kompliziert«, sagte ich. »Sie sagten, Sie wollten Ihre Geschwister nicht sehen, weil Sie sich für Ihre Phobien schämen. Wahrscheinlich fühlen sie sich vor den Kopf gestoßen.«

»Das war ja wohl eher umgekehrt, sie haben mich seit Jahren aus ihrer Welt ausgeschlossen«, konterte er.

»Mag sein, aber derzeit sind Sie es, der ein Treffen ablehnt«, beharrte ich. »Sie standen Ihrem Vater sehr nahe. Carolyn und William könnten neidisch darauf sein.«

»Der Punkt geht an Sie«, sagte er.

»Sie haben nicht nur das künstlerische Talent Ihres Vaters geerbt, sondern wahrscheinlich auch seine Neigung zu Panikattacken.«

Viele Geisteskrankheiten sind erblich. Bei Schizophrenie, Angststörungen oder Depressionen sind nachweislich komplexe genetische Komponenten im Spiel. Meistens ist mehr als ein Gen beteiligt, hinzu kommen verschiedene Umweltfaktoren. Generell kann man nur die Tendenz zu einer Krankheit erben, ob sie dann wirklich ausbricht oder nicht, hängt von den Lebensumständen ab.

Die genetische Komponente einer psychiatrischen Krankheit ist nicht leicht zu ermitteln, zumal viele Familienmitglieder mit dem defekten Gen die Krankheit erst im Alter bekommen. Eine der ältesten psychiatrisch-genetischen Untersuchungen wurde mit manisch-depressiven Menschen durchgeführt, die der Glaubensgemeinschaft der Amish angehörten.[4] Die Amish sind insofern eine ideale Studiengruppe, als sie sich kulturell vom Rest der Bevölkerung absondern und es dadurch einfacher ist, Erbfaktoren zu erkennen. Die Aufregung war groß, als die Genetik das erste Mal diskutiert wurde, aber die Ergebnisse dieses Berichts wurden Jahre später Makulatur, weil viele damals nicht Betroffene im höheren Alter manische Schübe hatten.

Von den verschiedenen Formen der Angst wurden die Panikstörungen am gründlichsten auf ihre genetischen Ursachen hin untersucht.[5] Das Leiden pflanzt sich eindeutig in Familien fort, Untersuchungen an Zwillingen konnten bestätigen, dass es erblich ist. Ich vermutete, dass Hank die Panikstörung von seinem Vater geerbt hatte und die Exzentrizität des Vaters von verwandten Formen der Angst verursacht worden war.

»Ich soll das von meinem Vater geerbt haben?« Hank lachte. »Guter Witz.«

»Was meinen Sie?«, fragte ich verwirrt.

»Ich bin adoptiert, Dr. Small. Mein Bruder und meine Schwester wissen nichts davon, weil mein Vater nicht wollte, dass sie mich um mein Erbe bringen.«

Ich lachte. »Sie wissen, wie man etwas für sich behält!

Aber es gibt keinen Streit um das Erbe, also warum sollten Sie es nicht erzählen?«

Hank lächelte. »Wahrscheinlich ist es kindisch von mir, nicht endlich reinen Tisch zu machen, aber Vater wollte es so. Irgendwie genieße ich es auch, dass sie auf meine Nähe zu Vater neidisch sind. Dass sie glauben, ich hätte Vaters Talent und sogar seine Schwächen geerbt, bringt sie vermutlich auf die Palme.«

»Aber wenn Sie das Geheimnis für sich behalten, sondern Sie sich auch gleichzeitig weiter von den beiden ab«, sagte ich.

»So habe ich es noch nicht gesehen«, gab er zu.

Nach dem Frühstück kam Hanks Internist mit einer Kopie der Krankenakte für mich ins Haus. Ich besprach meine Befunde mit ihm, er erstellte ein Elektrokardiogramm, bevor Hank am Nachmittag mit der Einnahme von Zoloft begann. Ich erreichte einen der Verhaltenstherapeuten, die ich in der Umgebung kannte, und er versprach, am nächsten Tag zu kommen, um mit der Desensibilisierungstherapie anzufangen. Den restlichen Nachmittag half ich Hank mit der Liste der angstbesetzten Situationen und deren Klassifizierung.

Ich überlegte, nach Hause zu fahren, hatte aber das Gefühl, so weit vorangekommen zu sein, dass ein weiterer Tag den entscheidenden Durchbruch bringen konnte. Ich konnte aber genauso gut mit dem ortsansässigen Psychiater sprechen und ihn instruieren. Hank hatte verstanden, dass die Panikstörung ebenso medizinische wie psychiatrische Ursachen hatte, und ich hoffte, dass er nun offener damit umgehen konnte. Er wirkte optimistisch, was die Behandlung betraf, vielleicht war der Zeitpunkt deshalb geeignet, auch an den familiären Zerwürfnissen zu arbeiten.

»Hank, was würden Sie von einem Besuch von Carolyn und William hier oben halten?«, fragte ich.

»Aber ich fange doch gerade erst mit der Behandlung an«, sagte er. »Halten Sie es wirklich für eine gute Idee, schon so bald ein Treffen zu arrangieren?«

»Sie wissen, dass Sie sich für Ihr Leiden nicht schämen müssen. Es ist eine echte Krankheit – Ihr Körper produziert zu wenig von dem chemischen Transmitter Serotonin, der Serotoninspiegel wird von Zoloft aufgefüllt, und dadurch werden Ihre Ängste langsam nachlassen.«

»Das stimmt«, sagte er.

»Ich glaube schon, dass es ein guter Zeitpunkt für einen Besuch der beiden wäre, um das Eis zu brechen, während ich hier bin.«

Er überlegte eine Weile, dann sagte er: »Gut, versuchen wir es.«

Zurück im Hotel rief ich Gigi an, um zu sagen, dass ich eine weitere Nacht blieb. Das Freizeichen ertönte längere Zeit, ich hoffte schon, ich könnte einfach eine Nachricht auf dem Anrufbeantworter hinterlassen. Vermutlich fühlte ich mich schuldig, weil ich in Wahrheit doch darauf spekulierte, während meines Aufenthaltes ein, zwei Stunden Skifahren zu können.

Aber dann meldete sich Gigi doch noch. »Hallo?«

»Hi, Liebling, wie geht's?«, fragte ich.

»Gut, ich habe heute viel geschafft«, sagte sie. »Die Kinder und ich verhandeln gerade übers Zubettgehen. Ich dachte, du kämst heute Abend.«

»Ich muss noch eine Nacht bleiben, Schatz, es tut mir so leid«, erklärte ich.

»Kein Problem, ich werde sowieso noch länger arbeiten müssen«, sagte sie. »Aber hör mal, ich habe morgen einen Abgabetermin, kannst du auf dem Rückweg vom Flughafen Milch mitbringen?«

»Klar«, versprach ich und stellte mir vor, wie ich aus dem

Privatjet der Dunlops stieg und den Chauffeur bat, mich mal eben am Supermarkt rauszulassen und zu warten, bis ich mit der Milch unterm Arm zurückkäme.

Der nächste Morgen war so sonnig und wunderbar wie der vorherige, und als wir das Frühstück gerade beendet hatten, kündigte Ahmed Miss Carolyn an, die ohne Mr. William eingetroffen sei. Ich war inzwischen so an das Ambiente gewöhnt, dass ich fast »Danke, Ahmed, Sie können sich zurückziehen« gesagt hätte, aber stattdessen antwortete Hank: »Bring sie zu uns ins Frühstückszimmer, Ahmed, vielleicht möchte sie noch etwas essen.«

»Ich frage mich, was mit William passiert ist«, sagte ich.

»Er hat eine Nachricht hinterlassen, dass er eine wichtige Sitzung hat, bei der er nicht fehlen darf«, klärte mich Hank auf.

Wir hörten Schritte im Flur. Carolyn rief »Henry? Hank?« und dann »Seid ihr hier?«. Sie blieb im Türrahmen stehen und sah besorgt ins Zimmer, offenbar verunsichert, weil sie nicht wusste, was sie erwartete.

Hank stand auf und ging ihr entgegen. »Carolyn, du siehst toll aus.«

»Du auch«, sagte sie. Hank umarmte sie, und sie drückten sich. Ich sah Tränen der Erleichterung in ihren Augen.

»Setz dich und iss was«, sagte er.

Sie stellte die Tasche ab und nahm das erste Mal Notiz von mir. »Dr. Small, ich weiß nicht, wie Sie es geschafft haben, aber vielen Dank, dass Hank zugestimmt hat, dass ich komme.«

»Es war seine Entscheidung«, sagte ich.

Hank reichte Carolyn den Brotkorb und fügte hinzu: »Ich bin froh, dass du da bist. Ich will über einige Sachen mit dir reden, Sachen, die ich dir vor Jahren hätte sagen sollen.«

Sie lächelte. »Ich auch.« Sie fischte aus ihrer Handtasche eine Tüte frisch gebackener Schokoladenplätzchen. »Die können wir uns teilen, während wir uns unterhalten.« Er nahm einen Keks, und seine Stimme wurde weich. »Die habe ich nicht mehr gegessen, seit wir Kinder waren.« Als er hineinbiss, sah er zum ersten Mal, seit ich da war, richtig glücklich aus.

Ich hatte das Gefühl, dass die beiden unter vier Augen reden wollten, deswegen entschuldigte ich mich und erledigte einige Telefonate vom Nebenraum aus. Im Lauf des Tages redeten, lachten und weinten Hank und Carolyn viel. Als der ortsansässige Psychiater eintraf, erklärte ich ihm meinen Befund und gab ihm Informationen zum Stand der Behandlung. Ich wollte zum Abendessen bei meiner Familie sein, also erklärte ich den beiden, ich würde mich auf den Heimweg machen. Sie bedankten sich bei mir, und Hank sagte, der Jet sei frisch aufgetankt und startklar.

Auf dem Rückweg nach Los Angeles dachte ich über die Dunlops und ihre komplizierten Familienverhältnisse nach. William war vielleicht derjenige gewesen, der Carolyn von Hank entfernt hatte, als sie Kinder waren, und der die Rivalität mit einem Unterton von Habgier in Gang hielt, während sie älter wurden und sich von ihrem Vater lösten. Aber jetzt waren sie erwachsen, und offenbar wollten sich Hank und Carolyn auch so benehmen.

Ich war selbst mit zwei Geschwistern aufgewachsen, diese Art der Rivalität war mir also nicht fremd. Wir stritten uns ständig um irgendetwas. Meistens schlossen sich zwei gegen einen zusammen. Wer sich gegen wen verbündete, wechselte von Stunde zu Stunde, aber meine ältere Schwester war immer im siegreichen Team. Ich dachte an meine eigenen Kinder, die sich früher gestritten hatten, wer bei Daddy auf der Couch sitzen durfte. Es geht fast immer um die Aufmerksamkeit der Eltern, die letzte Pommes oder irgendwelche Statussymbole.

Zumindest war Hank auf dem besten Weg, die Agoraphobie zu überwinden. Vielleicht konnte er Colorado mit Carolyns Hilfe eine Weile verlassen. Das machte mir Mut. Abends um sieben war ich zu Hause und stellte meine Tasche im Flur ab. Unser Labrador begrüßte mich, drinnen hörte ich Gigi brüllen:»Los, Kinder, Hände waschen! Daddy ist da, und das Essen ist fertig.« Sie schob den Riesenhund beiseite und gab mir einen Kuss.»Schön, dass du wieder da bist, Süßer. Und du weißt, dass ich es nicht ernst gemeint habe – natürlich hättest du Ski fahren dürfen.«

»Ich weiß«, sagte ich.»Aber ich hatte gar keine Zeit dafür.«

»Gut. Ich hätte dich erwürgt«, gestand sie mit einem Lächeln.»Ich hoffe, du hast Lust auf Chinesisch, ich hab uns was bestellt.«

»Chinesisch klingt super. Ich hab riesigen Hunger.« Mit diesen Worten folgte ich ihr, in der Hand die versprochene Milch, in Richtung Küche.

15. KAPITEL

THERAPIE UNTER FREUNDEN

Sommer 2008

Ich stellte meinen Toyota Hybrid auf dem Parkplatz vor dem Brentwood-Golfplatz ab. Mein langjähriger Mentor, Dr. Larry Klein, stand an seinem Wagen und wartete schon auf mich. Es war ein heißer Julimorgen, die Temperaturen lagen bereits bei zweiunddreißig Grad. Larry, der braungebrannte Sonnenanbeter, schwitzte lieber in der Sonne von Los Angeles, statt sich zwei Schritte weiter auf eine Bank in den Schatten zu setzen.

Ich hatte ihn eine Zeit lang nicht gesehen. Er trug seine viel zu große Brille und seine heiß geliebte Fliege, aber abgesehen von dem schütter gewordenen Haar sah er für seine einundsiebzig Jahre ganz rüstig aus. Er schaute nach links und nach rechts, offenbar um sicherzustellen, dass mir keiner folgte. Hatte das Alter seine paranoiden Tendenzen verschlimmert oder hatte ich nur vergessen, wie sehr er am Rad drehte?

»Danke, dass du hergekommen bist, Kumpel«, sagte er und umarmte mich.

»Kein Problem, Larry«, erwiderte ich. »Was liegt an?«

»Lass uns ein Stück gehen«, sagte er und legte ein flottes Tempo vor, aber bei Weitem nicht mehr so schnell wie früher. »Ich habe ein Problem, und ich kann mit niemandem sonst darüber reden.«

»Ich bin ganz Ohr, Larry, erzähl.«

»Nein, Gary, ich will reden … regelmäßig.«

»Hey, Larry, wir sind Freunde. Wir können jeden Tag miteinander reden, wenn du willst.«

Er blieb stehen und sah mich an. »Du verstehst mich nicht. Ich habe ein Problem, ein richtiges Problem, und es macht mich meschugge. Ich brauche eine Therapie, Gary. Ich will, dass du mein Therapeut bist.«

Ich war platt. Der beste Mentor, den ich je hatte, bittet mich um eine Psychotherapie. Was konnte ich ihm denn erzählen, was er nicht längst wusste? Der Mann war ein Genie, und er stand für mich auf einem Podest, seit fünfundzwanzig Jahren! »Ich kann dich nicht therapieren, Larry, ich bin dein Freund und Schüler.«

»Blödsinn. Du bist der Einzige in der Stadt, dem ich über den Weg traue, und deswegen bist du der Einzige, der den Job übernehmen kann. Du musst es tun. Punkt. Ende der Durchsage.«

Ich bekam einen Schweißausbruch. Nicht wegen der Hitze, sondern bei der Vorstellung, Larry Kleins intimste Geheimnisse zu erfahren. »Ich bin gerührt, wirklich, weil du mir vertraust. Und ich rede gern mit dir über alles, was an dir nagt. Aber du weißt doch, dass man keine Psychotherapie mit jemandem machen kann, den man persönlich kennt.«

»Das ist Quatsch, und wenn Freud es hundert Mal gesagt hat. Wen interessiert das? Dir haben die Psychoanalytiker eine Gehirnwäsche verpasst, ich kann das beurteilen, ich bin selbst einer.«

Seit Urzeiten ist es das geschriebene und ungeschriebene Gesetz jeder Psychotherapie, dass der Therapeut eine rein berufliche und auf keinen Fall eine private Beziehung zu seinen Patienten haben darf. Freundschaften leben vom Geben und Nehmen, man tauscht Meinungen aus, gibt sich gegenseitig Ratschläge, einer hilft dem anderen. Die psychotherapeutische Beziehung ist einseitig: Der Therapeut ist dazu da, dem Patienten zu helfen. Wenn der Patient das Privatleben des Therapeuten kennt, kann das die natürliche Entwicklung von Übertragung und Gegenübertragung beeinträchtigen, die Arbeit an diesen Verzerrungen ist jedoch das eigentlich Heilsame einer Therapie.

»Aber Larry, du kennst mich«, sagte ich. »Du kennst meine Schwächen, meine inneren Kämpfe, und ich habe all die Jahre zu dir aufgeschaut. Wie soll da eine sinnvolle Übertragung stattfinden?«

Larry blieb wieder stehen und wischte sich den Schweiß von der Stirn. »Therapie ist mehr als dieser Übertragungsscheiß. Es hilft sehr, mit jemandem zu reden, dem man vertraut, der einen versteht.«

Ich wollte protestieren, aber er ließ mich nicht zu Wort kommen. »Ich will kein Wort mehr hören, Gary, die Sache ist abgemacht. Sieh es doch einfach so: Wir treffen uns regelmäßig drei Mal pro Woche, wir können Kaffee trinken, Spaziergänge machen oder sonst was.«

Ich gab nach. »Gut. Aber ich nehme kein Geld dafür.« Zumindest in diesem Punkt blieb ich stur.

»Na und. Dann werde ich eben regelmäßig für dein Center on Aging spenden, dagegen bist du machtlos«, entgegnete er grinsend.

Der nächste Tag war ein Samstag, ich schlief aus. Als ich gegen halb neun in die Küche trottete, hörte ich die Kinder im Garten spielen. Es war schön, dass sie da waren. Seit Rachel Auto fahren konnte und Harry wie ein Wilder mit dem Skateboard übte, war das Haus oft leer.

Gigi saß mit ihrem Laptop auf der Terrasse und arbeitete wahrscheinlich an ihrem Blog für *Psychology Today*. Der Verleger hatte offenbar Sinn für Humor, er hatte den Blog »The Simple Life«, das einfache Leben, genannt. Ich goss mir eine Tasse Kaffee ein, schnappte mir die *New York Times* und leistete ihr Gesellschaft.

»Guten Morgen, Schatz, schöner Tag«, sagte ich.

»Hallo Liebling. Oh, ist noch Kaffee da? Gib mir mal einen Schluck«, bat sie.

Rachel rief von ihrem Liegestuhl in der Sonne aus: »Dad, komm, hilf mir mit dem Kreuzworträtsel.«

»Geht nicht, Schatz – ich habe einen Sonnenbrand. Abgesehen davon sind mir die Rätsel in der *Los Angeles Times* zu leicht, das weißt du doch.«

»Das ist lustiges Zeug, Dad«, sagte Harry, der mit dem Hund auf dem Rasen tobte. »Vielleicht solltest du in der Conan-Show auftreten.«

»Wie hast du dir diesen Sonnenbrand geholt?«, fragte Gigi.

»Das ist eine lange Geschichte.«

»Und?«

»Ich erzähl's dir«, sagte ich. »Aber das ist nichts für deinen Blog.«

»Oh«, sagte sie lächelnd. »Als würde jeden interessieren, was du so treibst.« Sie hörte auf zu tippen und sah mich an. »Nein, im Ernst, was ist denn passiert?«

»Ich habe mich mit einem meiner früheren Mentoren auf dem Golfplatz getroffen, und ich hatte meinen Sonnenhut vergessen.«

»Das ist alles?«, wunderte sie sich.

Es war klar, dass sie wusste, von wem ich sprach, ich musste den Namen nicht nennen. Ich erinnerte mich an eine Konferenz führender Psychiater, bei der viele eingeräumt hatten, dass sie ihren Frauen gelegentlich von ihren Patienten erzählen. Ich wollte ihre Einschätzung hören, ich vertraute ihr, also sagte ich: »Ich werde keine Namen nennen.«

»Natürlich nicht«, antwortete Gigi.

»Aber von allen meinen Lehrern ist er der Größte, einzigartig, ein brillanter Psychopharmakologe, der an die fünfhundert wissenschaftliche Aufsätze veröffentlicht haben dürfte. Und er ist ein hervorragender Analyst. Er scheint die menschliche Psyche wirklich zu verstehen, selbst wenn sie noch so krank ist. Und er war immer mehr für mich als nur ein Lehrer und ein Freund, er ist wie ein Vater für mich.«

»Was ist mit ihm?« fragte sie.

»Er steckt in einer Lebenskrise und will, dass ich sein ›therapeutischer Freund‹ bin«, erklärte ich.

»Das ist ein großes Kompliment«, meinte Gigi. »Dein Mentor bittet dich um eine Therapie.«

»Ja, aber es ist schrecklich. Schließlich kenne ich ihn, und er kennt mich. Wie soll ich da objektiv sein?«

»Das machst du doch dauernd mit mir und mit anderen. Ich weiß noch, wie ich dich zur Schnecke gemacht habe, weil du dich immer wieder hinter diesem ›Wie fühlst du dich damit‹ versteckt hast, aber inzwischen bist du ziemlich gut im Therapieren von Freunden.«

Wahrscheinlich hatte sie recht. Wenn man etwas über Jahre tagtäglich macht, wird es zur zweiten Natur, ein Teil der eigenen Persönlichkeit. »Aber der Mann war mein Vorbild, zu ihm bin ich mit meinen Problemen, jedenfalls mit meinen beruflichen Problemen, gegangen. Ich finde es einfach seltsam, mir jetzt seine intimen … Sachen anzuhören.«

»Aber so ist es nun mal, Gary. Wenn du Klempner wärst und ein Freund einen Rohrbruch hätte, dann würdest du doch hingehen und ihn reparieren. Das kann man von einem Freund erwarten. Wie oft haben wir Rob angerufen, wenn wir juristischen Rat brauchten, wie oft sind wir zu deinem Schwager, wenn die Kinder zum Zahnarzt mussten?« Gigi wandte sich wieder ihrem Blog zu.

Ich ging ins Haus, um mir Kaffee nachzuschenken, und dachte über ihre Argumente nach. Gigi sagte laut, worüber ich bisher nur nachgedacht hatte, und das gab mir Mut; vielleicht konnte ich Larry doch helfen. Ich beschloss, vorsorglich Sonnencreme und eine Schirmmütze ins Auto zu legen.

Nach dem Wochenende wollten Larry und ich uns zum ersten Mal »offiziell« treffen, ich durfte aber nicht wissen wo. Er bestand darauf, mir den Ort kurzfristig mitzuteilen. Mittwochmorgen erhielt ich die Nachricht, er käme in mein Büro. Ich war überrascht, dass er sich dort wohl fühlte. Vielleicht glaubte er sich vor Mithörern sicher, weil es ohne weitere Nachbarbüros im obersten Stockwerk lag.

Kurz vor dem vereinbarten Termin räumte ich mein E-Mail-Postfach auf, die reinste Sisyphusarbeit. Larry kam mit einem in Alufolie verpackten Etwas herein, stellte es auf meinen Schreibtisch und sagte: »Louise hat einen Topfkuchen gebacken, nimm dir ein Stück.«

Wenn Larry sagte: »Nimm dir ein Stück«, dann war das kein Witz. Er war wie eine jüdische Mutter – Widerspruch zwecklos. Ich lief zum Schrank und brachte ein paar Pappteller und Servietten zum Vorschein.

»Hast du Kaffee?«, fragte Larry.

Er wusste, dass ich immer Kaffee hatte, es war einfach seine Art, »Gib mir eine Tasse« zu sagen. Er setzte sich auf die Couch, während ich uns Kaffee einschenkte und den Kuchen hinübertrug. Dann setzte ich mich auf einen der Stühle und sagte: »Also was ist los, Larry?«

»Wir wissen beide, dass ich ein misstrauischer Typ bin«, begann er.

Ich fand seine übliche Art von Understatement sehr charmant. »Könnte sein.«

»Ich bin inzwischen wohl mehr als misstrauisch«, befand er. »Ich habe den Verdacht, dass ich paranoid bin, aber ich bin mir nicht sicher.«

»Wie meinst du das?«, fragte ich mit vollen Backen, der Kuchen war wirklich köstlich.

»Ich denke immer, jemand ist hinter mir her, und alle meine Instinkte sagen mir, dass ich recht habe.«

»Larry, ich frage mich, warum du deinen Instinkten nicht traust. Du hast mir immer geraten, das große Ganze zu betrachten«, sagte ich. »Du bist ziemlich intelligent. Wenn du denkst, dass jemand hinter dir her ist, liegst du damit vielleicht nicht falsch. Hast du darüber mal nachgedacht?«

»Natürlich. Aber lass mich dir erklären, warum ich mir Sorgen mache: Ich zeige Symptome. Ich bin mein ganzes Leben lang nicht mitten in der Nacht aufgewacht und vor lauter Grübeln nicht mehr eingeschlafen. Ich habe immer wie ein Baby geschlafen, egal was passierte. Und wenn die Königin von England uns besucht hätte, ich hätte Louise mit ihr allein gelassen und wäre zu meiner üblichen Zeit ins Bett gegangen. Und jetzt schlafe ich schlecht und kann mich bei der Arbeit nicht konzentrieren.«

»Was lenkt dich ab?«

»Ich bin davon überzeugt, dass mir ein gewisser Jemand ein Bein stellen und mich aus der Fakultät drängen will.«

»Wer könnte das tun, Larry? Wer wäre dazu in der Lage?«

»Oh, das ist kein Problem«, fuhr Larry mich an. »Du hast keine Vorstellung, wie verwundbar wir sind. Da braucht nur eine ehemalige Patientin oder eine verärgerte Sekretärin – oder soll ich die inzwischen Assistentin nennen? Ich kriege das nicht auf die Reihe – was von sexueller Belästigung zu murmeln, und deine Karriere ist im Eimer.«

»Und wer ist hinter dir her?«, fragte ich.

»Anthony Wilson, der kleine Bastard«, sagte Larry. »Dabei habe ich ihm zu seinem komfortablen Posten verholfen.«

Es überraschte mich nicht. Tony Wilson war zuvor an der Princeton University gewesen, hatte seinen Abschluss an der Columbia University gemacht und fühlte sich über uns Normalsterbliche, deren Lebenslauf mit gelegentlichen Abstechern an staatliche Hochschulen befleckt war, weit erhaben. Er war intrigant und gehässig und einer der wenigen Menschen, die mich richtig ärgern konnten.

»Na ja«, sagte ich, »Wilson ist als kleinlicher, auf den eigenen Vorteil bedachter Bürokrat verschrien, aber was kann er dir schon?«

»Also genau genommen hält mich nachts Folgendes wach.« Larry stellte seine Kaffeetasse ab und legte sich mit hinter dem Kopf verschränkten Händen auf die Couch – die klassische Analyseposition. Instinktiv stellte ich meine Tasse ebenfalls beiseite und lauschte angespannt.

»Gegen mich läuft ein Verfahren wegen wissenschaftlichen Betrugs.«

Mir verschlug es die Sprache. Larry war ein gewiefter, besessener Wissenschaftler, berühmt für seine dreifache Überprüfung aller Fakten. Als Herausgeber von *Biological Psychiatry* las Larry persönlich sämtliche eingereichten Texte und machte sich scharfsinnige, detaillierte Notizen dazu.

»Das ist absurd. Das käme einem akademischen Staatsstreich gleich. Da muss ein Irrtum vorliegen«, sagte ich.

»Ja, da liegt ein Irrtum vor«, bestätigte Larry. »Ich hab's versiebt.«

»Wie?«, fragte ich.

»Das fragliche Paper kam von einem Forscher aus meinem Labor. Der Autor ist ein Junge, den ich für ein vielversprechendes Nachwuchstalent hielt. Er erinnert mich an mich selbst vor vierzig Jahren.«

»Du meinst also, weil du den Jungen magst, hat deine Aufmerksamkeit nachgelassen, und du hast die Fakten nicht wie sonst dreifach geprüft?«

»Exakt.«

»Larry, du bist auch nur ein Mensch. Du hast das Recht,

dass dir ab und an ein Fehler unterläuft. Du hast über die Jahrzehnte Hunderte von Nachwuchswissenschaftlern betreut. Du kannst nicht von allen erwarten, dass sie perfekt sind.«

»Gary, ich weiß, dass der Junge es vermasselt hat, aber es kam aus meinem Labor, also trage ich letztlich die Verantwortung dafür.«

»Von dieser Untersuchung ist mir noch nichts zu Ohren gekommen«, sagte ich. »Wann wurde sie eingeleitet?«

»Irgendjemand hat zur Jagd geblasen, wer, weiß ich nicht. Und jetzt hat Tony Wilson den Vorsitz des Ausschusses, der die Vorwürfe prüfen soll.«

»Was wird dir zur Last gelegt?«

»Falsche Daten. Ich hätte es merken müssen. Die Ergebnisse waren allzu stimmig. Ich weiß nicht, warum ich nicht genauer hingeschaut habe, bevor ich der Veröffentlichung zugestimmt habe.«

»Was vermutest du denn war der Grund, Larry?«

»Das ist eine verdammt gute Frage, Gary.« Er holte tief Luft. »Klar, ich war von dem jungen Kerl beeindruckt und hielt große Stücke auf ihn, aber ob es das allein war, keine Ahnung. Vielleicht habe ich es nicht mehr im Griff.« Er stützte sich auf, nippte am Kaffee und fügte hinzu: »Dir muss ich nicht erzählen, wie das Gehirn altert, das ist dein Fachgebiet. Vielleicht ist mein Misstrauen inzwischen so übermächtig, dass meine Urteilsfähigkeit darunter leidet, vielleicht vertraue ich den falschen Leuten und schotte mich wegen meiner Paranoia von allen anderen ab. Ich habe dem jungen Kerl nichts Böses zugetraut. Dank Tony Wilson weiß ich inzwischen, dass er zu gut war, um wahr zu sein, und seine Zahlen gefälscht hat.«

»Larry, nobody's perfect. Du kannst nicht jeden Fehler verhindern. Erzähl dem Ausschuss, der Junge hätte die Fakten zurechtgebogen und du hättest es nicht gemerkt. Das war ein schlichtes Versehen, die Zeitschrift kann einen Widerruf drucken, und dann soll sich die Welt einen Schuldigen aussuchen.«

»So einfach ist das nicht«, schnaubte Larry. »Denk nur an David Baltimore. Er musste als Präsident der Rockefeller University zurücktreten, als einem seiner Studenten gefälschte Daten nachgewiesen wurden.«

»Baltimore hat sich zu lange hinter den Mann gestellt. Das hat ihn in Schwierigkeiten gebracht.«

»Du hast recht. Ich muss auf mich achten.« Er setzte sich auf und richtete die Fliege. »Wir reden am Freitag weiter. Vielleicht backt Louise ihren Strudel.«

Für den Rest des Tages ging mir das Treffen mit Larry nicht mehr aus dem Kopf. Die Vielschichtigkeit der Situation forderte mich heraus – mich beschäftigte sowohl seine Lage an der Universität als auch meine ihm gegenüber. Ich konnte mich nicht mehr richtig auf meine Arbeit konzentrieren. Es war, als wären seine Symptome auf mich übergesprungen: Ich grübelte und fragte mich sogar schon, ob ich eine Aufgabe übernommen hatte, die zum Scheitern verurteilt war.

Abends stellte ich mich für mein dreißigminütiges Workout auf den Crosstrainer. Dabei sehe ich normalerweise CNN, aber diesmal wollte ich einfach Stille haben und über Larry Kleins Lage nachdenken. Vor meinem geistigen Auge ließ ich die Sitzung Revue passieren und versuchte, die wichtigsten Beschwerden herauszufiltern. Er hatte Schlafprobleme und Schuldgefühle wegen vermeintlicher Verfehlungen. Als ich die Liste systematisierte, merkte ich, dass mehrere Symptome auf eine Depression hindeuteten.

Um zu entscheiden, ob er ein Antidepressivum brauchte, klapperte ich meine acht Punkte ab:[1] veränderter Schlaf, Interessenverlust, Schuldgefühle, Energieabfall, Konzentrationsschwäche, veränderter Appetit, psychomotorische Störungen (Erregtheit oder verlangsamte Bewegung) und Selbstmordgedanken.[2] Patienten mit drei oder mehr Symptomen reagieren im Allgemeinen gut auf Antidepressiva – bei Larry würde sich der Versuch lohnen. Dieser Gedanke hob meine Laune; endlich hatte ich etwas Konkretes, womit ich ihm helfen konnte.

Die Depression konnte Larrys ausufernde Paranoia erklären. Aber vielleicht hatte er auch allen Grund dazu. Larrys Menschenkenntnis trog ihn gewöhnlich nicht, und Tony Wilson stand in dem Ruf, undurchsichtig und verschlagen zu sein. Wenn ich etwas über den Ausschuss erfahren könnte, wäre das hilfreich – aber das war völlig unrealistisch. An der Universität agierten viele Ausschüsse unter strengster Geheimhaltung, und dieser gehörte garantiert dazu.

Ich war so in Gedanken versunken, dass ich mich über eine Stunde auf dem Crosstrainer abrackerte und wie ein Tier schwitzte. Gigi kam die Treppe hoch und sagte:»Hast du noch eine Rechnung mit dem Ding offen?«

Ich drosselte das Tempo und brachte das Gerät schließlich zum Stillstand.»Ich stand wohl kurz vor einem Endorphinrausch.«

»Wenn die Party vorbei ist, stell dich doch kurz unter die Dusche und leiste uns dann auf der Terrasse Gesellschaft.«

Am Freitagmorgen wartete ich im Büro auf Larry. Ich hatte mir vorgenommen, mit ihm über die Einnahme von Antidepressiva zu sprechen, als er mit zwei Latte-Macchiato-Bechern von Starbucks und Louises Strudel hereinplatzte.»Setz dich, Larry«, sagte ich.»Ich hole Servietten.«

»Nein, nein. Wir verlagern unser Meeting heute auf die Dachterrasse.«

»Gut«, willigte ich ein und überlegte, ob er wohl davon ausging, dass seine Widersacher mein Büro seinetwegen verwanzt hatten. Davor erstreckte sich eine großzügige Terrasse mit runden Tischen, Stühlen und Sonnenschirmen und einem unglaublichen Blick auf den Pazifischen Ozean. Ich setzte mich in den Schatten, Larry wählte einen Stuhl in der prallen Sonne und setzte seine Riesensonnenbrille auf.

»Larry, ich habe über unser Gespräch am Mittwoch nachgedacht, und mir scheint, dass mehrere deiner Symptome auf eine Depression hindeuten.«

»Red keinen Mist, Sherlock«, sagte er. »Du musst den Strudel probieren. Eigentlich ein Wunder, dass ich nicht zweihundert Kilo wiege.«

»Danke«, sagte ich. »Hast du mal überlegt, Zoloft oder Prozac zu nehmen?«

Er lachte. »Ich bin dir weit voraus, Gary. Nach unserem letzten Meeting habe ich mir vierzig Milligramm Cymbalta verschrieben. Der Serotonin-Noradrenalin-Wiederaufnahmehemmer wird meine Stimmung aufhellen und meine Zwangsvorstellungen dämpfen.«

Die Wahl machte Sinn. Im Gegensatz zu Zoloft oder Prozac, die nur den Serotoninspiegel anheben, also die Stimmung aufhellen, wirkt Cymbalta auch auf den Noradrenalinspiegel und baut zwanghafte Verhaltensweisen ab. Ich fand es bedenklich, dass er sich selbst Rezepte ausstellte, aber ich beschloss, die Auseinandersetzung darüber ein anderes Mal zu führen.

»Gary, ich habe dir von dem Untersuchungsausschuss und ein paar meiner Symptome erzählt, aber nicht davon, was mich wirklich beschäftigt.«

Ich konnte mir nicht vorstellen, welche Bombe er heute platzen lassen würde. Nach kurzem Zögern fragte ich vorsichtig: »Und das wäre?«

Er aß sein Stück Strudel auf und lehnte sich im Stuhl zurück. »Ich fühle mich wie ein Hochstapler. Schon immer.«

»Was meinst du?«, fragte ich.

»Seit ich mich erinnern kann, habe ich euch etwas vorgespielt. Ich bin nicht das Genie, für das mich jeder hält. Ich tue nur so.«

Ich konnte es nicht fassen. »Willst du behaupten, du hättest dein Leben lang Fakten gefälscht?«

»Natürlich nicht, du Schwachkopf. Ich mag ein Schwindler sein, aber ich habe eine Moral. Ich gehe sehr gewissenhaft mit Daten um. Ich meine, ich mache nichts anderes, als vorhandene Informationen zu sammeln und in veränderter Form wieder auszuspucken.«

»Du willst sagen, dass du vorhandene wissenschaftliche Entdeckungen zusammenbringst und in einem neuen Licht präsentierst, wie sie vorher noch keiner gesehen hat?«

»Schätze, so könnte man es ausdrücken«, sagte er.

»Ist das nicht die Definition eines Genies? Es ist die Grundlage allen wissenschaftlichen Vorgehens – man nimmt eine Beobachtung, entwickelt eine Hypothese und überprüft diese. Alles was neu ist und die Welt verbessert, liegt im Zentrum der Kreativität.«

»Verschone mich, Gary. Versuch nicht, mich mit lahmen philosophischen Argumenten von wegen Kreativität und Genie aufzumuntern. Ich gebe seit der Grundschule den Klugscheißer, ich hab den Dreh raus. Klar habe ich einen hohen IQ – als ich in der Armee getestet wurde, lag er bei 183. Doch die meisten erfolgreichen Gauner sind ziemlich intelligent, wenn man sie testet.«

»Larry, du kannst nicht die besten Akademiker der Welt fünfzig Jahre lang hinters Licht führen.«

»Doch, offenbar schon«, behauptete er. »Ich hab's ja geschafft. Darin liegt meine Begabung. Ich bin ein genialer Hochstapler. Und jetzt erkenne ich dank Tony Wilson und seinem dummen Untersuchungsausschuss die Wahrheit. Ich mag das Spiel nicht mehr mitspielen.«

»Larry, aus dir spricht die Depression. Sie trübt deinen

Blick. Du weißt als Psychoanalytiker und als Psychopharmakologe, dass man tendenziell nur das Negative sieht, wenn die Biochemie im Gehirn nicht mehr stimmt. Geben wir dem Cymbalta ein wenig Zeit, damit es wirken kann.« »Cymbalta hin oder her«, sagte er. »Ich habe mich schon so gefühlt, da warst du noch gar nicht auf der Welt.«

Ich musste an die Zeit denken, als ich mich spezialisierte und mir ebenfalls wie ein Hochstapler vorkam, wenn jemand »Herr Doktor« zu mir sagte. Ich musste bewusst die Rolle des Psychiaters spielen, auch wenn es sich fürchterlich unnatürlich anfühlte, aber diese Gefühle ließen mit der Zeit nach, und mit zunehmender Erfahrung wuchs ich in die Rolle hinein. Natürlich meldeten sich immer wieder mal Zweifel, vor allem wenn ich mich auf ungewohntes Terrain begab, sei es im Umgang mit besonderen Patienten, sei es in einem neuen Wissenschaftsfeld. Ich nehme an, dass das jedem so geht. Aber Larry sprach von seiner gesamten Berufslaufbahn.

»Larry, ich habe mich zeitweise auch wie ein Hochstapler gefühlt. Offenbar geht es allen so. Ich glaube, die Untersuchung deprimiert dich und du siehst alles durch eine dunkle Brille.«

Larry setzte die Sonnenbrille ab und lächelte. »Der Punkt geht an dich, dank der Tabletten fühle ich mich auch schon ein bisschen besser. Trotzdem, dieses Gefühl, ein Hochstapler zu sein, lässt mich nicht los.«

»Du hast gesagt, dass du das Spiel nicht mehr mitspielen wirst. Was wolltest du damit sagen?«, fragte ich, um abzuklären, ob er nicht insgeheim Selbstmordgedanken hegte.

»Keine Angst, ich bin viel zu narzisstisch, um meinem Leben selbst ein Ende zu setzen«, sagte er. »Ich will nur diesen akademischen Hokuspokus zurückfahren. Jeder braucht eine Exit-Strategie, stimmt's? Deswegen muss ich nicht von einem Hochhaus springen oder so.«

Plötzlich jagten meine Augen über die Brüstung der Dachterrasse, wir waren schließlich im achten Stock – hoffentlich gab es da keine Lücken, durch die sich ein potenzieller Selbstmörder zwängen und springen könnte. »Verdammter Mist«, rief Larry plötzlich. »Ich hab das Abteilungstreffen, das vor einer halben Stunde angefangen hat, total vergessen. Pass auf den Strudel auf, ich muss los.« Er rannte panisch zum Fahrstuhl. Das sah ihm überhaupt nicht ähnlich, ich hatte noch nie erlebt, dass er ein Meeting vergaß oder hektisch wurde. Dieser Untersuchungsausschuss machte ihm wirklich zu schaffen.

Am Nachmittag rief Larrys Assistentin an und sagte das Montagstreffen wegen eines Terminkonflikts ab, Larry sei an dem Tag überhaupt nicht im Haus. Auch das war ungewöhnlich. Larry wusste seine Termine für gewöhnlich Wochen im Voraus und hätte mir längst Bescheid gesagt. Ich fragte mich, ob mehr dahintersteckte. Vielleicht mied Larry vorsätzlich die vierteljährlichen Fakultätstreffen, weil er sich innerlich schon vom akademischen Ringelreihen verabschiedete.

Die besagten Treffen wurden der vielen Teilnehmer wegen im Auditorium des Instituts abgehalten, viele kamen zeitig, um bei Kaffee und Kuchen noch ein wenig mit den Kollegen zu plaudern. Ich suchte mir mein Lieblings-Cookie aus – die mit weißen Schoko-Chips – und wollte es abends mit dem Crosstrainer wieder wettmachen.

Da sagte einer neben mir: »Eine exzellente Wahl, Dr. Small.« Diese Stimme voller Arroganz und mit einer Prise Sarkasmus wirkte, als würde ein Fingernagel über die Tafel kratzen.

»Danke, Professor Wilson«, antwortete ich, ohne aufzusehen. »Und welchen Snack gedenken Sie heute Nachmittag zu sich zu nehmen?« Ich gierte nach Vergeltung für Larry.

»Nur Kaffee, ich achte auf meine mädchenhafte Figur.«
Er neigte sich ein wenig zu mir und sagte in verändertem
Tonfall: »Im Ernst, Gary, wenn Sie kurz Zeit hätten, würde
ich gern mit Ihnen über einen Kollegen sprechen, um den
ich mir Sorgen mache.«

Wie die meisten an der Universität lehrenden Psychiater
war Tony Wilson kompliziert. Es war nicht schwer, seine
Überheblichkeit widerlich zu finden, aber manchmal
schien er doch ein Herz zu haben und sich um seine Mitmenschen zu kümmern. Vielleicht, das hatte ich mich
schon mehrfach gefragt, litt er am Asperger-Syndrom, eine
gemäßigte Form von Autismus, bei der die Betroffenen
Schwierigkeiten haben, normale zwischenmenschliche Zeichen zu deuten, aber sich nicht völlig außerhalb jeder sozia-
len Interaktion bewegen. Es wirkte oft so, als arbeite Tony
hart daran, dem Verhalten gewöhnlicher Menschen zu entsprechen.

»Natürlich, gehen wir rein, bevor die anderen kommen.«
Wir nahmen unseren Kaffee mit ins Auditorium und
setzten uns. Tony sagte leise: »Ich erzähle Ihnen das, weil Sie
Larry Klein seit Jahren nahestehen und er Sie respektiert.«

O mein Gott, dachte ich, worauf will er hinaus? So bei-
läufig wie möglich sagte ich: »Inwiefern machen Sie sich
Sorgen um Larry?«

»Ich kann Ihnen keine Einzelheiten nennen und auch
nicht, woher ich es weiß, aber ich habe Angst, dass er langsam dement wird oder vielleicht ein Vorstadium von Alzheimer erreicht hat.«

»Das ist doch absurd. Larry ist immer noch brillant. Natürlich ist er schrullig und misstrauisch und manchmal
leicht paranoid, aber dement? Da bin ich anderer Meinung.«

»Vielleicht schauen Sie nicht genau hin, Gary, vielleicht
sind Sie zu eng dran, um es zu sehen. Aber ich habe Sie an-

gesprochen, weil Sie der Demenz-Experte hier sind, und wenn irgendjemand Larry helfen kann, dann Sie.«

»Tony, ich habe meine eigenen Quellen und gehört, dass eine Untersuchung im Gang ist. Vielleicht ist er einfach nur total gestresst deswegen.«

»Das haben Sie jetzt nicht von mir, aber ich kann Ihnen verraten, dass die Untersuchung stattgefunden hat, allerdings bereits vor Wochen abgeschlossen worden ist. Der Datenfehler war ein schlichtes Versehen, die Zeitschrift wird eine Richtigstellung drucken, es handelt sich weder um eine Fälschung noch um getürkte Zahlen, und Larry weiß das.«

Das Auditorium füllte sich, wir mussten die Unterhaltung abbrechen. »Danke, dass Sie mir das anvertraut haben, Tony. Ich werde über das, was Sie mir gesagt haben, nachdenken und sehen, ob ich etwas tun kann.«

»Danke. Wir sehen uns.« Tony stand auf und setzte sich weiter nach vorn. Ich blieb, wo ich war, während sich meine Gedanken angesichts der neuen Informationen überschlugen.

Als sich der Redner über Budgetkürzungen und die neuesten Universitätsgesetze ausließ, dachte ich über Larry und die Anzeichen nach, die ich übersehen haben mochte. Er war in dem Alter, in dem das Alzheimer-Risiko steigt, und seine Vergesslichkeit zeigte sich an verpassten Meetings und Terminkonflikten. Ich fürchtete, seiner Paranoia zu wenig Beachtung geschenkt zu haben – Larry blendete die Tatsache, dass die Untersuchung abgeschlossen und er entlastet worden war, offenbar aus. Vielleicht hatte ich meine Diagnose Depression als alleinige Ursache seiner Symptome vorschnell gestellt.

Viele Menschen mit einer schleichenden Vorläuferform von Alzheimer, einer milden kognitiven Beeinträchtigung, zeigen Symptome einer Paranoia – es ist eine Möglichkeit,

Gedächtnislücken aufzufüllen. Selbst die Depression kann ein erster Hinweis auf nachlassende Denkfähigkeit sein. Mehrere Studien haben gezeigt, dass ältere Menschen mit Stimmungsschwankungen, gepaart mit Gedächtnisverlust, ein erhöhtes Risiko für eine irreversible Demenz haben.[3]

Ich stand Larry so nah und bewunderte ihn so sehr, dass ich Demenz nicht einmal in Erwägung zog – ich wollte keinem von uns beiden diesen Schmerz zumuten. Es gab Behandlungs-, ja Heilungsmöglichkeiten für Depression, Paranoia und Zwangsstörungen. Demenz aber konnten wir nur symptomatisch behandeln, und auch das nur eine Zeit lang. Früher oder später verschlechterte sich der Zustand der Patienten, und sie mussten sich der Krankheit geschlagen geben.

Das war auch der eigentliche Grund, warum ich Larry nicht als Patienten annehmen wollte. Ein altes Sprichwort sagt: »Wer sich selbst behandelt, hat einen Narren zum Arzt.« In der Behandlung eines Menschen, der mir sehr nahestand – als Mentor, Freund und Vaterfigur –, konnte ich mir selbst den schlimmstmöglichen Fall nicht eingestehen: dass er buchstäblich den Verstand verlor, obwohl es sich direkt vor meinen Augen abspielte. Unbewusst muss ich befürchtet haben: Wenn Larry dement werden kann, dann gilt das auch für mich.

Für den folgenden Mittwoch verlegte Larry unser Treffen wieder auf den Brentwood-Golfplatz. Ich war zuerst da und wartete bei voll aufgedrehter Klimaanlage im Auto, während ich mich mit Sonnenmilch eincremte. Außerdem setzte ich eine lächerlich große Schirmmütze auf, die Gigi aus irgendeiner Badetasche ausgegraben hatte und die ich im Auto bereithielt. Die Sonne sollte heute keine Chance bekommen.

Larry parkte direkt neben mir, stieg aus und holte ein Set

uralter Golfschläger aus dem Kofferraum. »Wir reden zu viel«, sagte er. »Lass uns ein paar Bälle schlagen. Wir können uns meine Schläger teilen.«

Der Golfplatz hatte neun Löcher zum Pitchen und Putten, das konnte ich bewältigen. Die Idee gefiel mir, es war eine nette Abwechslung vom Arbeitsalltag. Allerdings fragte ich mich, warum Larry plötzlich lieber spielen statt reden wollte.

Nachdem er das erste Loch mit einem Schlag unter Par gemeistert und ich mit Ach und Krach geputtet hatte, sagte ich: »Gestern habe ich beim Fakultätstreffen mit Tony Wilson gesprochen. Er erzählte mir, die Untersuchung gegen dich sei seit Wochen abgeschlossen, der Datenfehler sei ein bloßes Versehen gewesen, keine Fälschung, und du wärst entlastet.«

»Ach ja, das habe ich vergessen, aber was ändert das? Ich fühle mich trotzdem wie ein Hochstapler.« Larry holte einen Driver heraus und beförderte den Ball mit einem Schlag auf das nächste Green, keinen Meter vom Loch entfernt.

»Wie schlägt das Cymbalta an?«, fragte ich, während ich meinen Ball ins Gebüsch pfefferte.

»Ganz gut. Meine Laune ist besser, und ich bin weniger zwanghaft«, berichtete er, während er den Schläger, den ich ihm soeben zurückgegeben hatte, sorgfältig mit dem Taschentuch abwischte.

Ich fand, dass uns das Spiel zu sehr ablenkte und ein ernsthaftes Gespräch unmöglich machte, also sagte ich: »Lass uns einen Moment auf der Bank ausruhen.«

Larry lachte. »Was, schon so erledigt? Du hast noch nie mit mir mithalten können.«

Wir setzten uns und wischten uns die Stirn mit Taschentüchern ab. »Larry, du weißt so gut wie ich, dass dein Gehirn altert.«

»Besser als umgekehrt, mein junger Freund.«

»Ich will damit sagen, dass wir keine Möglichkeit auslassen dürfen. Es ist möglich, dass dein schrumpfender Hippocampus und rückläufige Neurotransmitter mit deinen Symptomen zu tun haben.«

»Ich verpasse ein Fakultätstreffen, und du denkst an Alzheimer?«, fragte er mit gespielter Entrüstung. »Na, es ist mir ein Vergnügen, dich vom Gegenteil zu überzeugen.«

Das lief einfacher als gedacht. Es war fast, als hätte Larry auf diesen Richtungswechsel nur gewartet.

»Abgemacht. Ich besorge dir die Termine«, sagte ich. »Lass uns eine PET und ein paar neuropsychiatrische Tests machen.«

»Gut«, stimmte er zu. »Aber ich will nicht so eine Nullachtfünfzehn-PET, sondern die schicke neue, die du mit Barrio erfunden hast. Wie hieß die noch gleich?«

Larry meinte das PET mit einem neuen chemischen Tracer,[4] den wir an der UCLA entdeckt und uns hatten patentieren lassen. Die radioaktive Markierung ermöglicht die Früherkennung von Morbus Alzheimer im Gehirn, Amyloid-Plaques und Tau-Filamente, kleine, unlösliche, abnorme Proteinablagerungen werden sichtbar. Unsere Forschungen hatten ergeben, dass sich diese Ablagerungen, lange bevor der Patient erste Symptome der Krankheit zeigt, allmählich im Gehirn ansammeln.

Larry stand auf und sagte: »Tja, das wäre geregelt. Jetzt fege ich dich vom Platz, damit wir uns wieder unserer eigentlichen Arbeit widmen können.«

Am darauf folgenden Samstag machten Gigi und ich uns bettfertig. Die Kinder übernachteten beide bei Freunden, und sie kam, passend zur Gelegenheit herausgeputzt, aus dem Badezimmer. Ich saß im Bett und kämpfte mit einem teuflisch schweren Kreuzworträtsel.

»Hey du«, sagte Gigi. »Leg das Rätsel weg und lass uns die Gunst der Stunde nutzen.«

»Klingt gut. Du siehst toll aus. Entschuldige, dass ich so zerstreut bin.«

»Woran liegt's?«, fragte sie und kuschelte sich an mich.

»Ach«, sagte ich mit einem Seufzer, »du erinnerst dich an meinen Freund und Patienten? Ich habe heute die Testergebnisse und die PET-Scans bekommen.«

»Ist es schlimm?«, wollte sie wissen.

»Im Moment nicht so schlimm, aber es wird schlimmer werden.«

»Das tut mir leid, Schatz.«

»Es ist schon bemerkenswert. Ein Genie mit einem IQ von 180 hat jetzt nur noch 140 und liegt damit immer noch ganz weit vorn, gemessen am Rest der Bevölkerung.«

»Er steht also nicht mehr auf der Liste der Nobelpreisträger, liest zum Spaß aber immer noch gern Bücher über Quanten-Theorie«, sagte sie, um mich aufzumuntern.

»Aber der PET-Scan ergibt, dass sein Gehirn voller Eiweißablagerungen ist. Die Prognose ist nicht gut – es geht den Bach runter mit ihm, und das wahrscheinlich sehr bald.«

Larrys Fall war typisch für extrem intelligente Menschen, die an Alzheimer erkranken. Sie haben genug kognitive Reserven, um die Anfänge ihrer Gedächtnisveränderungen zu kaschieren. Stattdessen neigen sie zu Veränderungen im affektiven Bereich oder was ihre Persönlichkeit betrifft: Wut, Aufgeregtheit, sozialer Rückzug. Aber schließlich nehmen die kognitiven wie die Verhaltensauffälligkeiten überhand.

»Das muss sehr schlimm für dich sein, Schatz, er ist schließlich dein Freund.«

»Und ich muss ihm sagen, was los ist.«

Gigi küsste mich auf die Stirn. »Aber erst am Montag. Heute ist Samstag, entspann dich. Was erwartet uns denn heute im Fernsehen?« Sie nahm die Fernbedienung, schaltete den Fernseher ein und sagte:»Oh, zwei neue Folgen von *Entourage*. Was meinst du?«

Ich nahm ihr die Fernbedienung weg und schaltete den Fernseher aus.»Vergiss *Entourage* und mach das Licht aus.«

Am nächsten Montag besprach ich die Testergebnisse mit Larry, er nahm sie gelassen hin. Ich verschrieb ihm das Anti-Alzheimer-Medikament[5] Aricept, das nicht nur die kognitiven Symptome verzögert, sondern auch die mit der Krankheit verbundenen Affekt- und Persönlichkeitsveränderungen. Nachdem er es gut vertrug, verschrieb ich ihm zusätzlich ein Mamentin-Präparat, das ähnlich wirkt und sich als Ergänzung anbietet. Ich sorgte dafür, dass ihm die Medikamente nicht auf den Magen schlugen, wäre es doch einmal der Fall, konnten wir auf Exelon-Pflaster ausweichen.

Wir trafen uns weiterhin, reduzierten die Sitzungen aber auf einmal pro Woche. Seine Paranoia ließ nach, er konnte sich darauf einlassen, dass die Treffen ausschließlich in meinem Büro stattfanden. Eine Zeit lang schien er fast wieder der Alte zu sein. Nach einigen Monaten nahm sich Larry eine Auszeit von der Therapie unter Freunden.

Rund sechs Monate später sah ich ihn bei einem Treffen am späten Vormittag wieder. Er kam pünktlich und nahm sich eine Tasse Kaffee, bevor er es sich auf der Couch bequem machte. Offenbar hatte er abgenommen, ich fragte mich, ob die Medikamente zu Appetitlosigkeit führten – eine mögliche Nebenwirkung von Aricept und Cymbalta.

»Also, Gary, die Tony Wilsons an der Uni werden jubilieren, aber ich habe beschlossen, in Ruhestand zu gehen.«

»Was? Wann?«, fragte ich ungläubig.

»Heute. Zum Teufel.«

»Hast du es dir gut überlegt, Larry?«

Er wedelte mit dem Zeigefinger durch die Luft. »Junger

Freund, du denkst einfach zu viel. Louise ist begeistert. Wir gehen auf Kreuzfahrt.«

Ich lachte. »Du hasst Kreuzfahrten. Du hast einmal gesagt, es fühle sich an wie in einem Gefängnis eingesperrt zu sein, das untergehen kann.«

»Schon, aber mit Cymbalta im Gepäck kann ich so tun, als würde es mir Spaß machen.« Er lächelte verschmitzt. »Ich bin ein geübter Simulant, wie du weißt. Außerdem hat Louise es sich verdient, nach all den Jahren, die sie es mit mir ausgehalten hat.«

»Larry, bevor du hier alles aufgibst und in Ruhestand gehst, nimm dir doch Urlaub, geh auf die Kreuzfahrt, und überleg es dir noch mal bis zu deiner Rückkehr. Egal was der PET-Scan sagt, du hast immer noch einen IQ von 140 und kannst viel zur Psychiatrie beitragen.«

»Wir wissen beide, dass die Uhr tickt. Diese Plaques und Filamente fressen mein Gehirn, in sechs Monaten bin ich vielleicht schon völlig Banane.«

Als Larry das sagte, fühlte es sich plötzlich ganz real an. Mir stiegen die Tränen hoch, aber ich riss mich zusammen.

Larry merkte, dass ich aufgewühlt war, und wurde ernst. »Kumpel, ich weiß wie hart es für dich ist, ausgerechnet mich behandeln zu müssen, aber du bist einer der wenigen auf dieser Welt, dem ich vertraue.«

»Ich danke dir, es bedeutet mir sehr viel«, sagte ich.

»Ich habe dich all die Jahre gefördert, und du bist rein zufällig Spezialist für Demenz. Ich muss zugeben, dass ich schon eine ganze Weile den Verdacht hatte.«

Ich holte tief Luft, als diese Sätze bei mir ankamen. »Du warst mir schon immer einen Schritt voraus, Larry.«

»Aber das wird sich ändern, und wir müssen beide damit klarkommen«, sagte er.

»Weißt du, Larry, du warst immer eine Art Vater für mich.«

»Und du warst mir Sohn, Psychiater und Freund, wenn ich ihn am dringendsten brauchte. Du hast mir geholfen, mein Kontrollbedürfnis aufzugeben. Ich habe das Gefühl, dass ich mich jetzt auf das einlassen kann, was mir noch vom Leben bleibt.« Er verstummte und nahm meine Hand. »Du musst dasselbe tun.«

Ich war so traurig, dass ich nichts sagen konnte.

Larry stand auf und sagte: »Ich habe dich furchtbar gern, Kumpel, aber ich muss jetzt gehen.«

Ich kämpfte mit den Tränen, während er aus dem Büro eilte.

Larry nahm meinen Rat nicht an, sondern ließ sich noch am selben Nachmittag emeritieren. Ich hatte es nicht anders erwartet. Vom Mittelmeer kamen einige Postkarten, und es klang, als genieße er die Tour wirklich und tue nicht nur so als ob.

Als er zurückkam, schloss Larry sein Labor. Er kam immer noch ab und an zu Fakultätstreffen und Konferenzen. Unsere Spaziergänge über den Brentwood-Golfplatz wurden seltener, und ich war wieder eher nur Freund anstatt ›therapeutischer Freund‹.

Aricept und Mamentin stabilisierten Larry ein Jahr lang, dann ging es bergab. Es war schwer, ihn entgleiten zu sehen, aber auf seine ihm eigene Weise hatte er mich darauf vorbereitet.

Die Freundschaft zu Larry bedeutet mir unendlich viel, er hat mir so viel über meinen Beruf und mich selbst beigebracht, und ich weiß, dass es absolut unentbehrlich ist, therapeutisch und privat Grenzen zu ziehen. Erst diese Grenzen erlauben mir, als Therapeut, Ehemann, Vater und Freund mein Bestes zu geben. Aber am Ende lehrte mich mein Mentor, dass diese Grenzen manchmal ausgedehnt werden müssen, um denen zu helfen, an denen uns liegt.

Das Ungewöhnlichste an Larrys Fall war die Komplexität unserer Beziehung, die meine Sicht zeitweise so vernebelte, dass ich in meinem Spezialgebiet mit meiner Diagnose danebenlag. Tatsächlich war er so intelligent, dass er trotz der fortschreitenden Demenz in der Lage gewesen war, diese vor mir zu erkennen.

In vielerlei Hinsicht war das, was ich mit Larry erlebte, nicht so viel anders als das, was viele erwachsene Kinder mit ihren alten Eltern erleben. Sie müssen die psychologische Verwirrung ertragen, die auftritt, wenn sich die Rollen vertauschen und die Kinder für die Eltern sorgen müssen. Viele reagieren mit Liebe und Mitgefühl, andere durchleben Wut, Frustration und Schuldgefühle.

Nach seiner Emeritierung erwähnte Larry gelegentlich, er fühle sich immer noch wie ein Hochstapler, aber es schien ihn nicht mehr zu kümmern. Es wurde zu einem gewohnten philosophischen Geplänkel zwischen uns. Nach einiger Zeit sah er es wie ich – dass es eben jedem so geht. Aber ich fragte mich, ob ich ihn wirklich überzeugt hatte oder ob ihm die fortschreitende Demenz den Widerspruchsgeist raubte. Rasch ließen Larrys geistige Kräfte so sehr nach, dass wir nicht mehr spazieren gehen konnten, schließlich musste Louise rund um die Uhr eine Hilfe im Haus haben. Es tat weh, ihn zu besuchen und meinen Mentor und mein Vorbild vor meinen Augen verschwinden zu sehen.

Auch nach seinem Tod vergaß ich seine Lektionen nicht. Wann immer ich eine korrekte Diagnose stelle, meine eigene Anspannung toleriere oder meine Studenten anleite, ist Larry bei mir. Keine Plaques und Filamente können mir das nehmen – hoffe ich.

NACHWORT

Wenn ich an die ungewöhnlichen Fälle zurückdenke, mit denen ich mich im Lauf meiner Karriere beschäftigt habe, bin ich überrascht, wie viele es sind und wie schwer mir die Entscheidung gefallen ist, welche in dieses Buch aufgenommen werden sollen und welche nicht. Manche waren aufgrund ihrer seltenen Diagnose ungewöhnlich, andere aufgrund der vielschichtigen Beziehungen oder Situationen bemerkenswert. Viele ließen sich medizinisch nicht restlos erklären, und als junger Psychiater bin ich manchmal über die richtige Diagnose gestolpert, ohne es selbst zu wissen.

Hinter jedem ungewöhnlichen Fall – ob es eine stumme, nackte Frau war, die auf dem Kopf stand, oder ein Mann, der sich mit einem Arm weniger unwohl gefühlt hätte – stecken ganz normale Probleme, mit denen wir alle an einem Punkt unseres Lebens kämpfen.

Natürlich wollen sich die wenigsten Menschen eine Extremität abhacken, aber wer ist nicht gelegentlich mit seinem Körpergewicht unzufrieden oder zumindest mit seiner Frisur? Es ist gewiss nicht üblich, an Geschlechtsverkehr zu glauben, nur weil man sich in die Augen sieht. Aber jeder von uns hat schon einmal Fremde oder Bekannte als aufdringlich empfunden. Vielleicht hat Sie jemand ungehörig lange angeschaut, oder ein Arbeitskollege hat Sie unschicklich am Arm berührt.

Viele von uns haben unangenehme Erfahrungen mit Menschen gemacht, die sich plötzlich verhalten, als seien sie verrückt – ein Verwandter mit einer bis dato unerkannten Alkoholsucht, die plötzlich offensichtlich wird, ein Arbeitskollege, der infolge eines manischen Schubs während einer Besprechung ausrastet. Meistens wissen wir nicht, wie wir auf eine enthemmte Person reagieren und mit unseren eigenen Gefühlen in einer solchen Situation umgehen sollen.

Der erste Impuls ist oft Weglaufen, aber wenn wir unsere Ängste und Befürchtungen überwinden können, haben wir die Chance, den Schmerz der Betroffenen zu verstehen und Mitleid zu zeigen. Wenn wir Empathie und Mitgefühl ausdrücken, hilft es nicht nur der Person, die ein seelisches Leiden hat, sondern auch uns selbst, weil wir uns menschlicher fühlen.

Viele Menschen, die dies aus Angst und Verdrängung ablehnen, könnten von einem Besuch beim Psychiater sehr profitieren. Jahre verbringen wir in der Schule und auf der Universität mit dem Studium vieler Themenbereiche, doch die Idee, uns ein paar Stunden Zeit nur für uns selbst zu nehmen, um uns selbst besser kennenzulernen, bleibt uns oft fremd. Da überrascht es nicht, dass wir mitunter weite Umwege in Kauf nehmen, um psychologischen Schmerzen zu entgehen, die wir auf unserer Suche nach Akzeptanz, Wertschätzung und Liebe erleiden.

Viel hat sich seit der Zeit meiner Ausbildung geändert. Ärzte, die im Aufzug in Anwesenheit von Patienten oder deren Angehörigen ungerührt Fälle diskutieren, sind heute die Ausnahme.[1] Der »allwissende« Doktor wird vom Arzt als Partner im Heilungsprozess abgelöst. Inzwischen müssen angehende Mediziner Kurse in Gesprächsführung absolvieren, ihre empathischen Fähigkeiten werden geschult. Auch wenn die meisten Menschen in erster Linie von ihrem Arzt

Fachwissen erwarten,[2] ist dieses nachweislich am effektivsten, wenn es sensibel und verständnisvoll angewendet wird. Die Psychiatrie entwickelt sich weiter. Es werden immer neue sichere und wirksame Arzneien entdeckt, die Akzeptanz der Gesprächstherapie wächst, und die Fachrichtung ist auf dem besten Weg, künftig allgemein als etwas anerkannt zu werden, von dem Geist und Körper profitieren können. Fast jeder Mensch muss sich im Lauf seines Lebens emotionalen Krisen stellen. Ob wir sie nun mit Humor, Verdrängung oder anderen Abwehrmechanismen bewältigen – wenn wir uns die Zeit nehmen, die Arbeitsweise unseres Geistes zu reflektieren, wird es uns in der Regel Erkenntnis und Erleichterung bringen.

ANMERKUNGEN

Vorwort

1 Vgl. Angabe auf der Homepage des National Institute of Mental Health: www.nimh.nih.gov/health/publications/the-numbers-count-mental-disorders-in-america/index. shtml. In der EU erleiden jährlich 27 Prozent der Bevölkerung, d. h. 83 Millionen Menschen, eine psychische Störung. Vgl. www.psychiatrie.de/fakten/ In Deutschland durchleben im Lauf eines Jahres etwa 15 Prozent der Frauen und 8 Prozent der Männer eine depressive Phase. Fast jeder Fünfte erkrankt im Lauf seines Lebens mindestens ein Mal an einer Depression, der häufigsten Form einer psychischen Störung. Vgl. Bundeszentrale für gesundheitliche Aufklärung, www.frauen gesundheitsportal.de/themen/psychische-gesundheit-erkrankungen/mehr-zum-thema-psychische-gesundheit erkrankungen/; außerdem Aktionsbündnis Seelische Gesundheit, www.seelischegesundheit.net/index.php.

1. Kapitel

1 Zum Begriff »junge, attraktive, wortgewandte, einsichtige und reiche Patienten« vgl. H. J. Kimm, W. Bolz, A. E. Meyer: The Hamburg short psychotherapy comparison experiment. The patient sample: overt and covert

selection factors and prognostic predictions, in: *Psychothe-rapy and Psychosomatics*, 35 (1981) 2–3, S. 96–109.

2 Vgl. C. J. Gelso, J. A. Hayes: *Countertransference and the Therapist's Inner Experience: Perils and Possibilities.* Mahwah, NJ: Lawrence Ehrlbaum and Associates 2007, S. 62.

3 Vgl. W. N. Goldstein, S. T. Goldberg: *Using the Transference in Psychotherapy.* Lanham, MD: Jason Aronson Publishers 2004; S. Bloch (Hg.): *An Introduction to the Psychotherapies.* New York, NY: Oxford University Press 2006.

4 Vgl. R. O. Friedel, P. D. Hoffman, D. Penney, P. Woodward: Borderline Personality Disorder Demystified: An Essential Guide to Understanding and Living with BPD. New York, NY: Da Capo Press 2004.

5 Vgl. N. Geschwind: Personality changes in temporal lobe epilepsy, in: *Epilepsy & Behavior,* 15 (2009), S. 425–433.

2. Kapitel

1 Vgl. G. W. Small: House officer stress syndrome, in: *Psychosomatics*, 22 (1981) 10, S. 860–869.

2 Vgl. N. H. Cassem, G. B. Murray, J. M. Lafayette, T. A. Stern: Delirious patients, in: T. A. Stern, G. Fricchione u. a. (Hg.): *The MGH Handbook of General Hospital Psychiatry.* St. Louis, MO: Mosby 2004, S. 119–134.

3 Vgl. D. A. Fishbain, D. Rotundo: Frequency of hypoglycemic delirium in a psychiatric emergency service, in: *Psychosomatics*, 29 (1988) 3, S. 346–348.

4 Vgl. D. O. Meltzer, V. M. Arora: Evaluating resident duty hour reforms: More work to do, in: *Journal of the American Medical Association,* 298 (2007) 9, S. 1055–1057.

3. Kapitel

1 Vgl. T. A. Stern, L. M. Prager, M. C. Cremens: Autognosis rounds for medical house staff, in: *Psychosomatics*, 34 (1993) 1, S. 1–7.

2 Vgl. J. Halpern: *From Detached Concern to Empathy: Humanizing Medical Practice*. New York, NY: Oxford University Press 2001.

3 Vgl. J. Money, R. Jobaris, G. Furth: Apotemnophilia: Two cases of self-demand amputation as a praphilia, in: *The Journal of Sex Research*, 13 (1977) 2, S. 115–125.

4 Vgl. S. L. Gilman: Creating Beauty to Cure the Soul. Race and Psychology in the Shaping of Aesthetic Surgery. Durham, NC: Duke University Press 1998.

5 Vgl. F. Frare, G. Perugi, G. Ruffolo, C. Toni: Obsessive-compulsive disorder and body dysmorphic disorder: A comparison of clinical features, in: *European Psychiatry*, 19 (2004) 5, S. 292–298; S. Müller: Body integrity identity disorder (BIID) – Is the amputation of healthy limps ethically justified?, in: *American Journal of Bioethics*, 9 (2009) 1, S. 36–43; T. Bayne, N. Levy: Amputees by choice: Body integrity identity disorder and the ethics of amputation, in: *Journal of Applied Philosophy*, 22 (2005) 1, S. 75–86.

6 Vgl. M. J. Gitlin: *Psychotherapist's Guide to Psychopharmacology*. New York, NY: Free Press 1990.

4. Kapitel

1 Vgl. G. W. Small, A. M. Nicholi: Mass hysteria among school children: Early loss as a predisposing factor, in: *Archives of General Psychiatry*, 39 (1982) 6, S. 721–724.

2 Vgl. ebenda.

3 Vgl. G. W. Small, J. F. Borus: Outbreak of illness in a school chorus: Toxic poisoning or mass hysteria?, in: *New England Journal of Medicine*, 308 (1983) 11, S. 632–635.

4 Vgl. G. W. Small, J. F. Borus: The influence of newspaper reports on outbreaks of mass hysteria, in: *Psychiatric Quarterly*, 58 (1987) 4, S. 269–278; G. W. Small, M. W. Propper, E. Randolph, S. Eth: Mass hysteria among student performers: Social relationship as a symptom predictor, in: *American Journal of Psychiatry*, 148 (1991) 9, S. 1200–1205; G. W. Small, D. T. Feinberg, D. Steinberg, M. T. Collins: A sudden outbreak of illness suggestive of mass hysteria in schoolchildren, in: *Familiy Medicine*, 3 (1994) 8, S. 711–716.

5 Vgl. D. M. Johnson: The »phantom anesthetist« of Mattoon: a field study of mass hysteria, in: *Journal of Abnormal and Social Psychology*, 40 (1945) 2, S. 175–186; N. Z. Medalia, O. N. Larsen: Diffusion and belief in a collective delusion: The Seattle Windshield Pitting Epidemic, in: *American Sociological Association*, 23 (1958) 2, S. 180–186.

6 Vgl. G. W. Small, A. M. Nicholi: Mass hysteria among school children: Early loss as a predisposing factor, in: *Archives of General Psychiatry*, 39 (1982) 6, S. 721–724.

7 Vgl. G. W. Small, M. W. Propper, E. Randolph, S. Eth: Mass hysteria among student performers: Social relationship as a symptom predictor, in: *American Journal of Psychiatry*, 148 (1991) 9, S. 1200–1205.

8 Vgl. G. W. Small, J. F. Borus: Outbreak of illness in a school chorus: Toxic poisoning or mass hysteria?, in: *New England Journal of Medicine*, 308 (1983) 11, S. 632–635.

9 Vgl. ebenda.

5. Kapitel

1 Vgl. G. W. Small: Pseudocyesis: An overview, in: *Canadian Journal of Psychiatry*, 31 (1986) 5, S. 453–457; L. G. Sobrinho: Prolactin, psychological stress and environment in humans: Adaptation and maladaptation, in: *Pituitary*, 6 (2003) 1, S. 35–39.

2 Vgl. G.W. Small: Pseudocyesis: An overview, in: *Canadian Journal of Psychiatry,* 31 (1986) 5, S.453–457.

6. Kapitel

1 Vgl. L.F.Jarvik, G.W. Small (Hg.): *Psychiatric Clinics of North America* (Themenschwerpunkt Geriatrie), 5 (1982) 1; G.W. Small, K. Fong, J.C. Beck: Training in geriatric psychiatry: Will the supply meet the demand?, in: *American Journal of Psychiatry,* 145 (1988) 4, S.476–478.

2 Vgl. R. Boyers: *R.D. Laing and Anti-Psychiatry.* New York, NY: Hippocrene Books 1974.

3 Vgl. D.L. Rosenhan: On Being Sane in Insane Places, in: *Science,* 179 (1973) 4070, S.250–258.

4 Vgl. G.O. Gabbard,J.G. Gunderson, P. Fonagy: The place of psychoanalytic treatments within psychiatry, in: *Archives of General Psychiatry,* 59 (2002) 6, S.505–510; F. Leichsenring, S. Rabung: Effectiveness of long-term psychodynamic psychotherapy: A meta-analysis, in: *Journal of the American Medical Association,* 300 (2008) 13, S.1551–1565.

5 Vgl. K.R. Jamison: Meine ruhelose Seele. Die Geschichte einer manischen Depression. München: Goldmann 1999.

6 Vgl. A.J. Gelenberg: The catatonic syndrome, in: *Lancet,* (1976) 1, S.1339–1341.

7 Vgl. A. Sherese, C.A. Welch, L.T. Park u.a.: Encephalitis and catatonia treated with ECT, in: *Cognitive and Behavioral Neurology,* 21 (2008) 1, S.46–51; M. Fink, M.A. Taylor: *Catatonia: A Clinician's Guide to Diagnosis and Treatment.* New York, NY: Cambridge University Press 2003.

7. Kapitel

1 Vgl. Sigmund Freud: Die Traumdeutung (1900); Zur Psychopathologie des Alltagslebens (1901); Drei Abhand-

lungen zur Sexualtheorie (1905); Der Witz und seine Beziehung zum Unbewussten (1905); Totem und Tabu (1913); Zur Geschichte der psychoanalytischen Bewegung (1914). Erhältlich in verschiedenen deutschen Ausgaben. Der Autor bezieht sich auf den englischsprachigen Band von S. Freud, A. A. Brill, *The Basic Writings of Sigmund Freud.* New York, NY: The Modern Library 1995.

2 Vgl. International Early Psychosis Association Writing Group. International clinical practice guidelines for early psychosis, in: *British Journal of Psychiatry,* 187 (2005) 48, S. s120–s124.

3 Vgl. G. W. Small: House officer stress syndrome, in: *Psychosomatics,* 22 (1981) 10, S. 860–869.

4 Vgl. G. S. Malhi, M. Green, A. Fagiolini, E. D. Peselow, V. Kumari: Schizoaffective disorder: Diagnostic issues and future recommendations, in: *Bipolar Disorders,* 10 (2008) 1–2, S. 215–230.

8. Kapitel

1 Vgl. W. N. Goldstein, S. T. Goldberg: *Using the Transference in Psychotherapy.* Lanham, MD: Jason Aronson Publishers 2004; S. Bloch (Hg.): *An Introduction to the Psychotherapies.* New York, NY: Oxford University Press 2006.

2 Vgl. B. J. Marshall, J. R. Warren: Unidentified curved bacilli in the stomach of patients with gastritis and peptic ulceration, in: *Lancet,* (1984) 1(8390), S. 1311–1315.

3 Vgl. R. Kellner, R. G. Wiggins, D. Pathak: Hypochondrical fears and beliefs in medical and law students, in: *Archives of General Psychiatry,* 43 (1986) 5, S. 487–489; R. Moss-Morris, K. J. Petrie: Redefining medical students' disease to reduce morbidity, in: *Medical Education,* 35 (2001) 8, S. 724–728.

4 Vgl. S. Minuchin: Familie und Familientherapie. Theorie und Praxis struktureller Familientherapie. Freiburg im Breisgau: Lambertus 1997.
5 Vgl. R. Meadow: Munchausen syndrome by proxy, in: *Archives of Disease in Childhood*, 57 (1982),S. 92–98.

9. Kapitel

1 Vgl. G. E. Murphy: The clinical management of hysteria, in: *Journal of the American Medical Association*, 247 (1982) 18, S. 2559–2564.

10. Kapitel

1 Vgl. G. W. Small: What we need to know about age-related memory loss, in: *British Medical Journal*, 324 (2002) 7352, S. 1502–1504.
2 Vgl. G. W. Small, V. Kepe, L. M. Ercoli u. a.: PET of brain amyloid and tau in mild cognitive impairment, in: *New England Journal of Medicine*, 355 (2006), S. 2652–2663.
3 Vgl. W. Weintraub: »The VIP syndrome«: A clinical study in hospital psychiatry, in: *Journal of Nervous and Mental Disorders*, 138 (1964) 2, S. 181–193; T. Parker-Pope, Robert Klitzman: When the patient is a V. I. P., in: *The New York Times* vom 27. August 2009.
4 Vgl. R. Hiramatsu, A. Takeshita, M. Taguchi, Y. Takeuchi: Symptomatic hyponatremia after voluntary excessive water ingestion in a patient without psychiatric problems, in: *Endocrine Journal*, 54 (2007) 4, S. 643–645; D. J. Farrell, L. Bower: Fatal water intoxication, in: *Journal of Clinical Pathology*, 56 (2003) 10, S. 803–804.
5 Vgl. J. Rae: Self-induced water intoxication in a schizophrenic patient, in: *Canadian Medical Association Journal*, 114 (1976) 5, S. 438–439.

11. Kapitel

1 Vgl. P. H. Hughes, N. Brandenburg, D. C. Baldwin et al.: Prevalence of substance use among U. S. physicians, in: *Journal of the American Medical Association*, 267 (1992) 17, S. 2333–2339.

2 Vgl. Sigmund Freud: Die Traumdeutung (in der Fassung der Erstausgabe von 1900). Köln: Anaconda 2010.

12. Kapitel

1 Vgl. J. S. March: Cognitive-behavioral therapy, in: B. J. Sadock, V. A. Sadock (Hg.): *Comprehensive Textbook of Psychiatry.* Baltimore: Williams & Wilkins 8. Aufl. 2005, S. 2806–2813.

2 Vgl. C. J. Gelso, J. A. Hayes: *Countertransference and the Therapist's Inner Experience: Perils and Possibilities.* Mahwah, NJ: Lawrence Ehrlbaum and Associates 2007.

3 Vgl. *Diagnostic and Statistical Manual of Mental Disorders.* Washington DC: American Psychiatric Association 1994, S. 645–650.

13. Kapitel

1 Vgl. P. W. Kalivas, N. D. Volkow: The neural basis of addiction: A pathology of motivation and choice, in: *American Journal of Psychiatry,* 162 (2005), S. 1403–1413.

14. Kapitel

1 Vgl. E. Cherland, R. Fitzpatrick: Psychotic side effects of psychostimulants: A 5-year review, in: *Canadian Journal of Psychiatry,* 44 (1999) 8, S. 811–813.

2 Vgl. O. J. Bienvenu, C. U. Onyike, M. B. Stein: Agoraphobia in adults: Incidence and longitudinal relationship

with panic, in: *British Journal of Psychiatry*, 188 (2006) 5, S. 432–438.

3 Vgl. Homepage der National Alliance on Mental Illness: www.nami.org/

4 Vgl. J. A. Egeland, J. A. Shaw, J. Endicott u. a.: Prospective study of prodromal features for bipolarity in well Amish children, in: *Journal of the American Academy of Child & Adolescent Psychiatry*, 42 (2003) 7, S. 786–796.

5 Vgl. J. W. Smoller, E. Garnder-Schuster, J. Covino: The genetic basis of panic and phobic anxiety disorders, in: *American Journal of Medical Genetics*, 148C (2008) 2, S. 118–126.

15. Kapitel

1 Vgl. S. Bender, E. Messner: *Becoming a Therapist: What Do I Say, and Why?* New York, NY: The Guilford Press 2003.

2 Im amerikanischen Original verwendet der Autor das Akronym SIG E CAPS, das er von Dr. Carey Gross, Massachusetts General Hospital, Boston, übernommen hat, als Eselsbrücke für die Hauptkriterien, nach denen eine klinische Depression diagnostiziert wird: s – sleep decrease or increase; i – interest loss; g – guilt feelings; e – energy decline; c – concentration impairment; a – appetite change; p – psychomotor disturbance; s – suicidal thinking. Im Deutschen ergeben die Anfangsbuchstaben der Symptome nicht dieselbe Abfolge.

3 Vgl. G. S. Alexopoulos, B. S. Meyers, R. C. Young, S. Mattis, T. Kakuma: The course of geriatric depression with »reversible dementia«: A controlled study, in: *American Journal of Psychiatry*, 150 (1993), S. 1693–1699; D. P. Devanand, M. Sano, M. X. Tang, S. Taylor, B. J. Gurland, D. Wilder, Y. Stern, R. Mayeux: Depressed mood and the incidence of Alzheimer's disease in the elderly living in

the community, in: *Archives of General Psychiatry,* 53 (1996) 2, S. 175–182.

4 Vgl. G. W. Small, V. Kepe, L. M. Ercoli u. a.: PET of brain amyloid and tau in mild cognitive impairment, in: *New England Journal of Medicine,* 355 (2006), S. 2652–2663.

5 Vgl. die Informationen des US National Institute on Aging unter www.nia.nih.gov/Alzheimers/Publications/medicationsfs.htm sowie die Broschüre des Bundesgesundheitsministeriums unter www.bundesgesundheits ministerium.de/uploads/publications//Gedaechtnis_ Web 25-02-2011.pdf

Nachwort

1 Vgl. G. W. Small: The boorish, insensitive, loudmouthed, crass physician in the elevator, in: *Journal of American Medical Association,* 253 (1985) 18, S. 2645.

2 Vgl. S. Dibbelt, M. Schaidhammer, C. Fleischer, B. Greitemann: Patient-doctor interaction in rehabilitation: The relationship between perceived interaction quality and long-term treatment results, in: *Patient Education and Counseling,* 76 (2009) 3, S. 328–335; S. S. Kim, S. Kaplowitz, M. V. Johnston: The effects of physician empathy on patient satisfaction and compliance, in: *Evaluation & the Health Professions,* 27 (2004) 3, S. 237–251.

Alle träumen davon – manche leben ihren Traum!

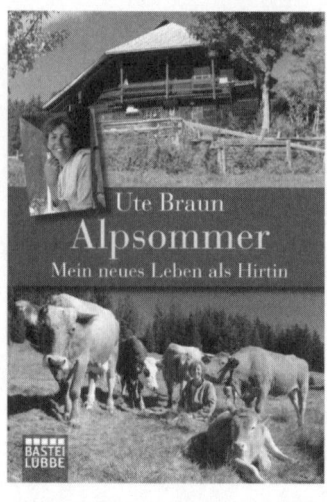

Ute Braun
ALPSOMMER
Mein neues Leben
als Hirtin
288 Seiten
mit zahlreichen
Abbildungen
ISBN 978-3-404-61665-7

Einmal einen Sommer allein auf der Alp verbringen, fern der Hektik unserer Städte – davon träumen viele. Ute Braun wagte es. Sie stieg aus, tauchte ein in eine bodenständige Welt voller Farben, Gerüche, Düfte, Licht und Leben – und musste anfangs hart um ihre Existenz kämpfen.

Doch für diese Frau ist gegen alle Probleme ein Kraut gewachsen. Sie meistert jede Aufgabe mit Hingabe und Humor, öffnet ihr Herz für Gott und die Welt und lässt uns teilhaben am Glück des ursprünglichen Lebens.

Bastei Lübbe Taschenbuch

Der Werdegang einer urbanen Farmerin:
Wunderbar inspirierend und
zugleich schreiend komisch

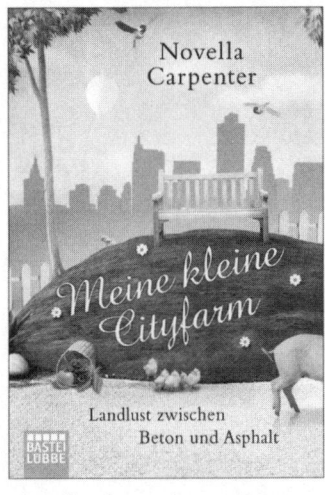

Novella Carpenter
MEINE KLEINE
CITYFARM
Landlust zwischen
Beton und Asphalt
Aus dem amerikanischen
Englisch von
Veronika Dünninger
384 Seiten
ISBN 978-3-404-60657-3

Novella hat einen Traum: Zurück zur Natur mit einem eigenen kleinen Bauernhof. Aber würde sie dafür aufs Land ziehen? Weit weg von Kneipen, Konzerten und Freunden? Niemals! Der Ort, der Novellas Träume vereint, befindet sich unweit der Autobahn, umgeben von Beton und Werbetafeln, verruchten Kaschemmen und exzentrischen Nachbarn.

Doch wie macht man aus einer zugemüllten Brachfläche eine blühende Oase mit glücklichen Hühnern und Schweinen? Und wie aus Schweinen Salami? Bewaffnet mit Büchern, guten Ratschlägen und unglaublichem Tatendrang, aber ohne die leiseste Ahnung von Landwirtschaft macht sie sich ans Werk.

Bastei Lübbe Taschenbuch

Eine Botschafterin der Stille in unserer hektischen Welt

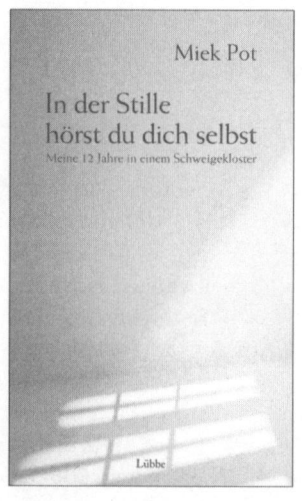

Miek Pot
IN DER STILLE HÖRST
DU DICH SELBST
Meine 12 Jahre in einem
Schweigekloster
Aus dem
Niederländischen von
Waltraud Heitzer-Gores
240 Seiten
ISBN 978-3-7857-2436-1

Studium, Partys, Freunde – Miek Pot lebt das pralle Leben. Überraschend entschließt sie sich nach Abschluss der Universität, mit allen Erwartungen an sie und ihr Leben zu brechen. Angezogen von der Aussicht auf Stille tritt sie in den Kartäuserorden ein. Fast zwölf Jahre verbringt sie im Schweigen, einem Seinszustand, den sie als inspirierende Versenkung und Weg zu sich selbst empfindet. Sie berichtet vom inneren Glück der Meditation, der sinnlichen Erfahrung der Lithurgie, der Begegnung mit dem inneren Ich – und warum sie sich letztlich doch entschloss, in die Gesellschaft zurückzukehren.

Lübbe Hardcover